Günter H. Seidler (Hg.)
Magersucht

psychosozial reprint

Günter H. Seidler (Hg.)

Magersucht

Öffentliches Geheimnis

Mit Beiträgen von Monika Becker-Fischer, Brigitte Boothe, Christina von Braun, Michael B. Buchholz, Eva Diebel-Braune, Michael Dümpelmann, Hermann Fahrig, Gottfried Fischer, Hildegard Horn, Günter Reich, Gerhard Schneider, Günter H. Seidler und Léon Wurmser

Psychosozial-Verlag

Bibliografische Information der Deutschen Nationalbibliothek
Die Deutsche Nationalbibliothek verzeichnet diese Publikation in der Deutschen Nationalbibliografie; detaillierte bibliografische Daten sind im Internet über http://dnb.d-nb.de abrufbar.

Neuauflage der Ausgabe von 1993
(Vandenhoeck & Ruprecht, Göttingen/Zürich)

E-Mail: info@psychosozial-verlag.de
www.psychosozial-verlag.de

Umschlaggestaltung: Andrea Deines, Berlin
ISBN 978-3-8379-2257-8

Inhalt

Vorwort zur Neuauflage

Mit der zweiten Auflage dieses seit Längerem vergriffenen Buches wird dem Wunsch der Leserschaft entsprochen, denn die Nachfrage nach diesem Sammelband ist über die Zeit unverändert stark geblieben.

Vieles hat sich seit dem Erscheinen der Erstauflage im Jahr 1993 verändert, vieles aber auch nicht. Unverändert sind die Schwierigkeiten, magersüchtige Frauen und Männer erfolgreich zu behandeln. All die vielen Ergebnisse aus der Neurobiologie und der Psychotherapieforschung, all die vielen als innovativ und weiterführend versprochenen Befunde, die mit modernen bildgebenden Verfahren gewonnen wurden, haben nicht dazu geführt, dass sich eine grundsätzliche Veränderung in den Behandlungsmöglichkeiten von Anorektikerinnen und Anorektikern abzeichnet. Allenfalls wird hier und da von Therapieerfolgen berichtet, wenn in den Behandlungen auf den üblichen Machtkampf verzichtet wird und stattdessen Ressourcen der Betroffenen aktiviert werden und ihnen Autonomie gewährt wird.

Psychoanalytikerinnen und Psychoanalytiker wissen es: Gibt es irgendwo einen chronifizierten Widerstand gegen Veränderungen, sind meist mehrere Seiten involviert; keiner der Interaktionsteilhaber will eine Veränderung »wirklich«, wenn dadurch zu viel in Frage gestellt wird. Sollte das auch hier gelten?

Nach wie vor gilt das Geschlechterverhältnis – auf individueller, aber auch auf struktureller Ebene – als maßgeblich bestimmend für die Entwicklung einer Anorexia nervosa. Und hier hat sich in der Tat nichts verändert, außer dass hier und da Machtverhältnisse sichtbarer geworden sind. Was sich aber in allerletzter Zeit ändert: Die Unzufriedenheit mit den aktuellen Machtverhältnissen nimmt rasant zu! Ein Beleg dafür kann in dem exponentiell wachsenden Interesse gesehen werden, das die Thematisierung von Psychopathie gegenwärtig findet; ausbeutende Personen und Strukturen in allen Bereichen der Gesellschaft werden nicht mehr »einfach so« akzeptiert.

Zu dieser Thematik haben die Autorinnen und Autoren der Beiträge dieses Sammelbandes wichtige Impulse beigetragen – sowohl die Nachfrage nach diesem Buch wie auch der aktuelle Diskurs zum Thema zeigen, dass diese Texte auch weiterhin aktuell sind. Mögen sie mit dieser Neuauflage die Diskussion weiter befruchten!

Günter H. Seidler,
Herbst 2012

Vorwort

Das Buch richtet sich an Leserinnen und Leser, denen der herkömmliche Rahmen der Diskussion über das Krankheitsbild der »Anorexia nervosa« einschließlich seiner theoretischen Modelle und seiner Therapiekonzepte ergänzungsbedürftig erscheint. Würdigt man nämlich das, was in vielen Jahrzehnten emsiger forscherischer und therapeutischer Tätigkeit in diesem Feld erarbeitet worden ist, wird deutlich, daß es eine Fülle großer Studien mit teilweise respektablen Ergebnissen gibt, daß aber die traditioneller empirischer Forschung immanente Logik eine Transzendierung des vorgegebenen Horizontes ausschließt. Zu denken gibt dabei im übrigen das Verhältnis des Forschungsaufwandes zur klinischen Relevanz dieses Krankheitsbildes; Alkoholismus, Delinquenz und die Somato-Psychosomatik chronischer Krankheiten und Behinderungen finden bei höherer klinischer Bedeutung offenbar längst nicht auch nur annähernd eine vergleichbare Beachtung. Was führt zu diesem Engagement gegenüber anorektischen Frauen, was bedingt, daß die Therapieeffizienz unter der bei anderen Krankheitsbildern bleibt?

Herkömmliche theoretische Vorstellungen über die anorexiekranke Frau nehmen ihren Ausgangspunkt häufig bei deren »Gewichtsphobie«: Sie äße nicht, um nicht dick zu werden, und klinisch ist es ja oft genug auch so, daß eine Gewichtszunahme an Gesäß, Bauch und Oberschenkeln sehr gefürchtet wird. Das wird dann so verstanden, daß sie Attraktivität vermeiden wolle, was mit ihrer Ablehnung von Weiblichkeit zusammenhinge. Traditionell orientierte empirische Studien können vielleicht bei der Fülle klinischer Befunde, die in diese Richtung weisen, gar nicht anders, als dann zu einem entsprechenden theoretischen Konstrukt zu kommen; zirkulär werden die Antworten gefunden, die innerhalb des Forschungsansatzes als Fragen enthalten sind, und eine Transzendierung des etablierten Horizontes kommt nicht zustande. Die Wunschseite zum Beispiel der Patientin nach einer anderen Weiblichkeit – und damit, auf Beziehung bezogen, auch nach einer anderen Männlichkeit – als der, die sie ablehnt, entgeht einem Forschungsansatz, der als Ergebnis produziert, anorexiekranke Frauen lehnten die – ihre – Weiblichkeit ab.

Geht das Bemühen im Gespräch mit einer anorektischen Frau beispielsweise mehr in Richtung einer *Differenzierung* dessen, was denn an der Geschlechterbeziehung gefahrvoll sei, kann durchaus deutlich werden, daß es sich eher als um eine Ablehnung von Weiblichkeit oder Sexualität generell um eine bestimmte Modalität der Beziehung handelt, die die erkranke Frau meidet, meiden muß und die mit der Angst vor Vereinnahmung des Partners oder vor der komplementären Befürchtung, vereinnahmt, vernascht zu werden, zu tun hat. Der erste Gefahrenpol ließe sich, wie ich meine, als Ertrinken im eigenen Ich, bei Verlust des Gegenübers konzeptualisieren; aus der Intimität wird Einsamkeit. Der zweite Gefahrenpol ist durch den Verlust der Selbstrepräsentanz gekennzeichnet; die Patientin fällt gewissermaßen in das Außen hinein, sie verliert sich an den anderen. Da es mir wichtig genug erschien, diesem klinischen Eindruck nachzugehen, habe ich bei einer Reihe von kompetenten Autorinnen und Autoren angefragt, ob sie für einen beabsichtigten Sammelband eine Arbeit schreiben würden. Dabei habe ich angeregt, die Polarität von »Intimität und Öffentlichkeit« als orientierenden »roten Faden« zu betrachten. Mir schien dies eine Möglichkeit, etwas am Rande des Hauptstromes des etablierten akademischen Kanons zur Theoriebildung beitragen und möglicherweise neue Ideen in die Diskussion einführen zu können. Die Lektüre der eingegangenen Arbeiten überraschte: Die meisten der Autorinnen und Autoren hatten für den Titel ihrer Arbeit eine blumige Formulierung gewählt, ein Befund, der zu denken gibt. Handelt es sich um eine Thematik, die am ehesten in metaphorischer Sprache zur Darstellung kommen kann? Geht es etwa darum, am Krankheitsbild der Anorexie das Thema des Geschlechterverhältnisses zu diskutieren, und führt dieses die herkömmliche Theoriesprache bald an ihre Grenzen? Inhaltlich wurden, in etwas abstrakterer Sprache, bald weitere Gemeinsamkeiten deutlich: Innerhalb eines psychoanalytischen Bezugsrahmens wurde aus unterschiedlichen Perspektiven zur Frage der

Triangulierung, zur Frage der Väter bei anorexiekranken Frauen und zu ihrer Affektivität Stellung bezogen.

Gewisse Schwerpunkte in den einzelnen Arbeiten führten zu der gewählten Reihenfolge, in der sie im vorliegenden Buch angeordnet sind: Die ersten Arbeiten beschreiben mehr das klinische Erscheinungsbild, dann folgen stärker theoretisch orientierte Texte, und die letzten beschäftigen sich schwerpunktmäßig mit Fragen der Therapie.

Auch an dieser Stelle möchte ich mich bei den Autorinnen und Autoren dafür bedanken, daß sie mir ihre Texte zur Herausgabe anvertrauten.

Dem Buch wünsche ich kritische und kreative Leserinnen und Leser, die sich anregen lassen, den Rahmen der Diskussion zu Theorie und Therapie der Anorexia nervosa etwas zu erweitern. Weiterhin fände ich es wünschenswert, wenn die Patientinnen mit ihrem Anliegen in Forschung und Praxis stärker gehört würden und damit aus dem »Gegenstand« der Forschung ein Forschungssubjekt würde, das als solches stärker zur Wirkung käme.

Günter H. Seidler

Hermann Fahrig und Hildegard Horn

Magersucht bei Kindern und Jugendlichen

Zum Krankheitsbild im Kindes- und Jugendalter

Das Krankheitsbild der Magersucht ist bei Kindern und Jugendlichen sehr unterschiedlich. Es variiert vor allem hinsichtlich auslösender Situation, Schwere der Erkrankung und Abwehrformen der zugrunde liegenden Konflikte. In der Mehrzahl der Fälle besteht ein Ablösungskonflikt sowie eine verhältnismäßig stark gestörte Ehebeziehung der Eltern. Die Beziehung zum eigenen Körper ist häufig gestört. Die Neurosenstruktur der Patienten prägt durch ihre Abwehrformen das Erscheinungsbild der Krankheit.

Entwicklungspsychologisch gesehen befinden sich die Jugendlichen, um die es hier geht, in einer Phase mit erheblicher Konfliktverstärkung durch Veränderung der körperlichen Erscheinung, Zunahme der Triebstärke und dadurch Labilisierung der Ich-Organisation, Veränderung der Beziehung zu den Eltern und Geschwistern, Hinwendung zum anderen Geschlecht. Damit verbunden ist die Auflösung der primären und das Eingehen einer sekundären Bindung. Für die Jugendlichen bedeutet diese Veränderung eine große Anforderung an ihre physische und geistige Anpassungsfähigkeit. Die Phase der Adoleszenz beginnt mit der Pubertät (bei Mädchen ca. zwischen 10 und 15/16 Jahren, bei Jungen ca. zwischen 12 und 16/17 Jahren), dem Einsetzen der sexuellen Reifung mit der Entwicklung der primären und sekundären Geschlechtsmerkmale, den beschleunigten oder verzögerten Wachstumsprozessen der verschiedenen Organsysteme und der Zunahme des Körperumfangs. Diese körperlichen Veränderungen wirken nicht unmittelbar auf psychische Bereiche, haben aber psychische Auswirkungen (Oerter u. Montada 1987).

Die psychischen Folgen dieser Veränderungen des Körperzustandes sind eine Neugestaltung der Körpervorstellung und eine Neuentwicklung des Selbstkonzeptes. Sie werden begleitet von Unsicherheit und affektiver Gespanntheit, gesteigerter Empfindlichkeit gegenüber Äußerungen über ihr Erscheinungsbild, einer Neigung, die eigene Körperentwicklung mit der der Altersgenossen zu vergleichen und rigorose Maßnahmen zu ergreifen, um zu große Unterschiede zu vermeiden.

Die Pubeszens ist oft von körperlichen Symptomen begleitet wie Akne, Dysmenorrhoe und Übergewicht verschiedensten Ausmaßes. Diese Erfahrungen können dazu führen, daß der Heranwachsende den Wunsch, erwachsen zu werden, zurückstellen möchte. Bei Mädchen führt das oft dazu, daß sie mit verschiedenen Diäten experimentieren und eine passagere Dysmorphophobie entwickeln. Der Begriff Dysmorphophobie umfaßt gestörte Erlebensweisen, die in Zusammenhang mit Vorstellungen auftreten, daß ein Organ nicht richtig ausgebildet, unschön, daß die Nase zu lang, die Brust zu groß oder, wie bei der Magersucht, der ganze Körper zu dick, zu raumgreifend sei. Im Beziehungserleben wird diesem Organ oder der Beschaffenheit des Körpers eine störende Funktion zugeschrieben. In erster Linie wird dabei der den Makel aufdeckende Blick des anderen gefürchtet, der das Selbstwertgefühl mindert oder zerstört.

In bizarrer Weise versuchen Jugendliche oft ihre Unsicherheit über die äußere Veränderung aufzuheben, indem sie eine Art Uniform tragen, eine Art »Stützkorsett«, das sie mit der Gruppe, der sie sich zugehörig fühlen, gemein haben. Die quantitative Veränderung der Triebstärke und die qualitativ neuen genitalen Regungen fordern veränderte Abwehrstrategien (A. Freud 1957, 1970).

Es geht nicht um die Abwehr eines bestimmten Triebwunsches, sondern um Abwehr der Triebe an sich. Die Quantität der Triebe wird gefürchtet, nicht die Qualität. Daher kann die Abwehr total sein, lebensverneinend und selbstzerstörerisch wie bei der Magersucht werden. Ängste, verrückt zu werden und durchzudrehen, treten auf.

Der lange und schmerzliche Trennungsprozeß von den Eltern stellt eine Hauptaufgabe dieser Periode dar. Folgen dieses Prozesses sind Einsamkeitsgefühle, Leere, Isolationsgefühle, Schuldgefühle und gesteigerte Aggressivität und depressive Verstimmungen. Der Verlauf dieser Phase hängt sehr davon ab, welche Trennungserfahrungen der Jugendliche in seinem bisherigen Leben gemacht hat und ob er einen Platz in einer Peer Group findet. Hier kann er zunächst primitive Identifizierungen vornehmen als Übergang zur Gestaltung neuer Objektbeziehungen und ebenso primitive und verzerrte Über-Ich-Ideale finden, um der Entleerung seines Über-Ich durch das Aufgeben der Identifikation mit den Eltern zu begegnen. Diese Ich- und Über-Ich-Identifizierungen dienen der Abwehr der beschriebenen Ängste und dem Aufbau einer neuen Identität. Der sogenannte Idealismus der Jugendlichen, das Streben nach Vollkommenheit im Aussehen und Verhalten, scheint mit der Überbesetzung der Ich- und Über-Ich-Ideale zusammenzuhängen.

Mädchen zeigen in diesem Alter (ca. 14–17 Jahre) aggressives, überzeichnetes pseudoheterosexuelles Verhalten, vermutlich um aus der Mutter-Kind-Beziehung mit einem Sprung in die Position der beneideten jüngeren Rivalin zu gelangen. Diese Erfahrungen stärken das Selbstbewußtsein, lindern, wenn auch nur vorübergehend, den Trennungsschmerz und kompensieren Schuldgefühle, die beim Rivalisieren und Sich-Distanzieren von der Mutter auftreten (Blos 1983). Wenn die partielle Loslösung von den Eltern in diesem Entwicklungsabschnitt noch nicht gelungen ist oder wenn der Vater die Tochter zu sehr als Frau betrachtet und in der Beziehung auch so behandelt, kann die Tochter verstärkt unter Schuldgefühlen der Mutter gegenüber zu leiden haben und es nötig haben, Abwehrstrategien in Gang zu setzen, die ihre weitere Entwicklung blockieren oder eine regressive Entwicklung einleiten.

Bei den Beispielen, die wir im folgenden beschreiben, werden wir feststellen können, an welcher Stelle der adoleszenten Entwicklung die phasengemäße Abwehrtätigkeit nicht mehr ausreichte und es zur Entwicklung der Magersuchtsymptomatik kam.

Bei vorwiegend schizoiden Strukturen ist die Körperwahrnehmung besonders stark beeinträchtigt, und die Krankheitseinsicht fehlt. Beim Untersucher entstehen in der Gegenübertragung Gefühle von Entfremdung, Unmöglichkeit, sich in den Patienten einzufühlen, und Angst vor dem Übergang der Krankheit in eine Psychose.

Bei den zwanghaft strukturierten Patienten steht die strenge Kontrolle des Körpergewichts im Dienste der Abwehr von Sexualität, Aggressivität, Scham- und Schuldgefühlen (vgl. Fall 3). Die Sexualabwehr kann Onanieabwehr sein oder Abwehr von erotischen, auch inzestuösen Phantasien, die begünstigt werden durch eine Verlagerung des Interesses des Vaters von seiner Ehefrau auf seine Tochter bei entsprechend gestörter Ehebeziehung der Eltern. Das Interesse des Vaters, besonders an der gerade in die Pubertät eintretenden Tochter, kann ganz unterschiedlich sein. Der Vater zeigt sich beispielsweise gerne mit seiner Tochter, geht allein mit ihr Essen, fotografiert sie in allen möglichen Posen, spricht stundenlang über ihre Probleme mit ihr, aber auch über seine, die er mit der Ehefrau hat, zeigt besonderes Interesse an der Stimmungslage der Tochter, läßt sich von ihr den Rücken waschen, massiert sie, kauft ihr teure Parfums. Entscheidend ist nach unserer Erfahrung die gleichzeitige Vernachlässigung der Ehefrau durch den Vater, ihre Abwertung und Demütigung.

Eine andere Gruppe von Magersüchtigen strebt ein ästhetisch vollkommenes Körperbild an, das durch entsprechende gesellschaftliche Trends noch unterstützt wird. Diese Entwicklung wird begünstigt durch die ohnehin starke narzißtische Besetzung des Körpers und der eigenen Person in der Pubertät. Auslösende Situation kann eine kränkende Bemerkung über das Aussehen sein, ein subjektiv empfundenes, vermeintlich schlechteres Aussehen im Vergleich zu anderen, ein tatsächliches Übergewicht, aber auch eine Krankheit, beispielsweise eine Grippe, oder eine Operation, in deren Verlauf Abmagerung eintrat und als angenehm empfunden wurde. Auslösende Situation kann eine Abmagerungskur sein, die sich ab einem gewissen Untergewicht dann fast regelhaft verselbständigt und der Betreffenden aus der Hand gleitet. Ablösungskonflikt und narzißtische Besetzung der eigenen Person gehören insofern zusammen, als der Jugendliche durch die Ablösung von den Eltern plötzlich auf sich selbst gestellt ist und bei noch fehlender Bestätigung durch berufliche Erfolge oder Partnerschaft zum Ausgleich nur die narzißtische Besetzung der eigenen Person übrigbleibt. Diese Formen haben mit zunehmendem Alter und tatsächlich erreichter Verselbständigung eine günstige Prognose.

Anorektische Reaktionen sehen wir vor allem nach Schlankheitsdiäten, die der Kontrolle entgleiten, sowie nach Eßstörungen im Rahmen einer depressiven Pubertätskrise. Diese Formen sind prognostisch relativ günstig. Schizoide und zwanghafte Patienten sind am schwersten zu behandeln, da sie meist keinerlei Krankheitseinsicht haben, wortkarg sind, mürrisch, rigide, unbeweglich, so daß der Therapeut oft über längere Zeit das Gefühl hat, nichts erreichen zu können, völlig aufzulaufen. Dennoch sagen Patienten nach Abschluß der Behandlung oft, wie wichtig es für sie gewesen sei, daß der Therapeut nicht aufgegeben habe. Die narzißtischen und stärker hysterischen Patienten reden mehr, sind farbiger und können Eltern und Therapeuten durch viele Tricks immer wieder mit scheinbarer Krankheitseinsicht und Versprechungen über Gewichtszunahmen täuschen. Bei diesen Behandlungen wird die narzißtische Zufuhr durch den nicht resignierenden Therapeuten kommentarlos angenommen und zeigt nach längerer Zeit Wirkung. Obwohl sich in der Therapie scheinbar nichts bewegt, kommen die Kranken gerne und zuverlässig.

Bei mehreren Fällen haben wir erlebt, daß die Gesundung eingeleitet wurde durch die zufällige Konfrontation der Kranken mit einer ebenfalls Magersüchtigen. Das Ausmaß der Erkrankung und Gefährdung konnte am eigenen Körper nicht wahrgenommen werden, wohl aber bei jemand anderem (vgl. Fall 1).

Therapeutische Gesichtspunkte bei Magersucht

Für Kinder sind Therapeuten wie die Eltern akzeptierte Begleiter. Jugendliche wollen sich auf dem Weg zum Erwachsenwerden von Erwachsenen einerseits abgrenzen, ablösen und deren Meinung in der Regel gerade nicht übernehmen, andererseits aber verkörpern die Eltern noch den Schutz, die Geborgenheit und die Repräsentanz der eigenen Identität. In diesem Spannungsfeld findet Therapie mit Jugendlichen statt. Bei Magersüchtigen kann man auf Grund klinischer Erfahrung davon ausgehen, daß die Identitätsproblematik ganz im Vordergrund steht. Der Wunsch, die Abhängigkeit von den Objekten zu überwinden, spielt dabei die größte Rolle, wobei das Erleben existentieller Abhängigkeit von der Eltern auf die das Überleben sichernde Nahrung verschoben wird. Hunger, Essen, Nichtessen werden dadurch zum Ersatzobjekt, das überwältigende Bedeutung bekommt. Möglicherweise ist dieser Vorgang als Ergebnis eines Ablösungsimpulses zu verstehen. Dieser Schritt mündet aber nicht, wie altersgemäß zu erwarten wäre, in eine Distanzierung von den Eltern und eine Aufwertung der eigenen Person, sondern ist zu verstehen als symbolische Darstellung des Erlebens: Wenn ich diesem Entwicklungsimpuls folge, muß ich mich vom Leben überhaupt trennen. Im klassisch psychoanalytischen Sinn entspricht dies einer Unfähigkeit zur Umwandlung von Objektlibido in narzißtische Libido als Durchgangsstadium zur sekundären Objektbesetzung.

Offensichtlich ist bei Magersuchtspatienten das Verhältnis von Abhängigkeit und Autonomieanspruch im Gegensatz zu anderen Krankheitsbildern auf dem Hintergrund des Abhängigkeits-Autonomie-Konfliktes von existentieller Brisanz. Die Entscheidung zur Trennung von den Eltern ist mit der Verschiebung auf das Objekt Nahrung schon gefallen um jeden Preis, auch um den des Lebens. Mit dieser rigorosen Entscheidung ist auch ein weitgehendes Sichlossagen von Kreatürlichem, eine Hinwendung zum Körperlosen, Vergeistigten verbunden, eine Forderung, die in vielen Religionen enthalten ist als Forderung nach Abtötung der Begierden zur Überwindung des Leibes, um die eigentliche Identität zu erlangen. Mit anderen Worten liegt diesem dramatischen Vorgang ein gestörtes Ich- und Beziehungserleben zugrunde, bei dem in nicht wenigen Fällen zur Kompensation des Selbstwertverlustes sogar die Grenze zum Tod überschritten wird.

Bei der Therapie magersüchtiger Patienten halten wir einige Merkmale für wichtig:

1. Der Therapeut stellt sich als Objekt zur Verfügung, ohne besondere Erwartungen zu signalisieren hinsichtlich Kontinuität, Verbindlichkeit und Dauer der Beziehung. Dies er-

möglicht dem Patienten, eine ausreichende Distanz aufrecht zu erhalten, in die ein Klinikaufenthalt einbezogen sein kann.

2. Der Patient kann in der Beziehung erleben, daß Getrenntsein nicht tödlich ist. Der Therapeut erweist sich für ihn als eine relativ stabile, belastbare, in der Beziehung zu ihm wenig bedürftige, mit der Realität gut vertraute Person.
3. In der Gegenübertragung fühlt sich der Therapeut über lange Strecken nicht als Gegenüber wahrgenommen, sondern als Garant für den Rahmen einer unabhängigen Existenz und später als Quelle narzißtischer Zufuhr. Schließlich kommt es zur Bearbeitung von Realkonflikten mit Einbeziehung des Therapeuten als Fachmann.

Die folgenden drei Krankengeschichten verdeutlichen wesentliche Aspekte des bisher Dargestellten.

Kasuistiken

Erstes Fallbeispiel

Im 1. Fallbeispiel handelt es sich um eine magersüchtige Patientin mit vorwiegend narzißtisch-hysterischen Strukturanteilen und günstiger Prognose.

Symptomatik: Die 15;5jährige Gymnasiastin wird von einer Internistin überwiesen und kommt in Begleitung beider Eltern. Vor vier Wochen, bei Beginn des Urlaubs, habe sie noch 45 kg gewogen. Ihr höchstes Gewicht vor einem Jahr sei 60 kg gewesen. Bewußt habe sie bis 52 kg abgenommen und damals gesagt: »Das ist mein Gewicht.« Dann habe sie aber weiter abgenommen. Die Regel bestand seit dem 12. Lebensjahr und ist seit 10 Monaten ausgeblieben.

Befund: Die Patientin macht einen gesunden, nicht geschwächten Eindruck, trotz ihrer Magerkeit. Sie wirkt vergleichsweise unweiblich, burschikos und eigenwillig. Bei 160 cm Größe wiegt sie 42,8 kg mit Turnschuhen und leichter Bekleidung. Die Bauchhautfalte im Nabelbereich mißt 0,5 cm. Die Haut ist feucht und geschmeidig. Die Muskulatur ist noch ausreichend vorhanden. Blutdruck 107/76 mm Hg, Puls 58/ Min., keine Ödeme. Die Patientin spricht mit klarer, fester Stimme. Sie ist nicht depressiv. Sie hat eine gewisse Krankheitseinsicht, fürchtet allerdings nun, an den falschen Stellen wieder anzusetzen, wenn sie zu essen beginne, was sie vorhabe. Ihre Angst vor Gewichtszunahme bezieht sie vor allem auf ihre Hüften, die objektiv eine normale Form haben, also nicht besonders breit sind. Die weibliche Rolle wird von der Patientin nicht abgelehnt. Sie möchte später heiraten und Kinder haben. Die Patientin besucht die 10. Klasse eines Gymnasiums mit guten Leistungen. Eine Schwester der Mutter ist ab der Pubertät magersüchtig gewesen, hat geheiratet und 2 Kinder bekommen.

Genese und auslösende Situation: Eine spezifische auslösende Situation durch ein Ereignis ist nicht bekannt. Die Patientin berichtet zwar von einem Freund, der sich ihr einmal körperlich angenähert habe, was sie als unangenehm empfand. Dieses Ereignis hat aber, allem Anschein nach, keine nachhaltige Bedeutung gehabt. Als phasenspezifische A.S. kann die hormonelle Veränderung durch die Pubertät und ein Ablösungsimpuls vermutet werden. Die Patientin hat sich bis zur Erkrankung völlig normal entwickelt und war weder körperlich noch sozial auffällig. Die Mutter der Patientin, Hausfrau, wiegt geschätzt 90-100 kg. Das Gewicht und Aussehen der Mutter wird von der Patientin in auffälliger Weise nicht problematisiert. Der Vater ist vollschlank.

Psychodynamisch besteht bei der Patientin eine starke narzißtische Besetzung ihres körperlichen Aussehens, vor allem im Bereich der Hüften. Weibliches Aussehen wird nicht betont. Eigenwilligkeit und Selbstbestimmung sind besonders ausgeprägt, besonders gegenüber den Ermahnungen der Eltern und den Bemühungen der Ärzte zeigt sich die Patientin hartnäckig und standhaft. Besonders auffallend ist das völlige Fehlen einer erotischen Ausstrahlung der Patientin, die auf den Untersucher wirkt, als ob sie noch ein Kind wäre. Im Rahmen eines Ablösungskonfliktes ist es also wahrscheinlich zu einer starken narzißtischen Besetzung des eigenen Körpers gekommen, mit Verstärkung eigenwilliger Abgrenzung von den Wünschen und Vorstellungen der Eltern.

Behandlung: Die Familie befindet sich zum Zeitpunkt der Anamnese seit 5 Monaten in einer Familientherapie, die 14tägig stattfindet. Die Beunruhigung der Internistin und der Eltern über die zunehmende Gewichtsabnahme wird durch die Familientherapie jedoch nicht ausreichend kompensiert. Der Untersucher und spätere Behandler vereinbart ein Grenzgewicht von 45 kg, auf das die Patientin in 14 Tagen kommen müsse und bei dessen Unterschreitung eine Krankenhauseinweisung erfolge. Der Untersucher nimmt die Patientin selbst in Behandlung. In 12 Monaten hat die Patientin 16 Behandlungsstunden gehabt, deren Frequenz sie selbst bestimmte. Es fanden zwei Elterngespräche statt. Die Patientin hat es verstanden, sich praktisch ein Jahr lang auf einem Gewicht von 46 kg zu halten. Gewicht und Blutwerte wurden von der überweisenden Internistin laufend kontrolliert. Die Patientin kam gerne zur Behandlung und redete viel, vor allem über ihre Angst zuzunehmen und über Essen. Sie erlebte die Therapie als wichtig und fühlte sich narzißtisch aufgewertet und gestützt. Der Therapeut hatte meist den Eindruck, daß die Therapie auf der Stelle trete und sich keine für die Verursachung der Magersucht relevanten Konflikte zeigten, die hätten bearbeitet werden können. Wahrscheinlich konnte die Patientin in Beziehung zum Therapeuten und durch dessen narzißtische Zufuhr einen gewissen Ablösungschritt von der Eltern vollziehen, der es ihr ermöglichte, sich der Realität ihrer Erkrankung zuzuwenden, sie als »Feind« zu sehen, eine Formulierung, welche die Familientherapeuten gebraucht hatten. Zuletzt nahm die Patientin innerhalb weniger Wochen 10 kg an Gewicht zu. Auslösend für diese Gewichtszunahme war ein anderes, offenbar hochgradig magersüchtiges Mädchen, das die Patientin, als sie in einem Café jobbte, kennengelernt hatte. Der Anblick dieses schwerkranken Mädchens löste in ihr die Angst aus, daß sie bald ähnlich schlecht aussehen könnte. Sie empfand auch erstmalig das Bedrohliche dieser Erkrankung. Offenbar hat ihr erst die Fremdanschauung die Wahrnehmung der eigenen Situation und deren Gefahren ermöglicht.

In einem anderen Fall, der hier nicht ausführlich referiert wird, traf eine unserer Patientinnen in der Eisenbahn eine magersüchtige Jugendliche und unterhielt sich mit ihr. Aus diesem Gespräch entnahm sie, daß sie die gleichen Empfindungen hatte gegenüber ihrem Körper, aber auch gegenüber ihren Eltern, wie sie dieses Mädchen beschrieb. Dieses Erlebnis leitete ohne weitere Therapie die Gesundung unserer Patientin ein. Man kann sich vorstellen, daß in solchen Fällen die Selbstreflektion über die eigene Krankheit und die Beschaffenheit des Körpers nicht möglich ist, wohl aber die Wahrnehmung der gleichen Störung an einem anderen wie in einem Spiegel.

Die Patientin hat jetzt auf 55 kg zugenommen. Sie sieht jetzt »durchschnittlicher« aus als vorher. Sowohl Vater als auch Therapeut haben das Empfinden, daß sie als Magersüchtige interessanter gewirkt hat. Die Patientin ißt noch keine Mahlzeiten zusammen mit der Familie. Sie fürchtet die kritischen Blicke des Vaters, die sich auf die Nahrungsmenge beziehen. Außerdem hat sie Angst, dann »richtig reinzuhauen«.

Zweites Fallbeispiel

Im 2. Fallbeispiel wird eine Patientin im Beginn der Pubertät beschrieben. Vordergründig imponierte die Abwehr eines Triebkonfliktes, dessen Hintergrund ein Objektverlust mit depressiv-narzißtischer Krise war. Ein besonders starres Festhalten an einem bestimmten Gewicht sowie der Rückzug auf Masturbation waren die Bewältigungsmöglichkeiten der Patientin.

Symptomatik: Eineinhalb Jahre vor Beginn der Gewichtsabnahme fiel die Patientin zu Hause auf durch eine starke Trauer über den Wegzug ihrer einzigen Freundin. Die Gewichtsabnahme begann 5 Monate vor der Anamnese. Das Ausgangsgewicht ist nicht bekannt. Die Patientin nahm rasch an Gewicht ab und wurde mit 21 kg in eine Kinderklinik eingewiesen; nach der Entlassung wieder Gewichtsabnahme bis auf 18 kg; Behandlungsversuch mit Hypnose, der nur vorübergehenden Erfolg brachte; anschließend mehrere stationäre Aufenthalte in einer Kinderklinik.

Den Eltern habe die Patientin gesagt, sie wolle kein »Vollmondgesicht« haben und lieber ein »Knochengestell« bleiben. Sie sitze bei Tisch, esse selbst nichts, beobachte aber gespannt, was die anderen Familienangehörigen essen, insbesondere ihre Schwester, der die Patientin immer etwas zum Essen hinschiebt, auch Süßigkeiten. Die Patientin äußert, starken Hunger zu haben, geht aber allen Nahrungsmitteln wie einer schweren Versuchung ängstlich aus dem Wege, macht weite Spaziergänge außerhalb von Orten, um nicht an Geschäften vorbeizukommen. Die Patientin ißt nachts, versteckt Essen und vernichtet Nahrungsmittel. Am liebsten ißt sie direkt aus den Kochtöpfen. Es zeigt sich kein Erbrechen und keine Einnahme von Abführmitteln. Die Patientin ist mit ihrer Mutter identifiziert, möchte Mutter und Hausfrau werden, so daß eine Ablehnung der weiblichen Rolle in diesem Fall nicht vorzuliegen scheint. Die Patientin beschäftigt sich viel mit ihrem Äußeren, der Länge ihrer Haare, der Schmalheit ihres Gesichtes. Sie ist fixiert auf ein bestimmtes Gewicht, das sie keinesfalls überschreiten darf. Sie vergleicht sich dauernd mit anderen Mädchen hinsichtlich des Aussehens.

Als *auslösende Situation* ist, im Vorfeld der Erkrankung, der Wegzug ihrer einzigen Freundin von Bedeutung. Die Patientin vereinsamte, fand keine neue Freundin und zog sich auf sich selbst zurück. Sie begann heftig zu masturbieren, auch in Gegenwart ihrer Familienangehörigen am Tischbein des Eßtisches im Wohnzimmer. Deshalb wurde sie von ihrer Schwester gehänselt mit den Worten: »Nun reitet sie wieder.« Daraufhin gab sie das Masturbieren von einem auf den anderen Tag auf. Unmittelbar danach begann die Gewichtsabnahme.

In der Klinik hatte die Patientin ihren Wunsch, mager zu bleiben, damit begründet, daß sie nicht so dick sein wolle wie ihre Schwester. Sie habe dabei ausdrücklich die dicken Schenkel ihrer pubertierenden Schwester erwähnt.

Genese: Vater, 48 J., Einzelkind. Die Mutter des Vaters (77 J.), lebt, solange man sich erinnern kann, Diät, ist sehr mager, vertrage auch nichts und jammere vor allem gegenüber ihrer Schwiegertochter viel über Bauchweh und Schmerzen. Sie soll eine ausgesprochene Hypochonderin sein. Die Eltern des Vaters sind Besitzer des Hauses, in dem die Familie lebt. Bezogen auf seine eigenen Eltern, hat der Vater der Patientin eine infantil abhängige, gefügige Haltung. So versteckt er beispielsweise seine Zigarre, wenn er seine Eltern auf der Treppe kommen hört, und hat früher sogar seine Kinder vom Arm genommen, wenn er seine Eltern kommen sah. Der Vater scheint sich seinen Eltern noch zu unterwerfen wie ein Kind, scheint sich zu schämen, wenn er raucht oder wenn er sich mit seinen Kindern auf dem Arm als erwachsener Mann und Vater erweist. Der Vater hat leichte Kontrollzwänge, gilt als penibel. Die aggressive Latenz der Gefügigkeit gegenüber seinen Eltern entlädt sich in aggressiven Durchbrüchen gegenüber der Familie. Der Vater fällt bei der Anamnese durch eine starke Affektisolierung auf. Wie bei Fall 3 finden wir hier einen »schwachen« Vater, der sich seiner Unterlegenheit schämt und damit für die Patientin kein positives Vorbild hinsichtlich Selbständigkeit und Selbstwert abgeben kann.

Die Mutter, 38 J., leidet stark unter der Gefühlsarmut ihres Ehemannes. Hinter einer friedfertigen Abwehrfassade zeigt die Mutter ein quälerisches Verhalten gegenüber der Patientin.

Die Patientin wurde als zweites Kind 18 Monate nach ihrer Schwester komplikationslos geboren; regelrechte statomotorische Entwicklung; schwerer Virusinfekt mit 18 Monaten. Die Eltern hatten sich eigentlich einen Sohn gewünscht. Während des damaligen 14tägigen Aufenthaltes in der Kinderklinik lehnte sie Essen ab und habe sich sehr eigenwillig verhalten. Eine Neigung zu Eßstörungen und eigenwilligem Verhalten wird also schon früh deutlich. Bis zum Beginn der Magersucht hatte sie ein Ekzem, war sehr empfindlich gegen viele Kleidungsstücke und eigenwillig beim Anziehen. Das Verhältnis der Patientin zur älteren Schwester soll stark ambivalent sein; zum Anamnesezeitpunkt altruistische Abtretung fast aller Funktionen an die Schwester. Die Patientin wurde regulär 7jährig eingeschult, war immer eine gute Schülerin und besucht jetzt das Gymnasium.

Befund: Die 12;10jährige Patientin – Größe 136 cm, Gewicht 24 kg – sieht wie eine Achtjährige aus; ihr Gewicht wird ärztlicherseits täglich kontrolliert. Sie ist extrem mager, blaß, durchsichtig und mimisch fast regungslos. Sie ist depressiv, spricht nicht spontan, antwortet auf Fragen nur widerwillig, meist mit: »Das ist mir egal.« Sie zeigt keine Gefühlsregungen, lacht nicht, kann sich über gar nichts mehr freuen; ihr Bewußtsein ist klar, sie zeigt keine Gedächtnisstörung und keine Wahninhalte. Es wird deutlich, daß die Patientin bei starkem Hungergefühl allem Eßbaren aus dem Wege geht und das Essen als starke Versuchung erlebt. Zu ihrer irrationalen Angst vor einer Gewichtszunahme hat die Patientin bisher noch keinerlei Zugang.

Psychodynamik: Im Vorfeld der Erkrankung war zunächst eine Vereinsamung des Kindes durch Wegzug ihrer einzigen Freundin eingetreten. Die Patientin zog sich auf sich selbst zurück und begann heftig zu onanieren, auch in Anwesenheit der Familienangehörigen, was auf eine Beziehungsstörung hinweist. Sie gab das Masturbieren plötzlich auf, als sie von ihrer Schwester gehänselt wurde und begann abzunehmen. Wie sich erst später im Laufe der Behandlung herausstellte, hatte die Patientin damals ein Gelübde abgelegt, dessen Wortlaut nicht bekannt wurde, das ihr aber das Essen verbot. Mit der Magersucht, abgesichert durch ein Gelübde und der Verschiebung des sexuellen Konfliktes ins Orale, wehrt die Patientin die sexuelle Versuchung ab. Ebenfalls erst während der Behandlung wurde deutlich, daß vom Vater eine sexuelle Versuchung für die Patientin ausging. Sie malte einen Jäger, der die Züge des Vaters trug und dessen Hose in Höhe des linken Knies stark vorgewölbt war, was sich die Patientin, in einem Zustand emotionaler Blockierung während des Gespräches mit dem Therapeuten über das Bild, nicht erklären konnte. Der Vater des Mädchens wehrt die Beziehung zu seiner Tochter durch völligen Rückzug und eine ironisch-destruktive Haltung ab. Er nimmt ihr die Erkrankung übel, schämt sich ihrer und hat des öfteren gesagt, sie solle doch von zu Hause fortgehen. Gegen alle therapeutischen Versuche zeigt der Vater eine resignierend-pessimistische Haltung, wehrt sich zwar nicht direkt dagegen, läßt aber durchblicken, daß er keinen Sinn darin sieht. In letzter Zeit, als die Patientin nicht aß, hat er nicht mehr mit ihr gesprochen, hat ihr auch keine Fragen mehr beantwortet. Er hat durchblicken lassen, daß er wolle, daß sie fortgehe, beispielsweise in die Jugendpsychiatrie. Er hat auch ironisch auf die in der Magersucht enthaltenen selbstzerstörerischen Tendenzen angespielt, indem er sagte, wenn sie gar nicht mehr esse, ginge es noch schneller.

Behandlung: Während drei probatorischen Sitzungen zeigte die Patientin eine zunehmende Motivation zu kommen und fragte, ob der Behandler auch wirklich jede Woche einmal Zeit für sie hätte. Die Patientin wurde mit insgesamt 18 Stunden behandelt, davon drei Elterngespräche. Obwohl die Patientin mit zunehmender Behandlung etwas mehr sprach, kamen kaum neue Gesichtspunkte der Erkrankung zutage, bis die Mutter dem Therapeuten berichtete, ihre Tochter habe ihr mitgeteilt, zu Beginn der Erkrankung ein Gelübde abgelegt zu haben, dessen Inhalt sie jedoch niemand mitteilen dürfe. Der Therapeut sprach daraufhin mit der Patientin in einer Fremdschilderung über Menschen, die Gelübde abgelegt haben und zu Wallfahrtsorten pilgern, sich eine bestimmte Buße auferlegen, ein Kreuz tragen oder eine gute Tat tun und damit das Gelübde erfüllt haben. Daraufhin begann die Patientin zu essen und nahm sehr rasch an Gewicht zu. In der letzten Therapiestunde wirkte die Patientin dick und rund. Sie ließ sich nicht wiegen, so daß das Endgewicht nicht bekannt ist. In der weitmaschig angesetzten Therapie waren vermutlich die Zuverlässigkeit und Verfügbarkeit des Therapeuten wichtig, seine entängstigende Einstellung zur Sexualität sowie die Entlastung der Patientin durch den Hinweis auf die Realität im Umgang mit Gelübden. In einem letzten Gespräch mit der Mutter berichtet diese, daß ihre Tochter jetzt etwa 33 kg wiege. Sie esse nicht bei Tisch, sondern nehme sich mit den Fingern das Essen aus den Kochtöpfen. Offenbar will sie es vermeiden, die Essenportion vor sich auf dem Teller zu sehen und diese anderen zu zeigen. Sie vergleiche sich laufend mit anderen Mädchen gleichen Alters und wolle von der Mutter beruhigende Worte hören, daß sie nicht dicker oder häßlicher sei als diese oder jene. Die Patientin onaniert wieder am Tischbein, auch in Gegenwart der Familienangehörigen, ein sicher selten zu beobachtendes Phänomen, wie überhaupt die schizoiden und zwanghaften Affektstörungen in dieser Familie sehr ausgeprägt sind.

Bei einer telefonischen Nachfrage des Therapeuten, 16 Jahre nach Beendigung der Behandlung, berichtet die Schwester der Patientin, daß es dieser gut gehe. Sie habe keinen Rückfall gehabt. Sie sei als Krankenschwester tätig, wohne noch bei den Eltern, wie auch die Schwester und habe einen festen Freund, mit dem sie in wenigen Monaten wegziehen werde.

Drittes Fallbeispiel

Im 3. Fallbeispiel handelt es sich um eine magersüchtige Jugendliche mit Schulangst auf dem Hintergrund einer schweren narzißtischen Selbstwertproblematik mit starken Schuld- und Schamgefühlen sowie zwanghaften Bußübungen.

Symptomatik: Die 18;1jährige Patientin wird als dringender Fall angemeldet, obwohl sie 14 Tage später einen Termin in der Ambulanz einer Klinik erhalten hat. Sie bekommt kurzfristig einen Termin und kommt zusammen mit ihrer Mutter.

Bis vor 18 Monaten habe die Patientin noch 68 kg gewogen, nahm bis Ostern 1990 auf 67 kg ab und wog im Sommer des selben Jahres 64 kg. Ab diesem Zeitpunkt sistierte die Menstruation. Die Patientin habe sich etwas zu dick gefühlt und zunächst bewußt abgenommen. Ihre um ein Jahr jüngere Schwester, mit der sie den Sommerurlaub verbrachte, hatte allerdings schon ein Vierteljahr früher begonnen abzunehmen. Anschließende kam es zu einer weiteren Gewichtsabnahme auf 61 kg. Danach entglitt der Patientin offenbar die Kontrolle über ihr Gewicht, vor allem in den Weihnachtsferien. Zu der Zeit hatte sie angeblich Ödeme an den Beinen. Als sie mit ihrer Schwester beim Skifahren war, magerte sie, ohne es zu merken, auf 51 kg ab. Die Patientin besucht die 12. Klasse eines Gymnasiums mit zunehmend schlechteren Leistungen. Seit Anfang Februar 1991 geht sie nicht mehr zur Schule. Sie hat das Gefühl, sie könne sich nicht mehr konzentrieren, müsse auch immer daran denken, daß die Mutter zu Hause mit der Schwester jetzt etwas unternehme oder wegen deren Magersucht zum Arzt gehe.

Die 17jährige Schwester der Patientin wurde mit 42 kg Körpergewicht bei einer Größe von 167 cm für drei Monate stationär aufgenommen. Nach der Entlassung magerte sie wieder auf 42 kg ab. Sie nimmt nicht mehr am gemeinsamen Essen teil und zieht sich auch sonst weitgehend aus der Familie zurück. Eine ambulante Psychotherapie hat sie abgebrochen. Einen erneuten Aufnahmetermin zur stationären Behandlung habe sie nicht wahrgenommen.

Befund: Die Patientin ist 18;1 Jahre alt, 172 cm groß und wiegt bei der Vorstellung nach eigenen Angaben 50-51 kg. Sie lehnt es ab, gewogen zu werden; sie sieht geschwächt, blaß und hohlwangig aus. Ihre betont kraftvolle, ungelenke Motorik wirkt unweiblich. Die Bauchhautfalte beträgt noch einen halben Zentimeter. Die Haut ist bereits trocken und schuppend. Sie möchte an Gewicht zunehmen, kann aber nicht mehr. Sie ist stark mit ihrer ebenfalls magersüchtigen Schwester verbunden, was wie eine Folie-á-deux imponiert, wobei die Patientin offenbar sehr besorgt ist um das Wohlergehen der Schwester, mit der sie in erheblicher Konkurrenz steht.

Auslösende Situation und Psychodynamik: Bei der Anamnese entsteht zunächst der Eindruck, daß die Magersucht bei der Patientin von ihrer jüngeren Schwester induziert wurde. Beide Mädchen sind stark an die Mutter fixiert, deren Versorgung mit Essen sie dauernd einfordern, dann aber ablehnen, weil die Mutter angeblich zuviel gekocht habe. Einerseits wollen sie sich von der Mutter ablösen, andererseits von ihr versorgen lassen. Für die Erkrankung der Patientin scheinen mehrere Faktoren bedeutsam zu sein:

1. Die Konkurrenz zur Schwester besteht zum einen in der Phantasie, daß diese, wenn die Patientin in der Schule ist, von der Mutter besonders versorgt werden würde; ein Beziehungsmuster, das vermutlich schon seit der Geburt der um ein Jahr jüngeren Schwester besteht und einen oralen Aspekt hat.
2. Die Patientin vergleicht sich mit ihrer attraktiveren Schwester als Jugendliche und möchte auf keinen Fall weniger anziehend aussehen als diese.
3. Der dritte Faktor ist die extreme Selbstwertproblematik der Patientin mit überdurchschnittlichem Ehrgeiz und ausgeprägter Schamhaftigkeit seit frühester Kindheit. Die Selbst-

wertproblematik wurde verstärkt durch den vier Jahre zurückliegenden Konkurs des großen Familienbetriebes mit Verlust von Haus, Vermögen und Ansehen. Der Vater hatte den Konkurs zunächst als Erleichterung empfunden, da er bis dahin noch völlig von seinem Vater (Großvater der Patientin) abhängig war, und im Betrieb nichts zu sagen hatte. Nach dem Konkurs habe er sich dann jedoch monatelang vor Scham nicht aus dem Hause gewagt. Es ist zu vermuten, daß die gesamte Familie durch den wirtschaftlichen Einbruch und insbesondere auch durch die devote, abhängige Position, die der Vater in dieser Firma hatte, zutiefst beschämt wurde. Zudem ging der Vater nach dem Konkurs für ein Jahr ins Ausland, was die Patientin und ihre Schwester in größere Abhängigkeit zur Mutter brachte.

4. Ein weiterer Faktor, der das Minderwertigkeitsgefühl der Patientin zusätzlich gesteigert hat, war die Mitteilung des Rudervereins, in welchem sie mit brennendem Ehrgeiz trainiert hatte, daß sie von ihrer Figur her für Höchstleistungen im Rudern nicht geeignet sei. Die Patientin habe damals dauernd am Ergometer gearbeitet, um Höchstleistungen zu erzielen. Vier Monate später, nach einem stationären Aufenthalt der Patientin, erfahre ich, daß sie pro Tag viermal 80 Liegestütze oder Strecksprünge mache, um dafür zu büßen, daß sie nicht zur Schule gehe. Sie schäme sich, so schlecht zu sein. Die Essenverweigerung ist also in diesem Fall in erster Linie eine Selbstbestrafung im Rahmen eines Selbstwert- und Schamkomplexes mit dem narzißtischen Gewinn der Selbstüberwindung.

Behandlung: Die Patientin erhält im Rahmen einer Krisenintervention bis zur stationären Aufnahme eine weitere Therapiestunde. Auf Anfrage berichtet sie einen Traum:

»Ich sehe, wie ein Mann von einer Leiter aus einen Hund auf den Balkon wirft. Ich laufe zu dem Hund, der die Augen verdreht hat. Dann laufe ich zu meiner Mutter und zu meiner Schwester. Meine Schwester ist nicht interessiert, meine Mutter zeigt nur oberflächliches Interesse. Da gehe ich wieder zu dem Hund. Er ist kalt und steif, dann merke ich aber, daß er noch atmet und lebt. Der Mann, der ihn runtergeworfen hatte, war sauer, weil der Hund in seinem Garten gebuddelt hatte«.

Der Behandler deutet der Patientin den Traum auf der Subjektstufe, wie sie sich als Hund erlebe, an dem niemand Interesse zeige. Er betont der Patientin gegenüber ihr Bemühen um den Hund, was auf eine günstige Pognose hindeute, zumal sie auch von zu Hause zunächst ausgezogen sei und zunehmen wolle.

Wegen des insgesamt schlechten Allgemeinzustandes der Patientin wird zunächst keine ambulante Behandlung angeboten, sondern auf stationäre Aufnahme gedrängt. Dabei wird deutlich, daß die Mutter mit den Töchtern von einem Arzt zum anderen und von einer Klinik zur anderen zieht. Die Aufnahme in zwei Kliniken scheitert an der Ambivalenz der Familie. Die Patientin fährt zunächst zu ihrer Großmutter, wo sie 2 kg zunimmt, geht dann in eine auswärtige Klinik, wo sie von 53 auf 56 kg zunimmt, dann aber vorzeitig auf eigenen Wunsch die Klinik verläßt. Nachdem sie sich wieder bei uns gemeldet hat, beginnen wir eine ambulante Therapie. Die Patientin ist körperlich in einem ausreichend guten Zustand; sie steht aber psychisch unter starkem Druck. Sie macht einen depressiven Eindruck, ist immer nahe am Weinen, quält sich mit Sport. Sie macht morgens sofort nach dem Aufstehen Liegestütze und Strecksprünge. Erst wenn sie etwas geturnt hat, geht es ihr besser. Nach wie vor geht sie nicht zur Schule. Sie hat Angst, sich zu blamieren, vor allem beim Vorlesen.

In einer der ersten Sitzungen läßt der Behandler die Patientin einen wissenschaftlichen Artikel über magersüchtige Patienten vorlesen. Sie liest den Artikel vollständig und ist offenbar davon begeistert, daß von Magersüchtigen gelegentlich eine Faszination ausgehe. Beim Vorlesen wird deutlich, daß die Patientin wie abgeschaltet vor sich hin liest und gar nicht darauf achtet, ob der Therapeut sie versteht und ob sie gut genug liest, sie also praktisch den Zuhörer ignoriert. An diesem Beispiel können wir ihre geringe Bezogenheit auf die Mitschüler, die sie im Grunde verachtet, bearbeiten. Als der Therapeut in der nächsten Stunde wieder etwas vorlesen läßt, liest die Patientin bereits wesentlich besser und bezogener. Im Vorgang des Vorlesens muß sich die Patientin ihrer Angst und Scham in einer aktuellen Situation stellen.

Im Herbst 1991 wechselt die Patientin auf eine andere Schule, die sie nun regelmäßig besucht. Sie hat den Führerschein gemacht und ist erstmalig mit Gruppen Gleichaltriger verreist.

Der Durchbruch in der Behandlung wurde erreicht, als der Therapeut von der Patientin erfragte, wann sie in ihrem Leben irgendetwas getan hätte, dessen sie sich hätte schämen müssen. Die Patientin berichtete, daß ihre Unsicherheit, wenn andere sie beobachteten oder ihr zuhörten, bis in die frühe Kindheit zurückginge. Diese Selbstunsicherheit wird in der Behandlung für die Patientin als etwas Schlechtes, Böses, Abwertendes erlebbar und in einen Zusammenhang mit der Selbstbestrafung durch Hungern und die sportlichen Bußübungen gebracht; das heißt als Bestrafungen für das subjektive Gefühl des Selbstunwertes erkennbar. So konnte die Patientin beispielsweise während einer Bahnfahrt, als Liegestützen nicht möglich waren, auch nichts essen.

Die Therapie wurde in Abständen von 14 bis 21 Tagen durchgeführt, wobei die Patientin die Frequenz bestimmte. Insgesamt hatte die Patientin 14 Sitzungen und blieb dann zunächst weg. Der Behandler erkundigte sich zweimal telefonisch nach ihrem Befinden. Nach der zweiten Kontaktaufnahme willigte die Patientin ein, zu einem Kontrollgespräch zu kommen. Es ergab sich eine weitmaschige Fortführung der Behandlung in etwa vierwöchigen Abständen. Die Patientin hatte ein durchschnittliches Gewicht erreicht. Die Menstruation sistiert noch.

Literatur

Blos, P. (1983): Adoleszenz eine psychoanalytische Interpretation, 3. Aufl. Klett Cotta, Stuttgart.

Freud, A. (1957): Probleme der Pubertät. Schriften der Anna Freud, Bd. IV. Kindler, München (1980).

Freud, A. (1970): Pubertät als Entwicklungsstörung. Schriften der Anna Freud, Bd IX. Kindler, München (1980).

Oerter, R.; Montada, L. (1987): Entwicklungspsychologie, 2. Aufl. Urban und Schwarzenberg, München.

Léon Wurmser

»Grausame Rächerin« und »gefügige Sklavin« – Sadomasochismus, Scham und Ressentiment bei Eßstörungen

»Into a thousand parts divide one man,
And make imaginary puissance«[1].

Die folgende Skizze ist ein kasuistischer Bericht, der längeren Ausführungen in meinen Büchern »Die Maske der Scham« (1990) und »Das Rätsel des Masochismus« (1993) entnommen wurde. In meiner früheren einer Klinik angegliederten Praxis hatte ich oft Gelegenheit, Patientinnen mit schweren Eßstörungen wie Anorexia und Bulimie zu sehen, gewöhnlich verbunden mit massiven Depressionen, Depersonalisationszuständen und Denk- und Bewußtseinsveränderungen – einem charakteristischen klinischen Bild, das ich seinerzeit als »archaisches Schamsyndrom« umrissen habe. Derartige Fälle sehe ich nur noch sehr selten. Im folgenden wähle ich eine Patientin aus, deren Analyse jüngst erfolgreich nach weniger als 600 Stunden abgeschlossen werden konnte.

Nachgiebigkeit und Rebellion

Bei Erin, einer damals 28jährigen Ärztin, die mich 1987 wegen seit vielen Jahren andauernden Depressionen, Eß- und Sexualstörungen zur Behandlung aufgesucht hatte, handelte es sich nicht um eine in jenem Sinne schwer gestörte Patientin, sondern um eine sozial durchaus gut funktionierende, insgesamt recht angepaßte, doch durch einige prominente neurotische Symptome in ihrem Wohlbefinden stark beeinträchtigte Frau.

Freilich zeigte es sich relativ rasch, daß ihre Intimbezie-

1 Shakespeare, Henry V, Prolog

hungen, neben Frigidität und Mangel an Libido, ausgesprochen sadomasochistische Züge aufwiesen, namentlich auch im Sinne des »moralischen« Masochismus.

In ihrer Kindheit litt sie unter Zwangssymptomen: Ehe sie zu Bett ging, mußte sie vor dem Licht stehen und sich achtmal auf ihren Füßen hin- und herwiegen. Irgendwie habe es mit der Abwehr von Eindringlingen ins Haus zu tun gehabt, daß niemand komme und sie auffresse. So mußte sie auch die Tür des Kühlschranks immer wieder auf- und zuschließen, um sich ja zu versichern, daß dieser gut verschlossen sei, ebenso die Hintertüre und die Waschmaschine, schließlich auch den Wasserhahn. Sie setzte diese Symptome sogleich mit dem Geschlechtlichen in Zusammenhang: Sie wollte nicht sexuell empfänglich sein, habe sich dem verschlossen. Sie habe bis zum Collegebesuch nicht masturbiert. Ihren Mann habe sie mit 19 geheiratet. Er sei der erste gewesen, mit dem sie sich wirklich eingelassen habe. Früh sei sie jedoch eine begeisterte Reiterin geworden.

Bald nach dem ersten Geschlechtsverkehr habe eine schwere Anorexie mit Amenorrhoe eingesetzt, die von bulimischen Anfällen unterbrochen wurde. Im Laufe der Ehejahre haben sich diese Symptome etwas gemildert, doch leide sie nach wie vor unter den Freßanfällen.

Die Patientin ist das jüngste von 4 Kindern; die Eltern seien äußerst strikt und rigide, sehr religiös und übergewissenhaft, doch im ganzen auch sehr liebevoll. Dennoch ragen seltsame Erinnerungen aus dem beinahe idyllischen Hintergrund hervor: Wie sie ein Meerschweinchen gefoltert, einen Kanarienvogel ertränkt, der Mutter etwas Gewobenes zerschnitten und ihr hernach heftigst in den Daumen gebissen (die Wunde mußte genäht werden), den Vater schmerzhaft ins Gesicht geschlagen, ihren nächst älteren Bruder jeweils gekratzt und gebissen habe. Die älteste Schwester, die in ihrer Adoleszenz rebellierte, wurde vom Vater so schwer geschlagen, daß sie um ihr Leben fürchtete. Beide Brüder sind in ihrem Sozialverhalten beeinträchtigt, zurückgezogen und ängstlich; der eine von beinahe paranoidem Mißtrauen, schlafe er doch immer mit einem großen Messer unter seinem Kopfkissen. Alle drei älteren Geschwister seien übel mißhandelt worden, vor allem von der Mutter; der Patientin sei es jedoch recht glimpflich ergangen.

Zu Beginn der Behandlung bekräftigt sie immer wieder, sie bemühe sich, schwanger zu werden, obwohl ihr die Assistenzzeit recht wenig freie Zeit lasse. Ihre Ehe sei sehr herzlich und überaus offen, doch mache sie sich oft recht große Sorgen über den Niveauunterschied zwischen ihr und ihrem intellektuell wenig regsamen oder neugierigen Mann, der auch beträchtliche Probleme mit Alkohol habe und früher viel Marihuana geraucht habe; auch sei er als Personalmanager oft ohne Stelle. Ganz besonders fühlt sie sich tief beunruhigt über eine Reihe von Verliebtheiten ihrerseits anderen Männern gegenüber, denen sie sich jedoch ihrer tiefen Religiosität wegen aufs energischste zu widersetzen versuche, ihnen zumeist auch nicht nachgegeben habe, doch die sie immer wieder zu überwältigen drohen und die sie nicht vor ihrem Ehemann verhehle. Es wird bald klar, daß es vor allem diese Dreiecksverhältnisse, die eine stark zwanghafte Natur aufweisen, sind, die sie zur Aufnahme der Therapie veranlaßt haben.

Obwohl liberal in ihrer Orientierung, auch immer wieder neugierig-prüfend und Dogma und Kirchenentscheide in Frage stellend und oft von tiefen Zweifeln in ihrem Glauben bedroht, unterzieht sie sich immer wieder, zusammen mit ihrem Mann, rigorosen religiösen Übungen.

Eingangs sei auch noch erwähnt, daß ich sie zunächst, während eines Jahres, eher unregelmäßig und in nicht sehr intensiver Psychotherapie sah. Es wurde ihr nach einem guten Jahr recht klar, daß die psychotherapeutische Arbeit recht begrenzte Ergebnisse hervorbrachte, und daß die erhebliche Besserung in manchen Bereichen nur andere Störungen deutlicher werden ließ, namentlich das störende Eindringen ihrer Eßzwänge in ihr Eheleben. So zwang sie ihren Mann in recht rücksichtsloser Weise, sich ihrem rigiden Nahrungsplan zu unterwerfen. Sie hatte weiterhin Freßanfälle, die von anorektischen Perioden gefolgt wurden. Auch fühlte sie sich nach wie vor zwischen zwei Männern hin- und hergerissen: ihrem Ehemann und einem zweiten Mann, dessen Identität wechselte.

Dazu traten erneute Angstanfälle unbekannter Bedeutung während ihrer Arbeit auf, besonders wenn sie von ihrem Mann getrennt sein mußte, sowie die Besessenheit ihres Liebesverlangens einem anderen Mann gegenüber – und zwar, zur Zeit der

Aufnahme der Analyse und lange in diese hinein, spezifisch einem religiös-philosophischen Lehrer gegenüber, an den ich sie vor einem halben Jahr zur entsprechenden Beratung überwiesen hatte.

Ihre Eßstörungen seien ihre Art der Rebellion gegen die zwingend-zudringliche Kontrolle durch ihre Eltern gewesen. »Der Freßanfall bedeutete: ›Zum Teufel nein! Ich werde mir selbst nicht mehr Nein sagen.‹ ... So tief die Beschämung durch die Mutter war, so war der Zorn des Vaters noch tödlicher. Es ereignete sich nicht oft, daß wir von ihm bestraft wurden, daß er die Bestrafung aus Mutters Händen nahm. Ich erinnere mich, wie er mich zweimal schlug. Er war dabei nicht hart. Doch ich fühlte mich davon so erniedrigt: Ich mußte die Hose ausziehen und mich über sein Knie beugen. Die Schläge selbst schmerzten mich nicht, aber ich fühlte mich unglaublich gedemütigt. Später hatten wir eine Babysitterin, die mit uns spielte, und wenn wir verloren, uns zum Spaß ›abschlug‹. Das war etwas aufregend Erotisches, wirklich ein sadistisches Spiel.«

So sah Erin ihre Freß-Anfälle als eine Art Rebellion gegen ihre überstrengen, besonders auch im Hinblick auf Sexualität sehr prüden Eltern. Es sei eine »frenzy« (hastige Unruhe) dabei, »ein Revoltieren dagegen, daß ich immer so unter Kontrolle sein muß: Doch was ich wirklich haben wollte, war Sex« – also die auch für die weitere analytische Bearbeitung überaus wichtige *Verbindung von Aggression und sexueller Erregung*. Die Bulimie war denn auch ausgebrochen, als sie in einem ersten Liebesverhältnis sich vor die Konflikte hinsichtlich ihrer Geschlechtlichkeit gestellt sah. Es stellte sich rasch heraus, daß die *Bulimie eine sadistische Form der Sexualität* repräsentierte, »ein Schlachtfeld«, wie es andere Patientinnen ausgedrückt haben. Dem entsprach es auch, daß Erin sich eben *vom sadistischen Aspekt der Sexualität angezogen* gefühlt hatte, von dem, was eindringend, grob, angreifend war, ohne daß dies auch schon eine Perversion bedeutet hätte: «Er [ihr späterer Ehemann] ließ mich mich überwältigt fühlen, ich fühlte mich ganz außer Kontrolle. So mußte ich mich abklemmen, es um jeden Preis verhindern, mich überwältigen zu lassen.« Die schwere bulimisch-anorektische Episode, die auf die Einleitung dieser sehr konfliktbelasteten sexuellen Beziehung mit ihrem späteren Ehemann folgte, war darauf angelegt, »die sexuellen Triebe zu unterdrücken«.

Einerseits waren die sexuellen Wünsche Teil ihrer unterdrückten Rebellion gegen ihre Eltern, teils umfaßten sie beunruhigende, doch stark erregende sadomasochistische Elemente, und teils weckten sie die alten Abhängigkeitswünsche, die gegenüber ihren kontrollierenden Eltern bestanden, nun aber auf den Sexualpartner übertragen worden waren. Dementsprechend mußten sie verdrängt werden. Alle diese aggressiven und sexuellen Strebungen waren auf das Essen verschoben worden, wurden in Form der Bulimie ausgelebt und in Form der Anorexie abgebüßt.

Das Bild von der verschlingenden Schlange

In der 81. Stunde beklagte sie sich über ihre Höflichkeit und ihr Nachgeben. Ich nannte es einen Schutz gegen die Angst vor ihrer ungebundenen Wut, der großen inneren Gefahr. Sie sprach wieder über ihre häufige Phantasie, ihr Auto über die Straße hinaus in jemanden oder in etwas hinein zu fahren – eine Phantasie, die sie vor kurzem ihrem Mann gegenüber erwähnt hatte. Dann berichtete sie den folgenden Traum:

»Ich war im Schlafzimmer meiner Eltern. Da war eine riesige, riesige graue Schlange, die am Boden umherglitt, eine Riesenpython, enorm. Sie glitt ins Nebenzimmer davon, das sowohl Bad wie Küche war. Da gab es große Brotlaibe, die sich hoben, und sie verschlang sie. Ich war enttäuscht. Mein Hund und ein anderer waren auch dabei, und ich fürchtete mich, daß sie mit aufgefressen würden, auch daß ich selbst zu Schaden käme. Sie war feindselig. Ich berührte die Schlange an ihrem Schwanz, und sie ging rascher, entfernte sich schneller. Dann schaute ich aus dem Fenster des Schlafzimmers und wartete auf etwas.«

Im späteren Verlauf der Stunde, nachdem sie selbst die Traumepisode mit der biblischen Geschichte der Genesis verknüpfte, sie als »das Vertreiben der bösen sexuellen Schlange aus dem Schlafzimmer« gedeutet hatte, fragte ich:

(Th.) »Ist die Schlange nicht eher der Teil von Ihnen, über den Sie die Kontrolle zu verlieren fürchten?«
(Pat.) »Das Böse.«
(Th.) »Der ›böse Teil‹.«

(Pat.) »Aber Sex ist nicht böse.«
(Th.) »Ich sagte das auch nicht.«
(Pat.) »Aber ich sagte es.«
(Th.) »Ich dachte eher an den feindseligen, verschlingenden Teil, nicht einfach Geschlechtlichkeit, doch zum Beispiel die sadistischen Aspekte der Sexualität, freilich auch weit mehr als diese«.
(Pat.) »Der Wille zu fressen.«
(Th.) »Es ist eine Schlange mit Freßanfall, ein mörderisches Biest.«
(Pat.) »Richtig, und unberechenbar.«
(Th.) »Außer Rand und Band.«

Der Gnade des unerbittlichen inneren Richters ausgeliefert

Einige Stunden später sagt sie, inmitten eines Schwalls von Selbstkritik: «Ganz plötzlich denke ich, daß ich Sie töte, oder daß Sie mich töten, etwa wie damals, als ich unvermutet meine Mutter biß. Ich fühlte mich sehr schuldig, als sie weinte. Ich habe Angst, daß ich Ihre Gefühle verletze. Das Irrationale ist so bedrohlich gegenüber meinem rationalen Selbst.«

Ich antwortete: »Und die Phantasie ist, daß Worte töten können, und daß ich sie nicht ertragen könne.« Sie bestätigt dies, spricht detaillierter über irrationale Wutimpulse nach unserer Stunde und erwähnt auch, wie sie in der Kindheit ihren Bruder zu kratzen und beißen pflegte, der noch heute gerne die Narben vorzeige. Dann äußert sie ihre Besorgnis darüber, ob ich sie als Patientin behalten wolle, ob ich sie nicht verstoßen werde, besonders auch wegen ihrer Besessenheit jenem Berater und Lehrer gegenüber, den ich ihr empfohlen hatte. Hier zeigt sich der Konflikt mir gegenüber zwischen Unbehagen und Dankbarkeit wegen dieser Empfehlung. Sie müsse sich vor ihm hüten, was zur Diskussion komme, denn einmal habe er gesagt, sie solle es vertraulich behandeln, worüber er gesprochen habe, selbst vor mir. Ich antwortete, das habe sie in einen bösen Konflikt versetzt, namentlich jetzt, da wir uns in Analyse (nicht nur in gelegentlicher Psychotherapie) befinden.

Sie regt sich darüber derart auf, daß sie mich nach der Stunde in Angst anruft, ich könne es jenem Mann berichten und sie, empört wegen ihrer Indiskretion, aus der Therapie entlassen. Sie erinnere sich, wie man ihr als Kind gesagt habe: »Ich sage es dir nicht; du kannst kein Geheimnis wahren.« Sie sprach über ihr Schuldgefühl und ihre Angst, daß sie Zwietracht zwischen mir und jenem Lehrer säen könnte.

(Pat.) »Würden Sie es dann mißbilligen, würde ich mich vernichtet fühlen, wie Dreck. Doch würde ich es auch bedauern, die Beziehung zu ihm abzubrechen.«

(Th.) »Oder es zu analysieren, anstatt zu handeln? Es zu untersuchen, anstatt es zu verurteilen – exploring instead of judging?«

(Pat.) »Nein, daß mein Verrat Ihnen deutlich machen würde, daß ich nicht ehrbar und nicht vertrauenswürdig sei.«

(Th.) »Und doch ist ein Teil davon, daß ich Ihr Vertrauen verraten würde, daß Sie mir also nicht trauen können.«

(Pat.) »Daß ich durch mein Verhalten das Recht darauf verlieren würde. Daß ich es nicht unter Kontrolle hätte. Daß ich Ihrer Gnade ausgeliefert wäre.«

(Th.) »Wie Sie sich so oft der Gnade Ihres unerbittlichen inneren Richters ausgeliefert gefühlt haben.«

Sie bekennt, wie sie zu Hause auch nach kleinen Verfehlungen »durch ein Wort auf den Boden geworfen und geschlagen wurde, durch Scham gezwungen, meiner Mutter nachzugeben.« Daraufhin versuche ich das, was sie in den letzten paar Stunden stückweise vorgebracht hat, als Ganzes zu sehen: »So daß das Szenario, wenn wir es zusammen nehmen, dieses ist: Rebellisch und trotzig zu handeln, gerade um Ihre eigene Identität zu behaupten, Sie selbst sein zu können, selbst wenn dies bedeutet, ›verräterisch‹ zu sein, dann die Sünde zu bekennen, dafür gezüchtigt zu werden, und zum Schluß Sühne und Verzeihung zu erreichen. Sie brauchen beides: Die Verteidigung Ihres Selbst und die Liebe der Eltern, die Annahme durch die anderen überhaupt, auch durch mich hier. Und die Brücke zwischen diesen beiden Wünschen ist die Züchtigung. Und diese Sequenz spielt sich in allen intimen Beziehungen immer wieder ab – mit Ihren Eltern, mit dem fernen Geliebten, dem Gatten und mit mir.«

Sie berichtet über eine Reihe von »Vergehen« gegenüber ihrer Mutter und ihrem Ehemann und ihre tiefe Reue darüber. Ich ergänze, daß noch etwas Wichtiges bei dem Szenario ausgelassen worden ist:

(Th.) »Die sexuelle Erregung dabei, daß die Bestrafung selbst, die Erniedrigung erregend ist.«

(Pat.) »Gezüchtigt und herabgesetzt zu werden, zu Boden gezwungen zu werden, ebenso wie mein Vater mich als Kind verprügelte.«

(Th.) »Daß es erregend wäre, wenn ich Sie ›prügelte‹.«

(Pat.) »Sie würden es mißbilligen, Sie würden urteilen, und das wäre erschreckend, und doch gleichzeitig auch erregend, und am Ende würden Sie mir vergeben. Wie ich mich darauf freue, hierher zu kommen, und wie ich nicht genug davon bekommen kann, und dann strafe ich mich dafür.«

So entwickelte sich das Bild eines in Phantasie und Handlung wiederholten Ablaufs, dessen einzelne Stücke zuvor nur getrennt erschienen waren, deren Zusammenhang also zerrissen gewesen war, und deren verschiedene Versionen alle im *manifesten sexuellen und moralischen Masochismus* gipfelten.

Zur Quällust

Sie spricht, in bezug auf eine Reihe von Situationen wiederholt über ihren Konflikt zwischen Nachgeben und Rebellion, spezifisch über eine Phantasie, die sie aus Scham unterdrückt habe: Mich mit ihrem Regenschirm anzugreifen, ihre Angst, vor ihren gewalttätigen Impulsen, sei sie doch als Kind berüchtigt gewesen für ihr Beißen und Kratzen. Sie hoffe, ich fühle mich nicht bedroht durch ihren Schirm. Es habe mit mir als Autorität zu tun.

(Th.) »Aber auch, daß Sie sich fürchten, von mir angegriffen zu werden,« bemerke ich.

(Pat.) »Ich möchte das denken, aber ich glaube nicht, daß es das ist. Das wäre mir viel lieber.«

(Th.) »Wenn wir daran denken, daß der Angriff sexueller Natur wäre, dann wäre es viel sicherer zu denken, daß Sie mich angreifen, und an Ihre masochistische Lust dabei.«

(Pat.) »Das ist wahr. Aber es ist etwas darin, es ist eine Aggression meinerseits. Es hat auch zu tun mit Wut, mit Rebellion, und daß ich mich dem unterwerfen muß, wie ich das analytische Setting empfinde. Aber auch das ist es nicht ganz. Die Phantasie, daß ich jemanden unprovoziert angreife und schlage, gleicht meinem Schlagen des Meerschweinchens, als ich fünf oder sechs Jahre alt war. Es konnte sich nicht wehren und mir wehtun. Ich wurde ertappt, wie ich einfach ein Tier quälte.«

(Th.) »Wie verstehen Sie das?«

(Pat.) »Eine kranke Lust.«

(Th.) »Eine sadistische Lust.«

Was sind die Ängste, die durch diese Sexualisierung abgewehrt werden? Je größer die Ambivalenz in ihren Intimbeziehungen, je stärker die Angst vor ihren eigenen Todeswünschen gegenüber den ihr Nahestehenden und besonders je intensiver die Sexualisierung aller Intimbeziehungen (übrigens keineswegs beschränkt auf Männer), um so rigider und harscher muß denn auch ihr Über-Ich sein. Mit anderen Worten: Je schärfer die inneren Konflikte um Abhängigkeits- und Selbstbehauptungswünsche, um anale Kontrolle und Fügsamkeit, und namentlich auch um ödipale Rivalität, desto intensiver sind die Konflikte im Über-Ich, in diesem Fall sowohl zwischen Trennungsschuld und Abhängigkeitsscham, wie auch zwischen unvereinbaren Loyalitätsverpflichtungen. Dabei spielt *Idealisierung* eine bedeutsame Rolle *als Abwehr*; sie dient der Verdrängung ihrer sexuellen wie auch ihrer Tötungswünsche und wohl auch der Verleugnung der Enttäuschung.

Die manifesten Abhängigkeitsbedürfnisse sind selbst auch schon Ausdruck der Selbstverurteilung. Die äußere Billigung soll als Gegengewicht zur inneren, unerbittlichen Kritik dienen. *Der manifeste Sadismus ist eine Abwehr gegen die masochistischen Impulse*, die ihrerseits eine Kompromißbildung zwischen Liebeswunsch und Rachsucht, die gegen das eigene Selbst gewendet wird, darstellen; auch hier hat die Schlage- und Leidensphantasie die narzißtische Funktion, die Stellung der Einzigartigkeit und Macht aufrechtzuerhalten.

Das zerbrochene Bild des Mannes, das Ressentiment und das beißende Ungeheuer

Das Bild des Mannes, ursprünglich das des Vaters, ist zerbrochen. Auf der einen Seite steht der idealisierte, angebetete, *superphallische* Mann, der Geliebte, auf der anderen der *kastrierte*, schwache, verachtete, ihr Ehemann. Sie hat die beiden Gestalten scharf voneinander getrennt. In den einen ist sie verliebt und von dem Gedanken an ihn besessen; den anderen bemitleidet sie, möchte ihm nicht wehtun, kann ihn aber nicht achten oder lieben. Es ist, als ob die Besessenheit von dem idealisierten sie gegen etwas schützen müßte. Vor ihrem Wunsch zu kastrieren?

Es dauert lange in der Analyse, bis diese andere, verdrängte Seite klarer wird, die eben durch die Liebesbesessenheit, eine Art masochistischer, selbstquälerisch-genüßlicher Versessenheit, abgewehrt wird. Lange Zeit drückt sie es in Bildern von einem beißenden Tier aus, die wir schon seit Beginn der Therapie kennen. So ist ihr Lieblingstier der Vielfraß (wolverine), »den ich über alle anderen Tiere bewundere ... Er ist unabhängig, nicht Teil eines Rudels, ein kleines beißendes Ungetüm.« Wenn sie sich beschämt oder ungerecht behandelt fühle, dann breche dieses beißende Rachewesen durch. So ist es immer wieder dieses brennende Gefühl des *Ressentiments*, das Gefühl, ungerecht behandelt worden zu sein: »Ich bin betrogen worden« (cheated); es ist tiefer *Neid*: »Etwas in mir drin will greifen und packen und ist begierig auf Gleichheit. Nicht ein Mann zu sein? Nicht machtvoll, nicht so gebildet zu sein? Ich bin eifersüchtig auf das Wissen, und ich bewundere es zugleich sehr.« Daher mag sie auch, ihren bewußten Wünschen zum Trotz, es einem Mann nicht gönnen, sie zu schwängern. Da sie sich immer betrogen fühle, nimmt sie sich auch Rechte heraus, die ihr nicht zustehen (entitlement). Sie kann es partout nicht annehmen, daß sie verpaßte Stunden bezahlen muß, und wird so fuchsteufelswild darüber, daß ihre Perzeptionen zu wanken und schwanken beginnen, als ob ihr schwindelig würde: »Wenn ich wütend werde, kann ich nicht mehr klar sehen.«

Sie erinnert sich, wie sie in der Kindheit mit dem nächst älteren Bruder badete und sich ihm gegenüber minderwertig vorgekommen sei: »Ich verteidige mich dadurch, daß ich den anderen herunterreiße. Ich beneidete ihn, da er etwas hatte, was ich nicht habe. Ich war ihm feind.«

»Sie bissen ihn, als ob Sie versuchten, das abzubeißen, was er zuviel hatte ... wobei später Macht und Kontrolle ganz den Penis ersetzten.« Dahinter stehe ihr ständiges Gefühl, gedemütigt, beschämt zu sein. Der Neid nage an ihr, aber sie schäme sich, darüber zu sprechen. Ist es einfach Penisneid? Viel eher fühle sie ihn als Neid auf Macht, oder, daß man ihr etwas weggenommen habe. Das Thema erniedrige sie, sie fühle sich bloßgestellt. Es habe mit der Wut auf den Vater, mit seiner Selbstgerechtigkeit und übersteigerten, rigiden Frömmigkeit und Autoritätssucht zu tun, nämlich in dem Punkt, daß die Kirche keine Priesterinnen dulde. Sie möchte sich erbrechen, wenn sie an die Zwistigkeiten darüber zurückdenke. Sie fühle sich vergewaltigt und bis in den Kern hinein verraten.

Das Ressentiment, die tief verinnerlichte Überzeugung, sie sei betrogen worden, hat offensichtlich viel mit der zu Hause herrschenden Rigidität, dem Mangel an Spontanität zu tun: der Zwanghaftigkeit der Mutter und dem Dogmatismus des Vaters. Ja, sie fühle sich zutiefst der Autonomie, der eigenen Entscheidungsfreiheit beraubt und sei auch heute noch stets gezwungen, das gute Mädchen zu spielen, das überall Billigung finde. Ihr Gewissen verurteile sie heftig für jedes Zeichen der Rebellion. Die Sequenz ist dementsprechend zunächst das Gefühl, betrogen worden zu sein, es folgen Protest, Rebellion und Schuldgefühle. Die Rebellion entspringt dem tiefen Bedürfnis, sich selber treu zu sein, was der Loyalität den Eltern gegenüber widerspricht. Doch ist diese Verbindung spezifisch genug? Ist dieses schon der pathogene Konflikt?

Wenn sie sich entlarvt fühlt, angegriffen, gereizt, auch in der Therapiestunde, fühlt sie sich sexuell erregt. Es ist wieder die masochistische Lust, geneckt, geschlagen, penetriert zu werden. Sie versucht, auch bei mir Aggression und damit ein derart erregendes Zusammenspiel hervorzulocken.

Im Zusammenhang verschiedener Versuche, mich zu »kastrieren«, unsere Arbeit zu blockieren oder zu entwerten, kommt es zu einem komplizierten Traum, in dem sie mehrere Pferde herumführt, dann sich in einem Schlafsaal aufhält, und endlich ihre Zahnbürste herauszieht und beginnt, sich damit die Vagina zu bürsten. Der weiße Schaum der Zahnpasta verbreitet sich über die Pubes, und man wird darauf aufmerksam. Voller Scham versucht sie sich zu verstecken, kriecht auf den Knien über den Boden, um die Türe zu schließen. Sie ist selbst erstaunt über das Bild: »Warum soll ich in der Vagina Zähne haben?« Beraubt, wie sie sich fühle, wolle sie jetzt Wissen, was Macht bedeute, statt des

Penis. Die Phantasie, etwas Besonderes zu sein und Sonderrechte beanspruchen zu dürfen (entitlement), der ihre Eltern tatsächlich stattgegeben haben, sei ihr Versuch, die tiefe Scham darüber auszulöschen, daß sie sich minderwertig, eben kastriert vorkomme. Vor allem betreffe es aber die tiefe Beschämung oder das Schuldbewußtsein, wenn sie sich der Autorität der Eltern widersetzt habe und dafür »zermalmt« worden sei. Das Wissen diene nun als eine Art Tarnkappe.

Die wahrscheinlichste Abfolge dieser dynamischen Vorgänge scheint mir die folgende zu sein: Am Anfang steht die *massive Verurteilung von außen, gekoppelt mit sexueller Überstimulierung.* Ihr Gewissen übernimmt diese religiös verbrämte Grausamkeit und Starre der elterlichen Moralität und richtet ein ebenso *absolutes System von Entweder-Oder-Urteilen gegen die eigene Person.* Ihr Neid, ihr *Ressentiment* beruht einerseits auf dem Gefühl erlittenen Unrechts, das beide Eltern in sich bergen; andererseits begründet es sich durch die *Vergällung aller Lust und Freude,* die nicht dem religiösen Schematismus ihres Zuhauses entsprechen.

Erin will nun ständig für das Rache üben, was sie sich mit ihrem strengen Gewissen verbietet. Diese Identifizierung mit der *quälenden elterlichen Autorität* und deren *Introjektion ins Über-Ich* ist aber intensiv sexualisiert, etwa im Sinne von: »Nur wenn ich mich gequält fühle, werde ich geliebt. Lust ist einzig und allein dann erlaubt, wenn ich für sie mit Schmerz und Scham unmäßig bezahlt habe. Nur wenn ich geschlagen und gewaltsam penetriert werde, oder wenn ich selber schneide und steche, erlaube ich mir, Lust zu spüren. In der erlittenen wie der begangenen Gewalt wende ich die Niederlage und Hilflosigkeit zu Sieg und Triumph.«

Tötung und sexuelle Lust seien sich sehr nahe; in den Finger der Mutter zu beißen sei fast das gleiche, wie den Penis abzubeißen. Alle Lust sei ein Aufstand gegen ihre ressentimentgeladene Mutter, und damit der *Umsturz des bösen Gewissens,* das ihr jeden Stolz verwehren möchte. Aller Stolz sei böse. Die Stimme des Gewissens ist selbst ressentimentgeladen: »Gott erlaubt es einem nicht, sich gut zu fühlen oder auf dem Geleisteten aufzubauen. Stolz ist niemals gerechtfertigt. Gott ist ihre [der Mutter] Mauer gegen die Freude. Mein Gewissen peitscht mich voran. Ich kann nicht ruhen. Es ist mein Verbündeter und mein Tyrann. Es ist selbst ein Sadist, und zugleich ist es mein Schützer und Retter.«

Ich meine, daß der *sexuelle Sadomasochismus die Nachaußenwendung dieses verinnerlichten Prozesses* darstellt. Insofern geht der »moralische« Masochismus der sexuell-perversen Form voran. Doch sind sowohl Rache und Neid wie auch die diese verhüllende, intensiv idealisierende Liebesbesessenheit durch und durch sexualisiert.

Auch bei dieser Patientin, wie allgemein bei den verschiedenen Formen des Masochismus, ist die *Verdoppelung von Selbst und Gegenüber* eindrücklich: Quäler und Opfer, der Held als verehrt-beneidetes Idol und der entmachtete, kastrierte »Schämling«, das sind die Koordinaten ihres Sexuallebens.

Doch wie verknüpft sich dies nun mit dem Thema des Essens? »Mit Hilfe der Zähne in der Vagina versuche ich mich dadurch zu rächen, indem ich mir nehme, was mir weggenommen worden ist. Es ist der bittere Neid und das tiefe Ressentiment, das, solange ich denken kann, vorhanden ist und sich zuerst als Beißen, wenn ich mich beschämt fühlte, äußerte.«

Diese ganze innere Sequenz läßt sich nicht auf Penislosigkeit und Penisneid allein reduzieren. Sie wird aber dadurch sehr gut symbolisiert, und zwar in Form der »oral-sadistischen« Impulse, der *archaischen Gleichsetzung von Aufnahme durch die Vagina und Einnahme durch den Mund, von ressentiment-motivierter Kastration durch die Vagina dentata und Einverleibung und Abbeißen durch den Mund*, von *sadomasochistischer sexueller Erregtheit und von »Hungeranfall«*. Alle diese Gleichsetzungen sind *intensivst schambeladen.*

Dabei ist es eben ganz entscheidend, daß dieser ganze Prozeß von Beraubtsein, Neid und Rache stark sexualisiert ist: Es ist lustvoll, das häufig leidende Opfer zu sein. Während des Verkehrs versucht sie den Mann dazu zu bewegen, aggressiver zu sein, indem sie ihn blutig beißt. Gibt er dem Ansinnen jedoch statt und wird auch er aggressiv, wird sie selbst eiskalt. Sie müsse ihn kastrieren, denn er sei einfach nicht dazu imstande, ein starker Mann zu sein. Sie sehne sich danach, überwältigt zu werden, vollständig in Besitz genommen und das Opfer zu sein, und zugleich sei sie in der Phantasie lustvoll dabei, dem Mann Penis und Hoden abzuschneiden. Es liege doch tiefe Lust darin, den sie vergewaltigenden Mann niederzustechen. Das sei die Rache, da könne sie sich Genugtuung verschaffen. Sie freue sich über diese sadistischen Wünsche, lächle über sie, und doch schäme sie sich auch darüber. So habe sie sich doch *zugleich mit der Mutter als Opfer und dem Vater als Quäler identifiziert; doch beide Rollen sind durch und durch sexualisiert.* Mit ihrem Mann gelinge es ihr nur, die eine, die sadistische Rolle zu leben. Die zweite sei ihr doch weit wichtiger.

Sie möchte nicht nur die grausame Rächerin, sondern auch die gefügige Sklavin sein, vollständig dem starken, machtvoll überlegenen Mann zu Diensten zu stehen. Spricht oder denkt sie über Vergewaltigung, wirkt das enorm sexuell erregend.

Der »superphallische« Mann muß ihr dazu dienen, die Wut und Rachsucht, ihren ganzen *Sadismus von außen her in Schranken zu halten* (contain), ganz wie dies ihr *übermäßig harsches Gewissen von innen* her tut: »Ich will, daß mich jemand in die Schranken weist, mich festhält und mich zwingt, mich ihm zu unterwerfen.« Wie sehr sie jedoch gerade diese Beschränkungen hasse und sie niederreißen möchte, dieser Haß gegen alles, das sie zu Boden drücke und entwürdige! » ... Mich um die Freude und die Erwartung, um den Stolz und um die Autonomie von Wünschen und Entscheiden, von Wollen und Fühlen gebracht zu wissen! Die einzige Weise, dieses Gefühl des Betrogenseins wettzumachen, ist durch Rebellion und Rache. Dahinter ist die eiserne Klemme all der Gebote und Verbote, die die Mutter mir auferlegte, wobei dann der Vater als ihr Scharfrichter fungierte.« Dieses ganze Drama spielt sich in *oralen, analen und phallischen Symbolisierungen,* in Bildern wie Handlungen, ab. »Die Freßanfälle dienen dem Aufstand gegen diese Einklemmung. Sie sollen das Gefühl des Geprelltseins beheben, indem sie alle Schranken niederreißen.«

Dazu kommt nun aber eine ganz spezifische Bedeutung des Betrogenseins: Sie kann den idealisierten Vater nicht haben. Sie fühlt sich deswegen beschwindelt und verraten, gerade weil er stets so verführerisch gewesen war und sie in mancher Weise bestimmt überstimuliert hat. »Das Bild des Vaters ist zerbrochen: In den *versagenden Vater,* der mir nicht die Aufmerksamkeit schenken will und auf den ich voll Ressentiment blicke, und in den *Vater als Idol.« Der beißende Haß wandelt sich zur beißenden Vagina, die beißende Vagina wandelt sich zum Beißen schlechthin.*

Die dadurch bewirkten Gefühle, besonders die *Eifersucht*, sind so übergewaltig, daß die Patientin nur mit der *Spaltung in zwei gegensätzliche Männergestalten* und der *Verschiebung* damit fertigwerden kann. Es ist das Szenario des gespaltenen Bildes, das unaufhörlich wiederholt wird: die charakteristische *hysterische Spaltung*. Zugleich ist der *Sadomasochismus eine Abwehr durch Regression*: »Die ersehnte Erfüllung mit dem geliebten Mann ist verboten, ist zu angstbeladen. Nun sind es stattdessen Rache und Grausamkeit, Leiden und Erniedrigung. Wenn ich schon nicht seine liebevolle Zuwendung haben darf, möchte ich doch wenigstens seinen Zorn spüren. In der Gewalt bin ich ihm doch nahe.« All dies wird aber von ihrem überaus harschen Gewissen in absoluten Kategorien verurteilt; nur die höchsten Erwartungen sind gut genug: »Wenn ich mich zuerst bestrafe, wird sie mich nicht nur nicht bestrafen, sondern sie wird mich wieder lieben,« heißt es in bezug auf die Mutter.

Mit dem verzehrenden Ressentiment und den ihm innewohnenden Gefühlen von Neid und Eifersucht geht der schon beschriebene *»Narzißmus«* Hand in Hand, das Bewußtsein, *Sonderrechte* beanspruchen, Grenzen überschreiten zu dürfen (»entitlement«): »Ich habe das Recht, und ich nehme es mir. Ich will haben, was mir vorenthalten wurde.« Aber auch die an sie gestellten Anforderungen, die Bedingungen dafür, angenommen und geliebt zu werden, sind übermäßig, grandios, und ebenso die Erwartung, die sie auf den Partner richtet. *Das Ressentiment wird durch die Idealisierung verdeckt*: »Ich weiß, ich bin von Männern und von sexuellen Wünschen besessen; ich will mich verschmelzen. Ich will keine Grenzen haben! Ich will, daß die Macht und Stärke in mich wie Blut hereinströmt.«

Das in diesem Zusammenhang Entscheidende ist nun, daß mit der Verminderung der unbewußten Konflikte in Zusammenhang mit Neid, Eifersucht und der *unbewußten* narzißtischen Ansprüche und sadomasochistischen Phantasien auch die Freßgier und die gegen diese gerichtete anorektische Abwehrhaltung völlig erloschen sind, wenngleich die entsprechenden Wünsche, Affekte und Charakterzüge in bewußter Form der Patientin noch lange zu schaffen machen.

»Ich kann es gar nicht glauben, wie ich eine Kehrtwendung um 180 Grad gemacht habe, seit ich hier begonnen habe. Damals war ich in einer Haß-Liebe zum Penetriertwerden unfähig, sexuell zu empfinden, und daran desinteressiert. Jetzt hat es sich viel mehr dem anderen Ende zu verschoben, wo ich es ständig und überaus begehre. Und damit sind auch die Eßstörungen verschwunden.«

Ihre Eßstörungen sind, insbesondere seit wir das Neidproblem und dessen Sexualisierung, speziell die sadistischen Wünsche, den Penis abzubeißen, und die masochistische Lust beim Unterworfenwerden, eingehend behandelt haben, gewichen: »Ich habe die Bulimie und die Angst vor der Sexualität gegen dieses überwältigende Begehren eingetauscht. Ich fühle mich nicht mehr innerlich gefangen, aber dafür ist es die Ehe, ist es die Gesellschaft, die mir zur Falle werden.«

Was ist jene Unerträglichkeit, von der die Patientin sowohl hinsichtlich des unerfüllbaren Liebesverhältnisses wie in bezug auf die Übertragungsliebe spricht? »Mein Vater stellte mir jeweils seinen Fuß auf meinen Bauch und kitzelte mich, bis ich fast in die Hose machte. Es war sexuell.« Sie spürt die *Überstimulierung* als verschlingend, fressend, und diese wird mit dem Penis als Organ identifiziert, der nun selbst beißend und grausam, wie eine Hyäne, erlebt wird.

Ähnlich spricht sie von ihrer wütenden Eifersucht im Dreiecksverhältnis mit dem Geliebten und dessen Frau: »Sie ist das Stärkste, das ich je gefühlt habe. Es verzehrt mich wie mit hungrigen Kiefern, die nicht aufhören zu nagen ... Es ist ein urtümlicher Zustand, unrecht behandelt zu werden, eifersüchtig, rasend vor Wut und Scham zu sein, ausgeschlossen und hilflos draußen zu stehen. Es treibt mich in den Irrsinn. So verschließe ich mich endlich gegen ihn und ziehe mich zurück!«

Ich meine, jene *unerträgliche Spannung* ist nichts anderes als die *frühkindliche Überstimulierung* und die darin enthaltenen *Affektstürme* und daraus resultierenden Konflikte. Sie spricht hier von den sie wie beißende Tiere verzehrenden Begierden und Ängsten, der *Grundgleichung von Sexualität und Gewalttat*, die der Überstimulierung eigen ist, und der damit einhergehenden Selbstauslöschung im Wirbelsturm der ausgelösten Konflikte.

Etwa vier Jahre nach Anfang der Behandlung trennte sich Erin von ihrem Mann und ging, nach mehreren kurzdauernden Liebesverhältnissen, eine beständige Bindung mit einem Berufskollegen ein, die ihr weit größere Erfülltheit gewährt und bis jetzt wenigstens anzuzeigen scheint, daß sie ihre alten Neid-, Eifersucht- und Ressentimentprobleme weitgehend gelöst hat. Die Analyse wurde im Herbst 1992 nach 5 1/2 Jahren beendet.

Kernphantasien

Als Brücke zwischen den Kernphänomenen des neurotischen Prozesses und den zugrundeliegenden unbewußten inneren Konflikten finden wir eine Reihe von sehr bedeutsamen, für schwere Neurosen überhaupt recht typischen Phantasien. Diese lassen sich auch auf die Arbeit mit Eßstörungen anwenden. Alle die hier aufgeführten Kernphantasien spielten in der Analyse von Erin eine wesentliche Rolle.

1. Allgemein ist bei manifester masochistischer Perversion die masochistische Kernphantasie teilweise bewußt: «Nur durch Leiden kann ich mir Nähe, Liebe und Sinnlichkeit bewahren.« Dies läßt sich in die masochistische Grundgleichung übersetzen: »Nur was schmerzt, kann Lust geben, und umgekehrt, was Lust gibt, muß schlecht sein.« Was dabei unbewußt bleibt, ist deren »alchimistische« Bedeutung. Mit den Worten eines anderen Patienten wird deutlich, wie dabei die Wirklichkeit in einer Reihe von Verleugnungen und Umdrehungen magisch umgewandelt wird: «Durch meine Unterwerfung, dadurch, daß ich als das Opfer leide und geschlagen werde, verwandle ich Leiden in Lust, Angst in sexuelle Erregung, Haß in Liebe, Trennung in Verschmelzung, Hilflosigkeit in Macht und Rache, Schuld in Verzeihung, Scham in Triumph, vor allem aber Passivität in Aktivität.«
2. Eng damit verbunden ist eine andere, gerade auch bei den Eßstörungen grundlegende, archaische Gleichsetzung: Sexualität, sexuelle Erregung = Gewalt, Grausamkeit, Explodieren (bursting) = schmerzhafte Spannung = überwältigende, unerträgliche Gefühle = Überstimulierung = Leiden = Penetration, sowohl begehrt wie befürchtet. Dieser Zustand und Erlebniskreis *überwältigender Überstimulierung* wird als verzehrend und verschlingend, als kannibalistisch erlebt, in der

Ratte als Zentralsymbol verkörperlicht gesehen und im Analbereich angesiedelt (SHENGOLD 1989). Andere wichtige Bilder dafür sind, wie eben bei Erin angetroffen, die Vagina dentata und der fressende Penis, überhaupt die Phantasie, verzehrt, verschlungen, verbrannt, überschwemmt zu werden – damit auch das Bild der Zerfleischung, der Auflösung, der Fragmentierung. Es besteht eine sehr enge Verquickung mit den Phantasien der Urszene – dem Prototyp der Überstimulierung. Eine mildere Form dieser Gleichsetzung stellen die Universalphantasien davon dar, man sei sexuell verführt oder mißbraucht worden – Phantasien, deren Wichtigkeit natürlich keineswegs dem Wirklichkeitscharakter von tatsächlicher Verführung und von Mißbrauch widerspricht.

3. Ebenfalls in enger und offenkundiger Verbindung damit stehen die folgenden parallelen Phantasie-Gleichsetzungen: Aktivität = aktive Penetrierung = grausamer Akt = aggressiver Wettstreit = Sadismus; Passivität = wie die Frau oder als Frau penetriert zu werden = gebissen, gefressen zu werden = vom anal-sadistischen Über-Ich »gebissen« (Gewissensbisse), vergiftet, bloßgestellt zu werden.
   Entsprechend stehen wiederum fressende Tiere für diese Gleichung in ihrer aktiven oder passiven Form, entweder lust- oder furchterregend. Eine Variante davon ist die folgende, die besonders bei der Bulimie/Anorexie eine bedeutsame Rolle spielt: Penetriertwerden = jede Form der Passivität, besonders auch das Erhalten von Geschenken = Rezeptivität, einschließlich »Vollwerden« der Vagina = Vollwerden des Mundes = Füllung des Abdomens = Schwängerung = Gewalttätigkeit des anderen, des Penis (gegen das Subjekt) und eigenes Leiden = sexuelle Erregung. Es bedarf ständigen Einsatzes, sich dieser »Passivität« und »Rezeptivität« durch aktive Kontrolle zu erwehren. Sowohl der »Freß-Anfall« wie das induzierte Erbrechen und das zwanghafte Fasten sind Kardinalformen, dieser Gefahr Herr zu werden.
   Dabei beobachten wir auch die folgende Sequenz: Überstimulierung = Penetration (durch Reize gewalttätiger oder sexueller Art) = diffuse, überwältigende Erregung = Bilder des Verschlungen- und Gefressenwerdens —> Masturbation zur Entlastung (discharge) —> Bestrafung durch Kastration

= Penislosigkeit = Mangelhaftigkeit, Sich-betrogen-fühlen. Die Offenbarung der Privatheit wird als äußerste Scham erlebt, wogegen man sich durch Isolation zu schützen sucht, durch das, was NIETZSCHE das »Pathos der Distanz« nannte: durch eine stolz abweisende Haltung und »Undurchdringlichkeit« (»impenetrability«). Das Wichtige dabei ist wiederum die Sexualisierung dieser Erlebnisketten. Eine überaus wichtige Folge dieses Themenkreises ist also die *Idealisierung der Unberührbarkeit, Unpenetrierbarkeit, der emotionellen Unbewegtheit*, die als Stärke erlebt wird.

4. Oft dienen Schauen und Essen als austauschbare Werkzeuge für Macht und Destruktion, und zugleich sind sie, besonders im voll entwickelten »archaischen Schamsyndrom«, in höchstem Maße libidinös besetzt. Essen und Sehen werden mit sexuellen Handlungen gleichgesetzt: »Wenn ich sehe, dann nehme ich etwas in mich auf; wenn ich esse, werde ich schwanger. Wenn ich berühre, kann Sperma übertragen werden.« Wahrnehmen, Bekommen und Einnehmen bedeuten Empfangen, Schwangerwerden: »Wenn ich voll mit Essen bin, heißt das, daß ich schwanger bin. Jedoch schwanger sein heißt: Ich bin voller Fäzes, voller Dreck, voll mit einer dämonischen, fressenden und giftigen Masse. So werde ich wie meine entwertete, schwangere Mutter, die sich ekelhafterweise mit diesem entsetzlichen, bedrohlichen und doch auch beschämend erregenden Mann auf Geschlechtsverkehr eingelassen hat.«

   Also werden sexuelle (genitale) Verschmelzungswünsche regressiv in Verschmelzungswünsche durch die Augen verwandelt und mit Essen abgewehrt. Das Essen selbst, besonders in Form der Freßanfälle, ist zwar schon an sich schwer schambeladen, aber diese Scham dient als Abwehr gegen die noch schlimmere Scham, die das Sehen und die Wünsche nach Geschlechtsverkehr und Empfängnis betrifft, und zwar besonders inzestuöse Wünsche masochistischer Prägung. Wobei es recht typisch ist, daß die Inzestphantasien teilweise bewußt und nicht etwa tief verdrängt sind.

   Umgekehrt bedeutet das Gefühl, leer und hungrig zu sein, sauber, rein, nicht mit Sex, Schmutz und einem Kind angefüllt zu sein, was die Verleugnung aller sexuellen Wünsche bedeutet. Aber es kann auch heißen: »Wenn ich leer bin, fühle ich nichts, ich bin losgetrennt und betäubt.« Diese Depersonalisation wird auf konkrete Weise durch erneute Freßanfälle abgewehrt: »Wenigstens fühle ich wieder. Ich breche durch die Mauer von Isolation und Gefühllosigkeit.« In dieser Hinsicht wird das Essen selbst ein Gegengift gegen schambeladene Nichtigkeit und Wertlosigkeit, gegen Nicht-Körperlichkeit und Unwirklichkeit. Man kann eine zarte Person einfach »übergehen und ausnützen«, und sie fühlt sich schambeladen, weil sie so schwach ist. Jedoch das Essen trägt nur zu »dem schwarzen Erbrechen in mir drin« und all den fäkalen Massen bei, »zu meiner durch und durch schmutzigen Natur«, und läßt so das Schamgefühl noch mehr anschwellen. Essen ist Aufnehmen eines anderen und daher Eindringen, aber eine kontrollierte Aufnahme, eine aktiv ausgeführte und nicht passiv erlittene. Jedoch muß sie aufgrund der symbolischen Gleichsetzung mit dem anderen abgelehnt werden.

5. Ein weiterer bedeutsamer Kreis von Phantasien ist der um Kastration und Penislosigkeit gewobene: Penis = Selbst und Identität = Fähigkeit zu sehen = Schwangerschaft/Kind = beneidet werden. Und deren häufige Antithese: Schale = Verlust der Identität = Kastration = Bluten (Menstruation), Verlust des Penis = Blindheit = Verwirrtheit = Scham, Neid und Depression; und entsprechend: Penislosigkeit = Bestrafung durch Kastration = Defekt, Mangel = Zeichen der Minderwertigkeit und generellen Mangelhaftigkeit = Grund für Scham, Neid und Ressentiment.

   Hinter der Perzeption und Expression, hinter dem Essen taucht ein noch allgemeineres Dilemma auf. Nähe bedeutet, daß der andere einen überwältigt und beherrscht und daß man von ihm ganz verschluckt wird – ein deutliches und unerträglich demütigendes Mahnmal für die eigene Schwäche. Distanz wiederum bedeutet Abweisung und Verachtung: »Ich werde behandelt wie der Abfallhaufen, der ich eigentlich bin« – was ebenso niederschmetternd beschämend ist.

   Ein phallisch-exhibitionistischer Konflikt wird regressiv in einen anal-masochistischen und oral-symbiotischen verwandelt, wobei die Blockierung perzeptueller und expressiver Vorgänge von besonderer Bedeutung ist.

6. Eine andere wichtige verhüllende Phantasie und Grundhaltung ist die des Ressentiments – das Gefühl der Ungerechtigkeit, des unrechtmäßig zuerteilten Defizits: «Ich bin immer wieder betrogen worden. Unrecht ist mir zugefügt worden. Ich brauche mehr als andere, um diese Ungerechtigkeit wieder auszugleichen. Revanche ist Wiedergutmachung für die erlittene Einbuße an Liebe und Respekt, ist Reparatur des Mangels und Defektes, ist Hilfe gegen Scham und Wut, Eifersucht und Neid.« Dabei bedarf es besonderer Beachtung, zu welchem Ausmaß und wie oft gerade das Über-Ich zum Träger des Ressentiment werden kann, wie sehr die Stimme des Gewissens ein rachsüchtiges Ressentiment ausdrücken kann.
7. Die Phantasie vom Schmutz, wie sie KUBIE (1937) in einer wichtigen Arbeit geschildert hat, wird viel zu wenig beachtet. Er schlägt als »psychologische Definition des Schmutzes« vor: »Alles, was entweder symbolisch oder in Wirklichkeit aus dem Körper austritt oder durch Kontakt mit einer Körperöffnung besudelt wurde.« KUBIE schreibt von der erstaunlichen Phantasie, »daß der Körper selbst Schmutz schaffe und tatsächlich eine Art belebte, bewegliche Schmutzfabrik sei, die Unrat aus jeder Öffnung ausscheide, und daß das einzige, das notwendig sei, um etwas in Schmutz zu verwandeln, darin bestehe, daß es selbst nur für einen Moment den Körper durch eine dieser Öffnungen betreten soll«. Dabei bestehen *unbewußte Hierarchien des Schmutzes*, der Dreckigkeit, wobei die Reaktionen auf Semen und Milch die erstaunlichste Ambivalenz zeigen. Was weich, naß, schleimig und haarig ist, wird als dreckiger erlebt als Härte, Trockenheit und Haarlosigkeit. »Alter« bedeute Aufhäufen unausgeschiedener Reste lebenslangen Essens und Trinkens und sei dreckiger als »Jugend«. Pigmentierung und dunkles Haar seien dreckiger als blondes Haar und weiße Haut. Vorstehende Körperteile seien sauberer als Höhlen und Spalten. »Die wichtigste Folge dieser Hierarchie der Phantasien ist eine unbewußte, aber universelle Überzeugung, daß die Frau schmutziger sei als der Mann.« (KUBIE 1937) Die Genitalien selber werden im

Unbewußten als ablösbare Exkretionsprodukte erlebt, entsprechend der Gleichung: Identität = Männlichkeit = Penis = Körperinhalt und Fäzes – deren Verlust und Entwertung = Depression. Die Fäzes zurückzuhalten heißt, den Penis zu behalten, und Ausscheidung heißt Kastration.
Da alle Exkretionen als schmutzig angesehen und daher die ausscheidenden Zonen und Öffnungen nicht berührt werden dürfen, werde die Lust dieser Zonen auch als schmutzig erlebt. Berühre man sich und masturbiere, so beschmutze man sich und werde deshalb krank, so daß »Schuld, Krankheit, Schmutz, Masturbation, Kontaminierung, Geschlechtsverkehr, Schwangerschaft und Krebs zu innig verbundenen Begriffen werden.« (KUBIE 1937)

8. Die Phantasie von der *Verdoppelung des Selbst* – daß eine Illusion von Beschütztheit darin liegt, eine Transzendenz von Angst und ganz besonders von Scham dadurch erreicht werden könne, wenn »das wahre Selbst« von seinen Masken abgespalten, verborgen, entführt werden könne und in machtvollen Verkleidungen neu auftauchen würde. Die doppelte Wirklichkeit wie die multiple Persönlichkeit ist gerade bei schwerer Traumatisierung eine wichtige Form der Phantasie: »Ich bin es ja gar nicht, der dieses Entsetzliche, Grauenhafte erlebt. Es ist mein ›Alter ego‹, mein Körper, meine ›Schale‹. In Wirklichkeit befinde ich mich ganz woanders und bin auch jemand ganz anderer.«
Entsprechend ist bei fast allen stark masochistischen Patienten festzustellen, daß es zu einer *Spaltung des Wirklichkeitserlebens*, zu einer *Verdoppelung der Realität* kommt: Zur wahrgenommenen Wirklichkeit, also der *vom Ich bestätigten Wahrheit*, und – entweder zu einer Realität, die das Trauma verleugnet, also eine auf der *Verleugnungsphantasie aufgebaute Realität* – oder aber zu einer von einem *totalitären Über-Ich geforderten Wirklichkeit*. Es ist ganz besonders der Konflikt zwischen der Wahrnehmungsrealität und der Über-Ich-Realität, der zur oft dramatischen Spaltung von Selbst und Welt führt, mit all deren Folgen. Bei Erin fanden wir dies in angedeuteter Form.

Zusammenfassung der Dynamik des »Schamsyndroms«

Wie ich in der »Maske der Scham« (1990) dargestellt habe, finden wir also bei dem voll ausgebildeten Syndrom von Anorexie/Bulimie, Depression, Entfremdung und Bewußtseinsveränderungen (»altered states of consciousness«) folgenden Circulus vitiosus:

1. Emotionelle Intimität, Interesse, Nähe oder Aufmerksamkeit werden mit sexueller Verführung gleichgesetzt, die dann ihrerseits mit Penetrierung und Intrusion, und daher mit Kontrollverlust und masochistischer Erregtheit gleichgesetzt werden. Dabei sind es die Affekte der anderen, gegen die man sich nicht zu schützen vermag, die einen völlig überschwemmen und überwältigen können: Die eigenen Gefühle stehen ganz unter der Herrschaft der Gefühle der anderen. Die ursprüngliche Affektabwehr versagt, was überwältigende Angst verursacht.
2. Dementsprechend wird die Notwendigkeit, die Kontrolle wieder herzustellen, zur absolut vordringlichen Aufgabe. Dabei ergeben sich zwei gegensätzliche Wege: Entweder indem man die Beziehung zur Umwelt blockiert oder aber indem man im Gegenteil die Außenwelt zu überwältigen und zu bezwingen versucht. Diese gegensätzlichen Vorgehensweisen spielen sich meist in drei Bereichen ab:

   a) Auf der Ebene der Affekte: Man verschließt sich dadurch ab, daß man sich voll Trotz und Feindseligkeit wehrt. Oder man führt einen Gegenangriff und versucht, die Umwelt zu beherrschen, wobei aber diese Aggression zum großen Teil sekundär gegen das Selbst gewendet wird und zur unablässigen Beschäftigung mit Sterben und Tod führt.

   b) Verschoben auf das Essen: Man stellt die Kontrolle über das Eindringen dadurch wieder her, daß man fastet – eine Form des Sichverschließens. Oder man überwältigt durch wütenden Angriff auf das Essen. Beides führt zur Besorgnis: »Wie erscheine ich? Ich bin gleichsam ausgestellt (als fett oder schlank).«

   c) Verschoben auf Wahrnehmung und Selbstausdruck: Man schließt sich dadurch ab, daß man sich versteckt, seine

Expressivität in allen Bereichen einengt und nichts mehr aufnimmt – nicht mehr lernen, lesen, essen, zuhören und wissen kann. In Extremformen geschieht dies durch Affektblockieren und »Erfrieren« oder durch Aufsplitterung allen Verstehens. Andere Varianten des Sichverschließens sind: plötzliches Verschwinden, Weglaufen und – im Extremfall – Suizid. Oder die Wiederherstellung der Kontrolle findet in Form von Lügen und Täuschungen oder als hartnäckiges Schweigen statt. Verschwommenheit, Verhüllung und Kleinwerden sind wichtige unbewußte Symbole hierfür. Umgekehrt erweist sich die Bemächtigung in der Magie des Sehens oder darin, sich faszinierend zur Schau zu stellen. Man zeigt sich als Monstrum, als tot und leer oder als mysteriöse, stets verblüffende Zauberfigur.

3. Diese Strategien, mit denen man die Kontrolle wiederzugewinnen sucht, führen jedoch zu starker Selbstverurteilung und zu Versuchen der Buße. Weil nun Schwäche (Kontrollverlust) als Gegenstand der Angst sowie Wiederherstellung der Kontrolle durch Wahrnehmung und Sichausdrücken als Ziele überwiegen, bedient sich das Über-Ich vor allem der Scham und nicht der Schuld.
4. Solche Straferwartungen werden projiziert. Mehr und mehr sieht man in der Umwelt den beschämenden Vorwurf, das »Starren des strafenden Auges«, die Kränkung und das Auslachen. Doch damit schließt sich der Teufelskreis, da diese kränkenden Blicke einmal mehr als stechend, eindringend und unverschämt enthüllend empfunden werden. Das Gefühl von Ohnmacht und Kontrollverlust wird mit überwältigender, beschämender Bloßstellung und mit dem Gefühl, weder der Liebe noch der Achtung wert zu sein, gleichgestellt.

   Dem Betroffenen, der in Scham verwickelt ist, mag schließlich – wenn jede andere Form von Abwehr zusammengebrochen ist – nur noch der Suizid offenstehen.

   »Der Mensch ist schwer zu entdecken und sich selber noch am schwersten; oft lügt der Geist über die Seele«[2].

---

2 NIETZSCHE, »Zarathustra«, »Geist der Schwere«, 2, S. 215

Literatur

KUBIE, L.S. (1937): The fantasy of dirt. Psychoanal. Quart. 6: 338-425.

SHENGOLD, L. (1989): Soul Murder. The effects of childhood abuse and deprivation, Yale Univ. Pr., New Haven.

WURMSER, L. (1990): Die Maske der Scham. Die Psychoanalyse von Schamaffekten und Schamkonflikten. Springer, Heidelberg/Berlin.

WURMSER, L. (1993): Das Rätsel des Masochismus. Springer, Heidelberg/Berlin.

Michael B. Buchholz
und Michael Dümpelmann

Väter bei Anorexie

Inhaltsanalyse biographischer Verlaufsmuster aus tiefenpsychologischen Anamnesen

Zunehmend gewinnt der Vater bei Anorexia nervosa die Aufmerksamkeit von Forschern und Therapeuten. In der Literatur gibt es mittlerweile eine Reihe von Hypothesen dazu; unsere eigene Erfahrung aus der familien- und einzeltherapeutischen Behandlung solcher Patientinnen bestätigt die Notwendigkeit, die Bedeutung des Vaters und des Vaterbildes genauer zu untersuchen. Wir wollen hier die Ergebnisse der inhaltsanalytischen Auswertung von zwei Jahrgängen (1989 und 1990) unserer Patientenakten vorstellen und kommen dabei zur Annahme von vier Mustern biographischer Konstellationen.

Die neue Würdigung des Vaters

Unseres Erachtens wirken sich verschiedene Einflüsse bei der neuen Wahrnehmung des Vaters aus: a) Das Konzept der Triangulierung (Mahler et al. 1978; Rotmann 1978; Ermann 1985; Buchholz 1990) hat in die psychoanalytische Entwicklungspsychologie einen neuen Gesichtspunkt eingeführt, wonach der Beziehung zu beiden Elternteilen, aber auch deren Beziehung zueinander, eine erhöhte pathoplastische Bedeutung zukommt. Was hier entwickelt und an Falldarstellungen illustriert wurde, konnte auch von familientherapeutisch arbeitenden Autoren bestätigt werden (Schöll u. Reich 1989). b) Die Wirklichkeit familialer Interaktionen gerät zunehmend ins Blickfeld auch solcher Therapeuten, die einzeln mit ihren Patient(inn)en arbeiten. Rauchfleisch (1990) empfiehlt, im Fall der Behandlung von Borderline-Patienten auch mit Angehörigen zu sprechen, weil man als Therapeut eine gewisse korrigierende Erfahrung machen könne: Nicht alles, was solche Patienten über ihre wichtigsten Bezugspartner sagen, entspringt nur deren Phantasie. NOVICK und NOVICK (1991) kehren das Verhältnis von Phantasie und Realität in einer ähnlichen Weise am Beispiel des Masochismus um; es sei ganz wesentlich das Versagen der Realität (familialer Beziehungspersonen), das die Ausbildung masochistischer Strukturen begünstige. Uns scheint, dies sind Beispiele dafür, daß die Verleugnung der Schrecknisse mancher familiärer Wirklichkeiten allmählich durchbrochen wird und in der Theoriebildung ihren Niederschlag findet. c) MITSCHERLICHS These von der modernen »Vaterlosigkeit« (1955, 1963) hat in sozialpsychologischer Absicht dessen Bedeutung nur erneut unterstrichen. FREUDS Analyse des Falles »Schreber« (1911) verdanken wir die biographische Analyse einer schwer pathologischen Vaterbeziehung; nachträgliche Rekonstruktionen erbrachten auch hier den Hinweis auf die Realität dieser Pathologie. TELLENBACH nimmt diesen Faden – stimuliert von dem »in der Luft liegenden« Thema der Vaterlosigkeit in der Folge von »1968« – auf und erweitert ihn zu einer sozialhistorischen Analyse (1978), die dann auch am Beispiel von hebephrenen Psychosen klinisch fruchtbar wird; er spricht von einer »Dekomposition« des Vaters (1981). Im Jahre 1954 gab BITTER einen Band mit Beiträgen von Psychotherapeuten, Philosophen und Religionswissenschaftlern über das »Vaterproblem« heraus, dessen Beiträge erkennen lassen, daß hier auf Umwegen eine frühe Auseinandersetzung mit den Vätern der NS-Zeit gesucht wurde. STORK (1986) trug in ähnlicher Weise sozialhistorische und psychotherapeutische Beiträge zusammen. Dies alles macht deutlich, daß der »Vater« sowohl eine individuell-biographische als auch eine sozialhistorisch variante Figur ist und daß die theoretischen Bemühungen innerhalb der Psychotherapie davon nicht unbeeinflußt geblieben sind, ja nicht unbeeinflußt sein können. HABERMAS et al. (1990) unternehmen einen Versuch, die Anorexie und ihre »Deutung« nicht nur in einen psychotherapeutischen, sondern auch in einen sozialhistorisch-medizingeschichtlichen Kontext zu rücken.

Wir sehen in all dem das Bemühen, ein trotz unübersehbarer Veröffentlichungen nach wie vor rätselhaftes Krankheitsbild und dabei auch eigene blinde Flecken aufzuklären. WILLENBERG (1986) hat Vermutungen darüber angestellt, weshalb die Bedeutung des Vaters im Fall der Magersucht bislang so wenig thematisch wurde. Er macht dafür die Tradition der psychoanalytischen Neurosenlehre verantwortlich, die die Entwicklung des kleinen Mädchens in ihren Besonderheiten wenig beachtete, und vermutet weiter, daß die Magersüchtigen aufgrund ihrer besonderen Psychodynamik bei ihren Therapeuten starke abwehrende Gegenübertragungstendenzen auslösen mit der Folge einer »Skotomisierung« für wesentliche Bereiche. Diese Abwehr sieht er sich auch darin manifestieren, daß männliche wie weibliche Therapeuten sich ihren Patientinnen gegenüber als »bessere Mutter« (WILLENBERG 1986, S. 239) anbieten. In seiner ausführlichen Falldokumentation wird diese Dynamik verständlich; der Vater der von ihm beschriebenen Patientin wird von dieser als »Glukke« – eine weibliche Kennzeichnung – beschrieben. Im Zusammenhang mit einer Theorie von der »Rotation der Triade« hat BUCHHOLZ (1991) am Beispiel eines verschrifteten familientherapeutischen Interviews zeigen können, daß in diesem Fall der Vater »als zweite Mutter« fungierte mit der Folge einer kollektiven Regression der Familiengruppe. WILLENBERG hat ebenso wie REID (1986) in weiteren Arbeiten diese Thematik vertieft.

SÜSSENBACHERS Fallbericht (1989) bestätigt diesen Befund; er spricht von einer symbioseähnlichen Beziehung zwischen Tochter und Vater. GUIDANO (1987) sieht in einer Enttäuschung am Vater zur Zeit der Pubertätskrise das wesentliche auslösende Moment mit der Folge einer spezifischen kognitiven Persönlichkeitsorganisation: Obwohl die Magersüchtige in extremer Weise auf existentiell bestätigende Beziehungen angewiesen ist, muß sie diese doch aus steter Angst vor erneuter Enttäuschung vermeiden und löst dieses Dilemma durch Ausbildung eines perfektionistischen Zuges in ihrer Persönlichkeit. BECKER, KÖRNER und STÖFFLER (1981) fanden bei einer katamnestischen Nachuntersuchung von 38 Magersüchtigen eine überdurchschnittliche ödipale Vater-Fixierung.

ENGEL und STIENEN (1988) verglichen das Vaterbild von Magersüchtigen mit dem einer normalen Population und kommen durch die Auswertung zweistündiger Interviews zu einer erheblichen Differenzierung. Sie unterscheiden vier Vater-Typen: den »schwachen«, den »brutalen«, den »bindenden« und den »abwesenden« Vater. Für die Ätiologie der Anorexie sehen sie den »brutalen« und den »bindenden« Vater als bedeutsam; die These einer Dominanz-Verteilung zugunsten der weiblichen Seite in den Familien anorektischer Frauen ließ sich in ihrer Untersuchung ebensowenig bestätigen wie die eines pathogenetischen Einflusses des »abwesenden« Vaters. In der Kontrollgruppe waren die Väter häufiger abwesend.

Diese Differenzierung des Vaterbildes ist ein wesentlicher Fortschritt; allerdings stellt sich die methodologische Frage, ob eine solche Typenbildung kausal-ätiologisch interpretiert werden kann. WILLENBERG spricht in der genannten Arbeit von der »familiären Konstellation«, ein weiter greifendes Konzept als das des »Vater-Typs«; wir wollen hier familiäre Konstellationen mit der Vaterthematik verbinden. Das Konzept der »Konstellation« wird neuerdings von REITER (1990) in Abgrenzung gegen allzu dogmatische systemtheoretische Ansätze entwickelt. Er bezeichnet es als eine Metapher, mit deren Hilfe das komplexe, dynamische und kausale Zusammenwirken verschiedener Einflußgrössen (somatischer, intrapsychischer, sozialer und historischer Art) analysiert werden kann. REITER hat die Fruchtbarkeit dieses Denkansatzes am Beispiel der Depression gezeigt.

Das Konzept der Konstellation kann auch bei der Untersuchung der Magersucht fruchtbar angewandt werden. VOLAND und VOLAND (1989) untersuchten 19 Anamnesen magersüchtiger Patientinnen und fanden soziobiologische Konzepte bestätigt:

Das Modell der »reproductive suppression« erlaubt, die Verzögerung der Reproduktion als Anpassungsmechanismus zu verstehen mit der Erwartung einer zukünftigen Verbesserung der Lebensumstände. Dies Modell erklärt den wiederholten Befund, daß die Symptomatik sich zu Beginn der Fähigkeit zur Fruchtbarkeit manifestiert und häufig von Erfahrungen sexueller Traumatisierung ausgelöst wird (SCHECHTER et al. 1987). Das soziobiologische Modell der »kin selection« sagt eine Einschränkung der Reproduktionsfähigkeiten dann voraus, wenn hohe Erwartungen an »Helfer-Verhalten« und Altruismus die Familiengruppe eng aneinander binden; VOLAND und VOLAND sehen dies im Fall der Familien mit Magersüchtigen gegeben, denn diese sind vielfach mit ihrem Ethos der Selbstaufopferung beschrieben worden (SELVINI-PALAZZOLI 1982; BRUCH 1987). Das dritte von VOLAND und VOLAND beschriebene Modell der »parental manipulation« basiert auf der Unterscheidung zweier Typen von

»Altruisten«: Solche, die ihre eigene reproduktive »fitness« durch Altruismus steigern und solche, die die ihrer Eltern erhöhen. VOLAND und VOLAND zeigen nun, daß Magersüchtige zum zweiten Typ gehören: Ihre Eltern verringern deren reproduktive »fitness« durch mangelhafte Praktiken der Aufzucht und suboptimale soziale Plazierung sowie durch Ausüben von Druck in die Richtung der Entwicklung von asketischen und altruistischen Zügen.

Die familiären Beziehungsmuster sind oft in Übereinstimmung mit diesen Konzepten beschrieben worden: Die doppelte Erwartung selbstloser Hingabe und hoher Leistung bei gleichzeitiger emotionaler und sozialer Isolation der Familien wird als ein wesentlicher Beitrag dazu angesehen, daß eine Orientierung der Magersüchtigen in einen Raum jenseits der Familie verhindert wird (BECKER et al. 1981; PLOOG 1987; MINUCHIN et al. 1978).

Der Befund der »Selbstlosigkeit« von Magersüchtigen scheint sich somit immer wieder zu bestätigen; wie es dazu kommt, ist immer noch fraglich. Auch bei VOLAND und VOLAND (1989) werden mehr die soziobiologischen Modelle beschrieben; wie sie ihre Krankengeschichten ausgewertet haben, bleibt unklar. Wir vermuten, daß die Analyse von tiefenpsychologischen Anamnesen zu differenzierten »familiären Konstellationen« führen wird und daß dabei die Bedeutung des Vaters erhellt werden kann.

Legt man das Konzept der »Konstellation« zugrunde, so unsere Hypothese, dann müßten sich bei der Auswertung von Krankenakten verschiedene Konstellationen bei der Magersucht zeigen lassen, ohne daß diesen allerdings ein alleiniger kausalätiologischer Wert zuzusprechen sei. Eine solche Spezifitätshypothese wollen wir nicht vertreten, sie ist auch nach dem Literaturüberblick von STEINHAUSEN (1979, 1991) nicht zu erwarten. Es ist danach fraglich, ob die Anorexie überhaupt als eine nosologische Einheit aufgefaßt werden kann, denn sie kovariiert mit heterogenen Persönlichkeitsdiagnosen, die sich von Psychosen über das Borderline-Niveau bis zur Hysterie erstrecken. Offensichtlich muß man die Anorexie eher als ein Krankheitsbild auffassen, das in recht verschiedenen psychosozialen Kontexten gedeiht.

Zur Psychodynamik der Vaterbeziehung bei Anorexia nervosa

Sehr unterschiedliche psychodynamische Faktoren sind am Zustandekommen einer Anorexia nervosa beteiligt. Das Spektrum reicht von der Abwehr einer Psychose bis zu ödipalen Konflikten. Häufig findet man zwei Hinweise: Die Beibehaltung betont infantiler Züge wird im Zusammenhang der Auseinandersetzung mit der präödipalen Mutter im Rahmen von Autonomiekonflikten sowie der Vermeidung sexueller Kontakte gesehen (Fenichel 1945; Sours 1974; Köhle u. Simons 1985). Für die Genese dieser Bilder wird ganz überwiegend auf die Beziehung zur Mutter verwiesen. So hat auch im Standardwerk von Selvini-Palazzoli (1982) der Vater nur eine marginale Bedeutung. Es ist noch nicht lange her, daß diese Einseitigkeit bemerkt und beschrieben wurde, unter anderem von Willenberg (1989), Diebel-Braune (1991) und Reich (1992) für die Bulimie.

Wir vermuten demgegenüber, daß auch eine intensive und problematische Beziehung zum Vater bei der Anorexie eine Rolle spielt, die als »Identifikation« und »Idealisierung« beschrieben werden kann; stabil gegenüber Desillusionierungen bestimmen diese Aspekte während langer Zeit die Beziehung zum Vater.

Die Angst vor normalen Körperformen, besonders vor den erwachsenen weiblichen Attributen des Körpers (Bruch 1987), die bis zur wahnhaft verzerrten Körperwahrnehmung reichen kann, läßt sich unseres Erachtens ebenfalls mit der Beziehung zum Vater in Verbindung bringen. Hier handelt es sich oft um die Verleugnung einer intensiven sexualisierten Beziehung zum Vater und ihrer Folgen in der Phantasie. Sexualisiert wird die intensive Zuwendung zum Vater *nach* einer enttäuschenden Erfahrung mit der Mutter. Abelin (1975) hat für die frühe Triangulierung die Bedeutung des Vaters zur Strukturierung und Bindung aggressiver und expansiver Triebenergien betont, und dies im Rahmen einer normalen psychischen Entwicklung. Wenn die Dyade mit der Mutter nicht »gut genug« (Winnicott 1974) ist, besonders dann, wenn es sich um ein lebhaftes und »gieriges« Kind handelt, entstehe durch Idealisierung und oral-sadistische Einverleibung eine enge und intensive Beziehung zum Vater, wenn er mit seinem »Unterschied« zur Mutter (vgl. Buchholz 1990) erkannt wird. FENICHEL (1936) hat das Entstehen von »Vater-Leibs-Phantasien«, die Identifizierung mit seinem »Unterschied« beschrieben. Wir möchten die Schwierigkeit der Theorie, hier angemessen mit »Phantasie« und »Wirklichkeit« zu operieren, an einem Fallbeispiel illustrieren.

Eine anorektische Patientin berichtet ihre erste Kindheitserinnerung aus dem dritten Lebensjahr, wo sie, im Ehebett der Eltern liegend, vom Körpergeruch ihrer Mutter abgestoßen und angeekelt war. Sie wandte sich dem Vater zu, der besser roch und schmiegte sich gern an ihn, wobei sie ihn betont glatt und wohlriechend erinnerte. Assoziativ verknüpft sie damit die Erinnerung, daß er morgens im Bett oft mit ihr kuschelte und von seinem »kleinen Biest« und »seinem Hasen« sprach, womit er seinen Penis meinte.

Die *eine* Möglichkeit zu verstehen, sieht hier eine Idealisierung des Vaters (abgesetzt gegen die Mutter), einen narzißtischen Beziehungsmodus (die Tochter möchte Teil des Vaters sein) und die Identifikation mit seinem Phallus. Diese Momente werden dann eingeordnet in den Kontext einer vorzeitigen Sexualisierung.

Diese Linie der Theorie, die nur die Tochter in den Blick nimmt, gerät allerdings in Schwierigkeiten dort, wo wir anfangen, uns über eine solche intime Gemeinsamkeit zwischen Vater und Tochter zu wundern, in der beide sich irgendwie mit Vaters Penis beschäftigen; eine Verwunderung, die sich steigert, wenn wir erfahren, daß der Vater seiner Tochter die gleichen Kosenamen gibt wie seinem Glied. Diese Verwunderung mündet schließlich in die Notwendigkeit ein, sich mit der Persönlichkeit des Vaters als einem konstitutiven Moment der Anorexie seiner Tochter zu befassen. Wir sehen allerdings hier schon, daß die Beschäftigung mit dem Vater nicht statisch geschehen kann, die Beziehung mit ihm wird in einem Verlaufsmuster gestaltet, das nach unserer Vermutung dreiphasig ist: Es beginnt

a) mit einer Enttäuschung durch die Mutter; der gebrochene Stolz auf sie mündet in einen gebrochenen Stolz der Patientin auf sich selbst;
b) es folgt eine intensive Hinwendung zum Vater;
c) sie repariert das narzißtische Trauma freilich nur oberflächlich und bringt die Gefahr des Inzests nahe.

Deshalb auch muß die Intimität mit dem Vater schwierig bleiben und, wie WILLENBERG (1989) schreibt, »enteignet«, verleugnet werden; das resultiert in Loyalitätskonflikten mit der Mutter, die sich während der Pubertät verschärfen. Menarche und andere körperliche Veränderungen erschweren erheblich weitere Verleugnung der eigenen Weiblichkeit und die Fortsetzung der »stillen« Anteilnahme an Vaters auch körperlicher Geschlechtsidentität durch Aufrechterhaltung der eigenen phallischen Körperphantasie. Das Interesse an Jungen wird geweckt. Die Revitalisierung ödipaler Konflikte stiftet heillose Verwirrung zwischen dem Vater und dem »Phallusmädchen« (FENICHEL 1936), in einer Beziehung, die bis dato als stabilisierend erlebt werden konnte. Wo bisher eine in hohem Maß auch der Selbstwertregulation dienende depressiv-narzißtische Objektbeziehung etabliert war, wäre nun ein reiferer Objektbeziehungsmodus gefragt, der unter anderem auch Leidenschaft einschließen kann.

Die nun einsetzende Verarbeitung kann mit der von JACOBSON (1977) beschriebenen »regressiven Konkretisierung des psychischen Selbst« unseres Erachtens gut erklärt werden. Psychische Abwehroperationen sind nur in der wissenschaftlichen Abstraktion »Mechanismen«, im Erleben sind sie (Teile von) Phantasien (SCHAFER 1976), in denen psychische Inhalte wie etwa Wünsche, Impulse und Phantasien konkret und wie Körperliches erlebt werden. Die anorektische Patientin bekämpft nun am konkreten Körper alles Weibliche; nach der schönen Formel von THOMÄ (1981) bekämpft sie den Hunger als »Prototyp des Triebs«. Verleugnet werden soll damit zugleich, was Zeuge einer intensiven Vaterbeziehung sein könnte.

Nur in MAHLERS (1978) Konstruktion[1] tritt der Vater, wie BENJAMIN (1988) richtig kritisiert, als gleichsam heiliger Nothelfer auf, der wie ein deus ex machina, als asexuell-reine Männergestalt, aus der Dyade mit der Mutter befreit. Wirkliche Väter zeigen viele Spielarten der Gewalt, von verbaler Aggression bis

---

1 Wir wissen sehr gut, auf welch sorgfältiger empirischer Basis MAHLER theoretisiert hat; aber hier zeigt sich, daß ein Einwand, den GEDO (1986) machte, von erheblicher klinischer Bedeutung ist: Daß schon die Tatsache, welche Eltern bereit sind, sich empirisch beforschen zu lassen, ein psychodynamisches Datum von exquisiter Relevanz dastellt.

hin zu manifesten Schlägen. Väter werden als mächtig und bedrohlich erlebt, gerade auch ihr Genitale, was unter anderem GRUNBERGER (1976) als essentiell für phallisch-narzißtische Fixierungen beschreibt.

Wird die idealisierende Beziehung zum Vater destabilisiert, wird manifeste Aggressivität frei, die sich bei der Anorexie gegen den Körper richtet. Die Identifizierung ist dann eine mit dem Vater als Aggressor; der Vater ist nicht nur »Ersatz« für die Enttäuschung an der Mutter als einem »verlorenen« Objekt. Das Bild des androgyn wirkenden Körpers ist nicht nur Konsequenz mangelhafter Ernährung, sondern realisiert auch den vielen Patientinnen *bewußten* Wunsch nach Knabenhaftigkeit bzw. Männlichkeit (s. a. BRUCH 1987). Eindrucksvoll beschreibt auch WURMSER (1987) bei anorektischen Patientinnen den narzißtischen, idealisierenden Beziehungsmodus als Abwehrformation gegen schwere, überwiegend aggressive Über-Ich-Konflikte aus der Identifizierung mit dem Vater.

Das psychodynamisch wesentliche Resultat ist, daß es den Mädchen und Frauen um einen sehr hohen Preis gelingt, eine Art Neutrum zu bleiben, was vor den brisanten aggressiven und sexuellen Konflikten notdürftig Schutz gewährt. Die Patientinnen bleiben eben nicht nur Mädchen, sondern auch »Männchen«, verharren in einer pseudomännlichen Position, die in vielen Zügen einer negativ-ödipalen Entwicklung bei Jungen entspricht (s.a. WILLENBERG 1989). Der Effekt liegt auf der Hand: Es wird vermieden, wie Mutter zu sein, zugleich Schutz vor heterosexueller Versuchung gewährt und, darauf aufbauend, der Belastung einer reifen, ödipalen Objektbeziehung ein alter narzißtischer Modus als Riegel vorgeschoben, der hier nur allzu leicht zum Riegel einer Gefängnistür wird.

Wir sind im übrigen überzeugt, daß die Psychodynamik bei männlichen Magersüchtigen sicher anders beschrieben werden muß; diese Frage bedarf noch genauerer Untersuchungen und das heißt auch Einzelfallstudien. Wir vermuten, daß die narzißtische und idealisierende Beziehung zu den phallischen Aspekten des Vaters auch bei den männlichen Anorexiekranken unserer Stichprobe das Krankheitsbild mitgestaltet, etwa die manifest homophilen Züge bestimmt, die wir fanden.

Unsere Fragestellung

Wir sind nach diesem Überblick besonders an der Überprüfung folgender Fragen interessiert:

1. Wie beschreiben Magersüchtige ihre Väter? Welche Beziehung haben sie zu ihm?
2. Welche Angaben machen Magersüchtige über die erlebte Beziehung ihrer Eltern?
3. Kann man die »auslösende Situation« klassifizieren?
4. Welche Beziehung haben Magersüchtige zu ihren Geschwistern?
5. Lassen sich familiäre Verlaufskonstellationen identifizieren?
6. Welche Psychodynamik läßt sich aus Anamnesen rekonstruieren?
7. Welche weiteren Symptome lassen sich noch in Verbindung mit der Anorexie beobachten?

Methode

Beschreibung unserer Stichprobe

Das Tiefenbrunner Dokumentationssystem (SACHSENRÖDER et al. 1993) erfaßt die Diagnosen sämtlicher Patienten sowohl nach dem ICD-9 als auch nach einem eigens entwickelten »Tiefenbrunner Symptomkatalog« (TSK). Mit Hilfe der EDV wurden alle Patienten mit der Diagnose einer »Anorexie« der Entlassungsjahrgänge 1989 und 1990 erfaßt (N = 26) und deren Akten gesichtet. Die Dauer der Symptomatik erstreckte sich über einen Zeitraum von einem halben Jahr bis zu 10 1/2 Jahren; in unserer Stichprobe fanden wir fünf männliche Patienten mit anorektischer Symptomatik. Das Durchschnittsalter bei Aufnahme betrug 19,5 Jahre (range von 15 bis 40 Jahre); die durchschnittliche stationäre Behandlungszeit war 4 Monate.

Die in »Tiefenbrunn« geführten Akten enthalten neben zahlreichen anderen Prokollierungen die bei Aufnahme erhobene Anamnese und das Zweitsichtprotokoll des Oberarztes. Diese beiden Dokumente dienten uns als wesentliche Informationsquelle. Außerdem wurden die Briefe der einweisenden Ärzte sowie die Entlassungsberichte gesichtet.

Der Durchgang durch diese Unterlagen wiederholte sich mehrfach. Nach einer ersten Lektüre der Anamnesen ergab sich das Problem der Datenreduktion, das wir durch Bildung folgender Kategorien lösten:

a) die »auslösende Situation«: In diese Kategorie trugen wir alle Angaben, die sich den genannten Unterlagen entnehmen liessen, ein; es wurde auch vermerkt, wenn keine auslösende Situation vom Anamnesenerheber ermittelt werden konnte.
b) »andere Symptome«: hier wurden alle Angaben eingetragen, wie sie sich in den Akten fanden.
c) »Schweregrad und Dauer« (der anorektischen Symptomatik): Auf die Übersetzung der Aktenangaben in eine graduelle Skalierung haben wir verzichtet, sondern die wörtlichen Formulierungen aus den Akten übernommen.
d) »Scheidung/Trennung der Eltern«: Hier wurde nicht nur die bloße Tatsache einer Trennung oder Scheidung vermerkt, sondern das Alter der Patientin und die Begleitumstände, soweit sie erwähnt waren.
e) »Elternbeziehung«: Alle Angaben aus den Anamnesen über die Eltern wurden hier wörtlich vermerkt.
f) »Geschwister«: Die Stellung der Patientin in der Geschwister-Reihe wurde mit dem Genogramm (McGoldrick u. Gerson 1990) erfaßt und die Angaben über Geschwister, vor allem Besonderheiten in deren Entwicklung festgehalten.
g) »Großeltern«: Erfassung sämtlicher Erwähnungen der Großeltern.
h) »Vater-Typ«: Erfassung sämtlicher Angaben zum Vater; kurze Zusammenfassung erlebter Szenen mit dem Vater.

i) »Inzest/sexueller Mißbrauch«: Falls die Patientin einen sexuellen Mißbrauch erwähnte, wurde dieser hier festgehalten, die Art seiner Schilderung sowie die Begleitumstände.

Ergebnisse

Beschreibungen der Väter

Entgegen der Erwartung fanden sich in sämtlichen gesichteten Unterlagen differenzierte Angaben der Patientinnen über ihren Vater. Dies steht in einem gewissen Kontrast zu der Vermutung von WILLENBERG, wonach die Psychodynamik der Patientinnen die Vater-Thematik sozusagen wegblenden lasse; wir halten die Möglichkeit für gegeben, daß diese Dynamik sich erst in einem therapeutischen Prozeß durchsetzt, daß jedoch während der Anamnesenerhebung der »Vater« thematisch durchaus präsent ist. Wir möchten einige Bemerkungen der Patientinnen über ihren Vater zitieren:

Der Vater wird von einem männlichen Patienten unserer Stichprobe als sehr jähzornig geschildert; er habe vom Vater oft gehört: »Nimm Dir doch 'n Strick!«.

Frau J. schildert ihren Vater so: er habe »deftig geschlagen«, jedoch nicht sie, sondern die Geschwister. Sie sei »Vaters Liebling« gewesen, zu dem sie mit Problemen eher ging als zur Mutter. Er habe auch »butterweich« sein können.

Frau H.: Der Vater sei autoritär und karrierebewußt gewesen; als er starb, habe sie nur Haß und Wut empfunden.

Frau S. berichtet, sie habe seit dem 5. Lebensjahr unter Schlafstörungen aus Angst vor der Gewalttätigkeit des Vaters gelitten, die dieser alkoholisiert ausübte. Aber sie sagt auch, Vaters Lebenslauf sei genau wie ihrer, »ich bin Vaters negative Seite«.

Frau O. erlebt einen beruflich oft abwesenden Vater, den sie bis zu ihrem 7. Lebensjahr als »großes Vorbild« angesehen habe; dann erlebt sie mit, daß der Vater die Mutter »krankenhausreif geprügelt« hat und daß die Schwester den Vater wegen sexuellen Mißbrauchs unter Gewaltanwendung anzeigte.

Frau M. sagt, sie habe »kein verläßliches Vaterbild« aufbauen können. In der Anamnese ist festgehalten, daß das therapeutische Personal bei der Aufnahme nach der Patientin suchte, denn die Patientin, obwohl erst 16 Jahre alt, erschien als »die Ehefrau des Vaters«. In der Sicht des Vaters erscheint die Mutter als »Hure«, von der er sich getrennt hat; er habe seine Tochter von seiner Ex-Frau »entführen« müssen.

Die Möglichkeit, hier wörtliche Patientenangaben zu zitieren, deutet auf eine andere Psychodynamik, die sich in der dialogischen Situation der Anamnesenerhebung ergeben haben mag, hin: Die Interviewer waren offensichtlich so beeindruckt von diesen Schilderungen, daß sie es für notwendig hielten, diese wörtlich festzuhalten. Überblickt man die Angaben zu den Vätern, dann läßt sich die Typisierung von ENGEL und STIENEN (1988), die vor allem »brutale« und »bindende« Väter fanden, bestätigen. Zugleich scheinen diese Vatertypen in einen Kontext der Entwertung der Mutter durch den Vater zu gehören.

Die Beziehung der Eltern

Hier Beispiele aus den anamnestischen Schilderungen der Elternbeziehung:

Die Beziehung der Eltern wird unter anderem von den Patientinnen dadurch charakterisiert, daß sie angeben, sie seien der Heiratsgrund; Frau S.: »Ich bin ein Versehen«. Es wird von »Krach wegen Finanzen« berichtet, von zahlreichen Umzügen (höchste Anzahl: 10 Umzüge bei Frau H.) und von einer Serie von Trennungen und Scheidungen.

Frau Sch. berichtet, ihre Eltern haben sich im Alter von 6 Jahren scheiden lassen; als sie 7 Jahre alt war, haben sie wieder geheiratet. Im Alter von 11 wirft die Mutter den Vater aus der Wohnung; eine zweite Scheidung erfolgt, als sie 13 Jahre alt ist. Als ihr zweiter Bruder geboren wird (kurz nach der zweiten Heirat), wird sie zu den Großeltern gegeben; die als »warmherzig« geschilderte Großmutter stirbt kurz darauf.

Frau O.s Mutter beantragt die Scheidung, als die Patientin 11 Jahre ist; die Auseinandersetzungen dauern bis zu ihrem 17 Lebensjahr.

Die Beziehung der Eltern ist in unserer Stichprobe durchgängig von schwerer, teils eruptiv agierter, teils verleugneter Ambivalenz gekennzeichnet. Wir hatten den Eindruck, daß die Patientinnen ihre Eltern beschreiben, als hätten diese vorrangig das Ziel, (sich) ihre »Qualifikation« als Mann respektive als Frau zu zerstören.

Die auslösenden Situationen

Wir wissen sehr gut, daß das Konzept der »auslösenden Situation« psychodynamisch zu verstehen ist und sich deshalb im Grunde einer Klassifizierung verweigert; was eine Bedeutung bekommt, wird nur verständlich auf dem Hintergrund einer spezifischen Konfliktverarbeitung, die sich wiederum nur erschließen läßt, wenn man in die Zeit *vor* der »auslösenden Situation« zurück geht. Dennoch fiel uns auf, daß vier Momente häufig genannt wurden, die wir folgendermaßen benannt haben.

Wut über Schamlosigkeit

Frau M. beginnt mit einer Lektüre von Frauenschicksalen zu einem Zeitpunkt, als ihr Vater berufsbedingt viel unterwegs ist und sie allein bleibt. Sie liest unbefugt eine Urlaubskarte einer von ihr sehr verehrten Lehrerin, aus der hervorgeht, daß die Lehrerin und der Vater ein Verhältnis miteinander haben.

Frau H. beginnt mit ihrer Symptomatik auf der Hochzeit zwischen ihrem Vater und der Stiefmutter, nachdem ihre Mutter wenige Wochen zuvor an Krebs verstorben war. In der Anamnese wird sie wörtlich zitiert: »Denen habe ich die Hochzeit mit Kotzen versaut«. Danach magert sie ab.

Frau H. erlebt im Alter von 15 Jahren die Scheidung der Eltern nach langer zerstrittener Ehe; sie schämt sich des väterlichen Alkoholismus, der bei diesem Anlaß öffentlich wurde.

Wir hatten den Eindruck, hier spricht das Symptom bzw. die gesamte Erkrankung eine äußerst deutliche Sprache: Es scheint, so versuchen wir unseren Eindruck von dieser ersten Konstellation in Worte zu fassen, eine hilflose Wut über die Schamlosigkeit wichtiger anderer und Betrogenwerden auszudrücken.

Selbstentleibung als Abwehr sexueller Traumata

Die Sprache des Symptoms kann jedoch auch ganz andere Botschaften mitteilen:

Frau J. erlebt 16jährig während eines Krankenhausaufenthaltes ihren ersten Geschlechtsverkehr mit einem Pfleger; immer wieder träumt sie von bedrohlichen Männern mit Messern in der Hand. Kurz darauf wird sie von einem Schwarzen vergewaltigt und reagiert mit ihrer Symptomatik.

Bei Herrn B. fallen mehrere Komponenten zusammen: Sein Vater ist seit vielen Jahren auf einer psychiatrischen Station; als er in einen Zustand der »Nicht-Ansprechbarkeit« gerät, beginnt die Magersucht des Sohnes. Er macht zur Symptomwahl nähere Angaben: Bei einem kurzen Krankenhausaufenthalt sei er von einem Mann verführt worden, zudem sei die Lektüre eines Zeitungsartikels über »Verhungern am gedeckten Tisch« wichtig gewesen.

Hier ist, so scheint uns, klar ersichtlich, daß die Magersucht in einer zweiten Konstellation einen Versuch der Abwehr einer schweren sexuellen Bedrohung »durch Selbstentleibung« darstellt.

Der Vater stellt die Identitätsfrage

In einigen Fällen taucht der Vater noch klarer in der Schilderung der auslösenden Situation auf:

Frau C., die – unehelich geboren – die Heirat ihrer Eltern als zweijähriges Kind miterlebt, findet die Eltern schon wieder geschieden, als sie 4 Jahre alt ist. Als sie 6 Jahre alt ist, heiratet die Mutter erneut, um sich 3 Jahre später wieder scheiden zu lassen. Ihr leiblicher Vater leistete Unterhaltszahlungen, aber als sie 21jährig zu studieren beginnen will, verweigert er weitere Zahlungen mit der Begründung, er wisse bei dem Lebenswandel seiner Frau ja gar nicht, ob er eigentlich der leibliche Vater von ihr sei.

Aus den Schilderungen der anderen auslösenden Situationen (Scham, Selbstentleibung) geht die »Mitwirkung« des Vaters deutlich hervor; im zuletzt genannten Beispiel kann man jedoch deutlich sehen, daß der Vater hier eine besondere Stellung bezieht: Er stellt die »Identitätsfrage«, indem er seine Tochter als legitimes Kind von sich bezweifelt und damit schwere Erschütterungen auslöst.

Schleichender Beginn

In einigen Fällen war keine umschriebene Situation gefunden worden; wir nannten dies einen »schleichenden Beginn« und fanden bei der Überprüfung dieser Fälle, daß die Magersucht Bestandteil einer wesentlich breiteren Symptompalette war.

Beziehung zu den Geschwistern

Der Versuch, die Beziehung zu den Geschwistern aus den anamnestischen Angaben zu ordnen, erwies sich für uns als nicht durchführbar. Es wurden zu unterschiedliche Angaben gemacht: Einige Patientinnen erfuhren den Suizid von Geschwistern, manche gaben an, »Lieblingskind« gewesen zu sein, manche spielten mit einem Geschwister »Liebespaar« bis hin zu manifest inzestuösen Handlungen. Andere fühlten sich im Kreis der Geschwister wie »in Watte gepackt« oder »immer schon allein«. Wieder andere erlebten, was vor dem Hintergrund der häufigen Scheidungen und Trennungen nicht wundert, das Ankommen von Stief- oder Halbgeschwistern; im Fall der Trennungen verschwanden diese dann auch wieder aus dem Horizont der Familie. Es ist uns nicht klar, welche Bedeutung der Geschwisterposition zukommt; in unserem Material finden sich Angaben zu jeder Position: Magersüchtige sind älteste, mittlere und jüngste Geschwister. Sie werden zu Ältesten, nachdem das älteste, oder zu Jüngsten, nachdem das jüngste verstorben ist. Wir haben den Eindruck, daß man am ehesten richtig geht mit der Annahme, wenn man die Beziehung zu den Geschwistern als einen kumulativen Faktor ansieht, der in zwei Richtungen Bedeutung bekommt: Zum einen besteht die Möglichkeit, daß die Erfahrung traumatischer Objektverluste sich akkumuliert, zum anderen besteht die Möglichkeit einer Kompensation, zum Beispiel wenn Elternverluste durch intensive Beziehungen zu einem Geschwister »geheilt« werden. Das jedoch ist für die Magersucht in keiner Weise spezifisch.

Diese Schilderungen machen deutlich, daß manche Vater-Typisierungen als zu statisch angesehen werden müssen. Liest man etwa die Schilderungen über die Väter, dann erhebt sich die Frage, wie manche Beschreibungen zu typisieren wären. Frau J.s Vater hat deftig geschlagen, aber sie war auch sein Liebling. Ist der Vater also, in der Typisierung von ENGEL und STIENEN (1988), ein brutaler oder ein bindender Vater? Oder beides?

Frau M.s Vater, der seine Tochter seiner als »Hure« bezeichneten Ex-Frau entführte – welchem Typ wäre er zuzuordnen?

Gerade deshalb war es uns sinnvoll erschienen, nicht einzelne Figuren zu typisieren, sondern den Versuch einer biographischen Rekonstruktion zu unternehmen, um eine Anschauung über den familiären Kontext, über Beziehungen und Verläufe zu erhalten. Mehr als eine solche Anschauung will diese Untersuchung auch nicht bieten.

Dennoch schien es, daß hier ein Konflikt der Forschungsmethoden versteckt ist: Der Versuch einer Typisierung »beißt« sich mit den biographischen Rekonstruktionen; die Suche nach krankheitsbestimmenden »Faktoren« kann diese immer nur auf einem bedeutungsgebenden individuellen, das heißt fallspezifischen Hintergrund finden; im einzelnen Fall hat man oft den Eindruck, die Entstehung einer Erkrankung zu verstehen, es bildet sich in der Wahrnehmung des Untersuchers eine Art Gestalt, ohne daß man diese mit dem Anspruch auf eine allgemeine Gültigkeit beschreiben könnte. Nach unserem Eindruck spiegelt sich hier das Dilemma um die Spezifitätshypothese wieder. ALEXANDER hatte angenommen, daß die Nicht-Bewältigung typischer Konfliktkonstellation, etwa um Abhängigkeit/Unabhängigkeit für die Entstehung psychosomatischer Störungen verantwortlich zu machen sei, doch hat die Forschung inzwischen erwiesen, daß eine solche spezifische Zuordnung nicht zutreffend ist. Kliniker halten dennoch an der Idee der »Konstellation« fest, was unseres Erachtens nicht an deren Unbelehrbarkeit liegt. REITTER und TRESS (1991) schlagen deshalb vor, das Konzept der »typicality« an die Stelle der Spezifitätsannahme treten zu lassen.

Mit dieser Idee vor Augen haben wir einen erneuten Durchgang durch die Unterlagen gemacht und kamen dazu, typische familiäre Verlaufskonstellationen zu beschreiben. Diese wurden zunächst diskutiert, erneut am Material überprüft und schließlich in die unten zu berichtende Form gebracht. Wir präsentieren diese hier ohne den Anspruch, spezifische Faktoren der Magersucht identifiziert zu haben. Wir meinen vielmehr, daß sich mit den vier familiären Verlaufskonstellationen eine Möglichkeit des Verstehens ergibt, die in weiteren Forschungen überprüft werden müßte.

Die klinischen Bilder haben wir neben der Fallzahl pro zugeordneter Familienkonstellation durch die Altersverteilung, den Schweregrad des Krankheitsbilds und die zugleich bestehende *Begleitsymptomatik* weiter zu beschreiben versucht. Sie haben wir nach einem Schema dargestellt:

1. Psychosen, psychotische Episoden;
2. Verwahrlosung und Sucht, wobei Laxantienabusus und Diuretikaabusus nicht gewertet wurde, weil diese Suchtform nach unserer Meinung zur Grunderkrankung gehört;
3. Depression, Suizidalität, Selbstverletzungen;
4. Psychosomatische Symptome;
5. Zwänge, Ängste, Phobien;
6. Hysterische Symptome, sexuelle Störungen.[2]

Die Symptome folgen etwa einem psychoanalytischen Entwicklungsschema. Hier bildet sich ab, wie die verschiedenen Behandler diagnostiziert haben, wobei das Theorieverständnis, aber wohl auch die Beziehungsdynamik zwischen Patient und Therapeut relevant ist. Beispielhaft dafür sei hier schon genannt, daß wir wenige positive Angaben über hysterische Symptome und Störungen von Sexualität und Partnerschaft fanden. Das kann

---

2 Hier handelt sich natürlich um eine inhomogene Kategorie. Wir bringen das »Hysterische« mit dem »Sexuellen« zusammen, weil wir vermuten, daß in unserem Ausgangsmaterial, den Anamnesen, möglicherweise dort auch schon beides überschneidend verwendet wurde.

heißen, daß die Sicht der Anorexia als »frühe Störung« in der Theorie der Behandler hoch im Kurs steht, zum anderen aber auch, daß im Verlauf von Übertragungs-Gegenübertragungs-Prozessen »vermittelt« wird, daß es nicht oder nur untergeordnet um Sexualität geht.

Die absoluten Zahlen, die wir hier präsentieren, sind nur von geringem Interesse, da die Stichprobe insgesamt relativ klein ist. Wir suchen nach Hypothesen für Musterbildungen im biographischen und symptomatischen Kontext bei innerhalb *einer* Klinik relativ einheitlichen Diagnosekriterien.

Symmetrie durch Opfer-Eskalation

Dies Muster ist vor allem von familientherapeutischen Autoren beschrieben worden (SELVINI 1974; MINUCHIN et al. 1978). Danach bewegen sich Familien mit einem magersüchtigen Mitglied in einem widersprüchlichen Kontext doppelter Bedeutungsgebungen: Die Führungspositionen in der Familie werden nicht offen besetzt und zugleich gibt es eine »altruistische« Regel, wonach man Entscheidungen nur aus Fürsorglichkeit für andere treffen darf – unter der Bedingung der Selbstaufopferung. So kommt es einerseits zur »Ehe zu dritt« (SELVINI), andererseits zu der Erfahrung, daß moralisch am höchsten steht, wem es am schlechtesten geht. Es findet sowohl ein Kampf um die Führung als auch um die moralisch höchststehende Position statt, den die Patientin gewinnt, indem sie das größte Opfer (an Verzicht) bringt. Aus unserem Material konnten wir folgenden Verlauf rekonstruieren: Die Patientinnen stammen häufig aus einer gespaltenen Ehe; sie sind häufig unerwünscht. Die Unerwünschtheit wird aber regelmäßig verleugnet.

Die Großeltern üben Elternersatzfunktionen aus. Der Großvater wird als »stark und tapfer«, als eine idealisierbare und damit stabilisierende Figur beschrieben. Die Patientinnen erinnern sich gerne an den Großvater, tragen Photos von ihm bei sich oder haben deutliche Erinnerungen an von ihm erzählte Geschichten, zum Beispiel »Leitsätze«. Im Gegensatz zum Großvater wird der eigene Vater häufig als »Tyrann« bezeichnet, der mit schwersten subjektiven Krankheitsbildern (Überlastung, eigener Depression, berufliches Scheitern) die Familie unterdrückt und mit Forderungen der Rücksichtnahme in Schach gehalten habe. Die Väter werden als »gebrochene Existenzen« geschildert.

Werden weitere Geschwister geboren, halten sich die Patientinnen häufig an diese jüngeren; sie entwickeln entweder ein Abhängigkeitsverhältnis von ihnen oder aber üben an den jüngeren Geschwistern Elternfunktionen aus. Sie sind vielfach in deren Erziehung involviert. In ihrer eigenen Familie haben diese Patientinnen (zumindest in der Selbstschilderung der Erinnerung) kein eigenes Leben, sondern eine »Springerfunktion«: Sie springen ein, wo andere ihre Funktionen nicht zureichend erfüllen. Es ist eine *Sozialisation der Selbstlosigkeit*, wie sie neben den oben genannten Autoren auch HILDE BRUCH (1987) beschrieben hat.

Die die Anorexie auslösende Situation ist nicht als einmaliges Ereignis zu fassen und hat keinen charakteristischen Verlauf: In der Pubertät entwickeln diese Mädchen Scham über ihre Familienverhältnisse und versuchen in einem sekundären Abwehrkampf, diese unter Kontrolle zu bekommen. Dabei entdecken sie – oft von Lektüre über Diätpraktiken oder Frauenschicksale angeregt – , daß sie den Hunger als »Prototyp« des Triebs (THOMÄ 1981) bekämpfen und, in Hungerperioden leicht euphorisiert, zum Beispiel das Erröten damit verhindern können. Auf diesem Hintergrund werden dann bestimmte Ereignisse bedeutsam, wie etwa der Tod des geliebten Großvaters oder die Heirat eines jüngeren Geschwisters.

Wir ordneten dieser Gruppe vier Fälle zu, allesamt Frauen im Alter zwischen 25 und 40 Jahren, von denen zwei schwere, zwei mittelschwere Verläufe des Krankheitsbildes zeigten. Bulimische Züge waren hier nur gering ausgeprägt. Als Begleitsymptomatik sahen wir ausgeprägt psychische Symptome, unter anderem den einzigen Fall einer psychotischen Episode innerhalb der gesamten Untersuchung, vorwiegend Depressionen und psychosomatische Symptome. Von den Vätern wird ein Bild als »kranke Tyrannen«, als »fanatische Streber« gezeichnet, sie haben aber auch weiche Seiten und werden trotz aller Schwächen als stark erlebt. Die Patientinnen betonen deren asexuellen Stärken und beschreiben an ihnen sehr zwanghafte Züge. Die Elternehen wurden in keinem Fall durch Scheidung oder ähnliches getrennt.

Die Patientinnen fühlten sich jedoch von diesen Vätern in ihrer Weiblichkeit gefürchtet und bekämpft. Die Identifikation mit diesen Vätern betrifft besonders ihr Ich-Ideal und Über-Ich durch Übernahme einer Ideologie des »höheren Zwecks«, vorgelebt durch Väter, die sich vornehmlich im Beruf, in der Religionsgemeinschaft oder ähnlichem engagierten. Dem latent opferhaften Leben der Väter[3] wird nachgelebt, auch unter Einsatz stark masochistischer Elemente. Daß neben der Anorexie noch vorwiegend Depressionen und psychosomatische Beschwerden auftraten, *könnte* dafür sprechen, wie wichtig hier die frühzeitige Umlenkung von Autonomie und Aggression ist.

Wir fanden keine Suchterkrankungen – mit der Ausnahme einer höhergradigen Nikotinsucht. Also kein Alkohol, keine Drogen, keine Medikamente!

Sukzessive Scheidung, sukzessive Enttäuschung am Vater

Diese Konstellation unterscheidet sich von der soeben beschriebenen mit dem Ergebnis der »Selbstlosigkeit«; der Vater bekommt hier eine traumatische Bedeutung.

Diese Patientinnen sind »Ehestifter« und erleben nicht die Verleugnung einer gespaltenen Ehe, sondern die massive innere Entfremdung der Eltern in einem agierten Hin und Her von Scheidungen/Trennungen und gelegentlich sogar Wiederverheiratungen. Es kommt häufig dazu, daß das Kind von der Mutter früh an den Vater zur Pflege abgegeben wird. An diesen richtet die spätere Patientin sodann Beziehungswünsche, die ursprünglich der Mutter galten (Typ der »Triade mit zwei Müttern« bei BUCHHOLZ 1990, 1991). Diese, vor allem Wünsche nach Geborgenheit, Sicherheit, Konstanz und Wärme, werden dann massiv enttäuscht. Die spätere Patientin erlebt, daß der Vater sich wieder mit einer anderen, neuen Lebenspartnerin zusammen getan hat; häufig bringen diese neuen Lebenspartnerinnen aus eigenen gescheiterten Beziehungen ihrerseits Stiefgeschwister mit. Lebt

3 Sie plagen sich, bleiben in unbefriedigenden Ehen, engagieren sich für höhere Zwecke.

die Patientin dann beim Vater und seiner neuen Lebenspartnerin, wird sie in einen massiven Loyalitätskonflikt verwickelt: Die Väter sprechen von der leiblichen Mutter (besonders dann, wenn diese sich ihrerseits neu partnerschaftlich bindet) schlecht und werten sie ab. Nicht selten wird die leibliche Mutter vor der Tochter als »Hure« bezeichnet und den jungen Mädchen verboten, sie weiter als »Mama« oder »Mutter« anzusprechen; sie sollen Teil der neuen Familie werden.

Bringt das Mädchen die geforderte Loyalität auf und fügt sich, werden diese Anstrengungen nicht honoriert. Der Vater trennt sich bald auch von seiner neuen Lebenspartnerin und lebt nun mit seiner Tochter allein. Diese ist mittlerweile in der beginnenden Pubertät, hinsichtlich ihrer sexuellen Identität verwirrt und versucht, ihre emotionalen Defizite durch Bindung an außerhäusliche Personen, zum Beispiel Lehrerinnen, auszugleichen. Auch diese Bindungen werden vom Vater entwertet; in einem krassen Fall entdeckte eine unserer Patientinnen, daß der Vater mit einer von ihr sehr verehrten Lehrerin ein Verhältnis hatte. Es handelt sich um eine *Sozialisation der Ideal-Entwertungen.*

Es kommt konfliktverschärfend hinzu, daß die Patientin in der Gestaltung der familiären Außenbeziehungen vom Vater ein Design als Ersatzpartnerin erhält. Solche Patientinnen berichten nicht nur, daß sie bei geselligen Anlässen vom Vater oft wie seine Partnerin behandelt wurden; öfter notiert auch das Klinikspersonal schon bei der Aufnahme, daß die vom Vater gebrachte Tochter eher wie seine Partnerin wirke. Die aufnehmenden Therapeuten haben öfter das Gefühl, sie müßten nach der Patientin suchen, denn ihnen gegenüber sitzt ein (Quasi-)Ehepaar. Während der erste hier beschriebene Typ ein eher tyrannisches Bild vom Vater aufbaut, klagen diese Patientinnen darüber, daß ihr Bild vom Vater »nicht verläßlich« sei.

Auslösend für die Symptomatik werden Situationen, in denen die Patientinnen diese Nicht-Verläßlichkeit spüren: Beim Studienbeginn etwa weigern sich die Väter plötzlich, weiteren Unterhalt zu zahlen und begründen dies damit, sie wüßten wegen des Lebenswandels der Mutter nicht, ob sie überhaupt der Vater seien. Es können aber auch Hinweise oder Bemerkungen von Freunden sein, der Vater sei »komisch«, etwa wenn er die

Patientin eher wie seine Frau als wie seine Tochter behandle. Damit wird den Patientinnen ihre Situation traumatisch bewußt.

Wir ordneten dieser Gruppe 7 Fälle zu, allesamt Frauen im Alter zwischen 15 und 30 Jahren, fanden vier schwere Verläufe und zweimal deutlich bulimische Züge. Bei den klinischen Bildern wurde die Anorexie meist von Sucht und Depression begleitet, woneben wir zwei Frau mit Kleptomanie fanden. Das Profil der Begleitsymptome ähnelte der folgenden Gruppe mit Inzest und familialer Gewalt. Die Väter dieser Gruppe wiesen in bezug auf die Elternehe ein interessantes Merkmal auf: Sie waren »unsichere Kandidaten« in der Beziehung zu den Müttern von Anfang an, was in Verbindung damit zu sehen ist, daß in dieser Gruppe fast alle Ehen wegen der Patientinnen geschlossen wurden. Weiter fanden sich Hinweise dafür, daß die Väter sich als der Ehe nicht gewachsen und konfliktscheu präsentierten, es jedoch eine Weile versuchten, was auch für eine intensive Beziehung zu den Töchtern gilt. Die Väter werden mit viel Mitgefühl und Mitleid von ihren Töchtern geschildert, das die Aggression wegen des Verlassenwerdens manifest überdeckt. Wir vermuten, daß das Ausweichen vor dem Erwachsenwerden und vor erwachsenen Beziehungen Folge einer Identifikation mit diesen Vätern ist, wofür auch die starke orale Note innerhalb der Begleitsymptomatik, interpretierbar als Regression vor ödipalen Konflikten, spricht. Die Buntheit der Inszenierungen wie bei dem folgenden Muster stellt sich hier nicht dar, was im Zusammenhang damit zu diskutieren ist, daß die manifeste Inzestschranke eingehalten wurde und die depressive Kontrolle im Zusammenhang mit stiller Sucht (meist Alkohol und Medikamente) ausreicht.

Sexueller Mißbrauch und familiale Gewalt

Diese Patientinnen sind selten erste Kinder, häufiger haben sie schon ältere Geschwister. Auch sie erleben unvorbereitet Trennungen, die dann aber in Wiederverheiratungen oder Versöhnungen münden. Wenn ein dauernder Verlust des Elternteils eintritt, dann nicht durch Scheidung oder Trennung, sondern durch Tod. Von den Vätern wird ein sehr widersprüchliches Bild gezeichnet: teils sehr lieb und zugewandt, dann aber plötzlich und unberechenbar sehr jähzornig und schwer schlagend. Dies Bild vom »unberechenbaren« Vater wird dadurch für das Erleben des Kindes kompliziert, daß der Vater die Patientin oft als »Liebling« behandelt und seine Schläge meist Geschwister und Ehefrau treffen. Diese familiäre Konstellation mündet in eine *Sozialisation des Versteckens* bei ständig lauernder Gefahr, von der Gewalt doch getroffen zu werden. Diese Patientinnen lernen, sich die Gewaltverschonung durch den Vater zu erhalten durch Vermeidung riskanter Interaktionen. Deshalb sagen sie von sich, »Schweigen« gehöre zu ihrem Leben, sie hätten gelernt, ihre Probleme zu bagatellisieren. Wir betrachten dies als Ausdruck für eine Spaltung des Selbstbildes; nur das, was die Beziehung mit dem Vater nicht gewaltsam eskalieren läßt, wird ins Selbstkonzept aufgenommen, während eigene Gefühle, Wahrnehmungen und vor allem Selbstbehauptungstendenzen als bedrohlich abgewehrt bleiben müssen[4]. Die Patientinnen positionieren sich sozusagen »hinter dem Stuhl« des Vaters und sind von daher »Zeugen« der väterlichen Gewalt, müssen aber im Interesse des eigenen Überlebens das Gewalttätige aus dem Bild des Vaters streichen, denn sie sind ja zugleich sein »Liebling«. Sie erleben mit, wie der Vater andere Familienmitglieder anschreit, diese sollten sich doch »gleich umbringen«. Diese Väter bedeuten ihren Kindern oft in manifester Interaktion, sie seien störend, Hindernisse bei der eigenen beruflichen Karriere. Dennoch gehen diese Patientinnen mit Problemen eher zum Vater, denn die Mutter lehnen sie ab; die Mütter werden als ständig weinerlich, wenig Schutz bietend empfunden. Auch die Mütter werden als »unberechenbar« erlebt: Zwar weinen sie viel, aber auch sie können plötzlich sadistisch auf das Kind einschlagen. Das trifft die Patientinnen um so eher, als sie »Liebling« des Vaters sind, womit sie sich verstärkt den Haß der Mutter zuziehen. In der familiären Triade

4 In dieser Hinsicht ähnelt eine solche Konstellation der Sozialisation von Männern, die später ihre Frauen schlagen. Goldner et al. (1990) berichten aus dem »gender and violence«-Projekt des New Yorker Ackerman-Instituts, daß solche Männer von ihren Vätern in Konformität mit dem kulturellen gender-Stereotyp (à la John Wayne) erzogen werden: keine Schwäche etc. zeigen. Wenn doch, so lernen die Kinder, verlieren sie schnell den väterlichen Respekt, und dessen Anerkennung kann in Brutalität und Verachtung umschlagen.

ist die Balancierung der richtigen Distanz zu beiden Eltern die von der Patientin geforderte zentrale Überlebensstrategie bei gleichzeitiger Bindung an beide Eltern. Die Patientinnen lassen in den Anamnesen eine starke Identifizierung mit dem Vater in der Form erkennen, daß sie sich als dessen »negative Seite« sehen oder empfinden, ihr eigenes Leben sei ähnlich chaotisch wie seines.

In ihrer Not binden sie sich öfter an Geschwister, spielen mit einem älteren Bruder Ehepaar, was bis zu regelmäßigem Geschlechtsverkehr reichen kann. Traumatisch wird oft die ihnen anvertraute Mitteilung von älteren Schwestern, daß der Vater sie sexuell mißbraucht habe – nicht unbedingt durch Penetration, aber durch äußerst erotische Spiele, zum Beispiel gemeinsames Baden, Küssen und Streicheln der Brust.

In ihrer Kindheit herrschen Ängste vor; Ängste davor, so wie die Geschwister geschlagen oder eines Tages doch weggegeben zu werden. Auf diese Ängste reagieren sie mit Einnässen oder Dunkelangst; Symptome, die ihre Ängste verschärfen und oft bis ins 12. Lebensjahr und darüber hinaus andauern. Die beschriebene Konstellation läßt jedoch auch verstehen, daß sie mit diesen Ängsten allein bleiben; die geforderte Distanz zu beiden Eltern verbietet, mit ihnen über ihre Ängste zu sprechen, und die Scham verhindert lange, Außenstehende ins Vertrauen zu ziehen.

Hier muß man auch ein Wort zu den dann einsetzenden Hilfeversuchen sagen. Manche Patientinnen werden wegen ihrer kindlichen Symptome zu Ärzten gebracht, Erfahrungen, von denen keine aus unserer Anamnesenstichprobe Gutes zu berichten weiß: Ein Arzt machte bei einer 12jährigen wegen der ausbleibenden Periode eine Hormonbehandlung; eine andere Patientin berichtete, der Arzt habe sie chirurgisch entjungfert. Eine weitere Patientin schließlich wurde von einem männlichen Mitglied des medizinischen Hilfspersonals verführt. In keinem Fall konnten die Ärzte so wirklich hilfreich sein.

In der Pubertät leiden sie an Antriebslosigkeit und Sinnlosigkeitsgefühlen, beginnen zum Teil Drogenkarrieren (auch mit Alkohol oder Tabletten) oder werden zeitweilig Prostitutierte. Sie berichten schon bei der Aufnahme von sich wiederholenden Angstträumen. Bei dieser familiären Konstellation ließ sich als auslösende Situation diejenige finden, in der der Vater die Identitätsfrage stellt.

Nachdem bei einer Patientin die Mutter gestorben war, als sie 12 Jahre alt war, heiratete der Vater sehr schnell wieder. Die Patientin empfindet dies als einen so massiven Verrat vom Vater, daß sie »denen die ganze Hochzeit versaut« habe: Sie kotzte. Andererseits berichtet sie, sie habe die schon länger pflegebedürftige Mutter »totgebetet«.

Dies Beispiel, das wir oben schon genannt haben, läßt erkennen, daß der Zusammenbruch der doppelten Ambivalenzbindung an beide Eltern für die Symptommanifestation verantwortlich ist. Die Patientin kann die Bindung an die »totgebetete« Mutter nicht mehr mit der Balance der Bindung an den Vater ausgleichen und sie schämt sich seiner Schamlosigkeit, als dieser so schnell wieder heiratet – aber krankheitsauslösend wird dies, auf dem Hintergrund der ambivalenten Bindung mit der Mutter, weil die Balance-Leistung der Distanz zu beiden Eltern unmöglich wird und die Patientin so ihre massive Isolation erfährt.

Eine andere Patientin läßt ihre soziale Fassade, die ein Resultat der »Sozialisation des Verstecks« ist, zusammenbrechen, als der Vater ihr bei einem Gespräch erklärt, er durchschaue und verachte sie. Ihre Versuche, einem »halben« positiven Vaterbild die Treue zu halten, werden radikal entwertet.

Die Leistung der Distanz-Balance zu beiden Eltern unter ständiger Angstdrohung wird hier entwertet und damit jahrelange Anstrengung zunichte gemacht.

Die Symptomatik dieser Patienten/innen besteht bei Aufnahme meist in einer Dauer, die als chronisch bezeichnet werden muß. Rechnet man langandauernden und exzessiven Tabletten-, Alkohol- oder Drogenmißbrauch zu den schleichenden Suizidversuchen, dann finden sich in jeder Anamnese dieses Typs einer oder mehrere Suizidversuche. Daß sie bei chronischer Dauer und vitaler Gefährdung dennoch überleben, deutet darauf hin, daß sie ihre Körperfunktionen beträchtlich kontrollieren, jedenfalls balancieren können; ihr Balance-Künstlertum ist gleichsam in die Interaktion mit dem eigenen Körper verlagert.

Diese Gruppe ist mit Abstand die größte der untersuchten Stichprobe; sie enthält 11 Patienten (8 Frauen und 3 Männer im

Alter zwischen 16 und 39 Jahren). Wir fanden hier 7 mittelschwere Verläufe und viermal ausgeprägte bulimische Züge. Innerhalb der begleitenden Symptome registrierten wir 6 manifeste Suchterkrankungen, darunter ein Fall von Heroinabhängigkeit und ein Fall von zeitweiliger Prostitution. Häufig waren hier auch Depressionen und Suizidversuche, darunter ein Fall einer gefährlichen Selbstvergiftung mit Zyankali, ferner psychosomatische Symptombildungen sowie Ängste und Zwänge. Die Väter in dieser Gruppe wurden invasiv und penetrierend erlebt, waren fast alle suchtkrank (meist Alkohol), und hinterließen Eindrücke von Gewalt neben denen bemitleidenswerter Schwäche und Bedürftigkeit. Fast alle Väter hatten gravierende Probleme mit den Ehefrauen, wobei sich aggressiv-sadistische Lösungen mit zeitweilig ertragener Ohnmacht abwechselten. Die Schlußbildung, daß einer schwierigen Ehe durch den manifesten Zugriff auf das Kind ausgewichen wird, indem die Inzestschranke zu überschreiten riskiert wird, liegt hier sehr nahe. Die Skala der Begleitsymptome und der Umstand, daß viele mittelschwere Verläufe und deutlichere bulimische Züge auftraten, könnte dafür sprechen, daß sich in der Symptomatik wiederholt, was die Väter vorlebten, nämlich Ausweichen und Verschieben. Im anorektischen Krankheitsbild und in den anderen Symptomen wird ventilartig inszeniert und kanalisiert, was sonst nicht gelebt werden kann und nicht gelebt werden darf. Auf dem Hintergrund der inzestuösen Nähe spielt der Körper bei der Organisation der Inzest-Abwehr eine große Rolle, was dazu führen könnte, die Rolle der Konversion noch einmal anders zu thematisieren. Wir fanden in dieser Gruppe die meisten zusätzlichen psychosomatischen Symptombildungen.

Fehlende Neutralisierung mütterlichen Einflusses durch den Vater

Bei dieser familiären Konstellation trafen wir nie Patientinnen oder Patienten an, die älteste Geschwister waren – mit einer Ausnahme: Eine Patientin war die Älteste, aber in einer zweiten Ehe, aus der es bereits ein älteres Kind gab. Sie sind erwünscht, aber – wenn es Mächen sind – sollten sie eigentlich, dem Wunsch der Mutter entsprechend, ein Junge werden. Dies leitet eine *Sozialisation der Identitätsdiffusion* ein. Die Mütter haben »die Hosen an«; es gibt häufig Streit zwischen den Eltern wegen finanzieller Belastungen. Die Mütter müssen mitarbeiten in häufiger unqualifizierten Berufen, weil das Einkommen des Vaters nicht reicht. Daraus wird eine massive Entwertung des Vaters in der Familie abgeleitet. Die Väter fühlen sich offenbar auch entwertet, denn ihre Frauen sind häufig mit nicht-familiären Aufgaben beschäftigt: Sie pflegen kranke Mitglieder aus ihrer eigenen (der Mutter) Herkunfsfamilie, engagieren sich in kirchlichen Bereichen, in Vereinen. Die Väter werden als »kindisch«, als »schwach« beschrieben; ihr Alkoholkonsum wird von den Patientinnen deutlich als regressiver Rückzug wahrgenommen: »Vater war noch kindischer als ich« wird etwa in den Anamnesen festgehalten.

Auch diese Patientinnen sind öfter bei den Großeltern untergebracht, aber sie fühlen sich dort nicht wohl, lehnen die Großeltern zum Beispiel wegen der dort herrschenden unappetitlichen Eßgewohnheiten ab.

Diese Patientinnen und Patienten empfinden eine intensive Scham wegen ihrer Eltern; einer frühkindlichen Periode der Idealisierung des Vaters folgt eine traumatische Entdeckung von dessen »Schwäche«; der Vater bleibt unbewußt überwertig, bewußt wird er abgelehnt. Ihm wird geradezu vorgeworfen, daß er »nie die Vaterrolle übernommen« hat. Die Patientinnen überidentifizieren sich mit ihren Müttern, binden sich äußerst loyal einseitig an diese, worin sich diese Konstellation von der zuvor beschriebenen »Sozialisation des Verstecks« unterscheidet. Typisch sind deshalb auch eher neurotische Begleitsymptome wie Klaustrophobie, Kontaktarmut und die Ausbildung einer zwanghaft-depressiven Charakterabwehr.

Das macht das Typische der auslösenden Situation verständlich: Mal fordert ein Freund, die Patientin solle zu ihm ziehen, mal sind es Umstände der eigenen Aus- oder Weiterbildung, die erforderlich machen, daß die »heimliche Ehe mit der Mutter« aufgelöst wird – und auf solche Umstände reagieren sie anorektisch. Eine solche anorektische Reaktion ist in unserer Stichprobe bei Einweisung in die Klinik unter Umständen schwer (hoher Gewichtsverlust), aber meist von erst kurzer Dauer (unter einem

Jahr); das niedrige Alter in dieser Untergruppe läßt noch keine Aussagen über Chronifizierungen zu.

Zu dieser Gruppe faßten wir 4 Patienten zusammen, zwei Frauen und zwei Männer im Alter zwischen 21 und 24 Jahren, wobei wir drei schwere Verläufe, jedoch keine bulimischen Züge fanden. Die Begleitsymptomatik war eigentümlich »leer«, so daß wir uns fragen, ob wir hier einen Anteil einer »Kerngruppe« des Krankheitsbildes »Anorexia nervosa« erfassen konnten. Das am meisten präsente Begleitsymptom war Zwang (in 2 Fällen), woneben allerdings ein schwerwiegender Selbstvergiftungsversuch mit Thallium imponierte. Die Väter bei den hier erfaßten Patienten waren nicht nur (teilweise) lokal abwesend, sondern auch psychisch gebrandmarkt: »Schizophren«, »schwach«, »kindisch«, »Einzelgänger«. Diese Väter wurden als völlig isoliert und als nicht beziehungsfähig erlebt, was angesichts der vermittelten biographischen Details nicht nur als nachgradige Depotenzierung wirkte. Sie wurden glaubhaft als am Rande ihrer psychischen und sozialen Existenz lebende Gestalten skizziert, die normale Kontakte breitflächig verweigerten. Die Identifikation mit diesen Vätern könnte sich hier ganz besonders im Leitsymptom einer »harten« anorektischen Eßstörung abspielen, nachdem die Väter als »Totalverweigerer« erlebt wurden. Dazu paßt die nur sehr gering ausgeprägte neurotische Begleitsymptomatik. Neben dem Fehlen der Väter in dem Sinn, daß sie nur wenig in die Entwicklung der Patienten eingriffen, wäre hier nach unserer Ansicht zu diskutieren, ob die Patienten sich mit ihrer vita mimina identifizieren und an der Rückweisung und am latenten Haß dieser Männer auf Beziehungen zu Frauen teilnehmen.

Abschließende Bemerkung

Die beschriebenen Zahlenverhältnisse lassen keine statistischen Aussagen zu, wie wir schon angeführt haben; wir haben einige Hypothesen formuliert und wollen hier zusammenfassen.

Bei allen Gruppen lassen sich wesentliche Erlebnisse mit den Vätern finden. Die geschilderten Vaterbilder stärken die Vermutung, die Krankheitsbilder als mitgestaltet durch die Vaterbeziehung anzusehen.

Die gefundenen Verhältnisse in der ersten und vierten Gruppe könnten dafür sprechen, daß die am wenigsten resonanten und in das Familiengeschehen eingreifenden Väter, seien sie eher zwanghaft oder auch eher erschreckend schwach und krank, die Gestaltung der schweren Eßstörung weitgehend der Dynamik zwischen Patientinnen oder Patient und der Mutter überließen. Dem steht jedoch entgegen, daß auch in diesen Gruppen sehr wohl psychodynamische Bezüge zwischen dem erlebten Vaterbild und der Psychodynamik der Patienten gefunden werden konnten. Auch der Umstand, daß es in diesen beiden Gruppen bei insgesamt acht Patienten sechs schwere anorektische Verläufe gab, könnte somit auch vor dem Hintergrund der erlebten Vaterbeziehung erklärt werden.

In den Gruppen zwei und drei finden sich die »präsenteren« Väter, die rasch und intensiv mit einer Fülle von Referenzerlebnissen als mitbestimmend für die Befindlichkeit der Patienten deklariert werden. Es finden sich in dieser Gruppe viele und klinisch relevante Begleitsymptome, aber eben auch anorektische Elemente, wenn auch viele mittelschwere Verläufe und oft vermischt mit bulimischen Zügen. Vielleicht kann man das so verstehen, daß sich hier die Anorexie unter anderen Verarbeitungsmodi als eine mögliche Lösung der individuellen Dilemmata darstellt. Immerhin spricht dies auch hier dafür, daß eine schwere »Vaterpathologie« durchaus zur Anorexie beiträgt.

Wir möchten hier ausdrücklich betonen, daß es sich bei den beschriebenen vier familiären Konstellationen um Beschreibungen von Gestaltbildungen handelt, die sich uns bei der wiederholten Lektüre der Akten ergeben haben. Wir beanspruchen nicht, einen kausalen Zusammenhang zwischen Familientyp und Psychopathologie hergestellt zu haben;[5] das verbietet das Konzept der Konstellation, das dynamische und komplexe Zusammenhänge beschreiben will, von selbst. Dementsprechend

---

5 Dies noch ist das forschungsmethodische Vorgehen jener älteren Ansätze in der Familien(-therapie)forschung, wobei soziale Ereignisse mit den klassischen sozialwissenschaftlichen Instrumenten (wie Fragebögen o.ä.) rekonstruiert werden. Steiner (1991) entwickelt, daß eine solche Forschungsstrategie nicht mehr dem gewandelten Verständnis von Therapie entspricht.

kann es auch nicht um eindeutige Zuordnungen (nach dem Motto: Wenn diese familiäre Konstellation oder jene auslösende Situation, dann dieses Krankheitsbild) gehen, sondern um den rekonstruktiven Nachvollzug der Entstehung eines Krankheitsbildes, das nicht nur in sehr verschiedenen Varianten und Ausprägungen auftritt, sondern auch nicht sehr gut auf einzelne Faktoren (oder statistische Merkmalskombinationen) zurückgeführt werden kann. Vielmehr geht es offenbar um ein bewegliches Zusammenspiel, das vielleicht auch mit den Mitteln der Biographieforschung (Voges 1987; Straub 1989; Brückner 1990) auf dem Weg, den wir hier einzuschlagen versucht haben, weiter geklärt werden kann – jedoch nicht mit der Vorstellung, sozusagen eine Standard-Biographie für ein Krankheitsbild finden zu können. Dennoch lassen sich typisierbare (»typicality«) Verläufe rekonstruieren, die zu beschreiben klinisch sinnvoll und hilfreich ist, auch wenn nicht jeder einzelne Fall dem entsprechen muß.

Obwohl wir die Beschränktheit der Daten unseres Ausgangsmaterials kennen – wir haben ja nicht Familien live untersucht, sondern aus Anamnesen rekonstruiert – glauben wir doch, daß es lohnend sein könnte, ähnliche Versuche an anderen Krankheitsbildern zu unternehmen. Nicht zuletzt kann das auch der Selbstkontrolle der Behandler dienen, wenn ihr Interesse – unter welchem Einfluß auch immer – sich allzu selektiv auf einzelne Aspekte in der Behandlung richtet, obwohl in der Anamnese auch umfangreichere Hinweise enthalten sind. In jedem Fall sind weitere Untersuchungen durchzuführen.

Literatur

Abelin, E. L. (1975): Some further observations and comments on the earliest role of the father. Int. PsA. 56, 293- .

Becker, H.; Körner, P; Stöffler, R. A. (1981): Psychodynamics and therapeutic aspects of anorexia nervosa. A study of family dynamics and prognosis. Psychother. Psychosom. 36, 8-16.

Benjamin, J. (1988): The Bonds of Love. Pantheon, New York.

Bitter, W. (Hg.) (1954): Vorträge über das Vaterproblem in Psychotherapie, Religion und Gesellschaft. Hippokrates, Stuttgart.

BRUCH, H. (1987): The Changing Picture of an Illness: Anorexia Nervosa. IN: SACKSTEDTER, J. L.; SCHWARTZ, D. P.; AKABANE, Y. (Hg.), Attachment and the Therapeutic Process: Essays In Honor of O. A. Will . International Universities Press, Madison/Conn.

BRÜCKNER, E. (1990): Die retrospektive Erhebung von Lebensverläufen. IN: MAYER, K. U. (Hg.), Lebensverläufe und sozialer Wandel – Sonderheft 31/1990 der Kölner Zeitschrift für Soziol. u. Sozialpsychol.

BUCHHOLZ, M. B. (1990): Perspektiven einer hermeneutischen Familienforschung. Familiendynamik 15, 22-42.

BUCHHOLZ, M. B. (1990): Die Rotation der Triade. Forum Psychoanal. 6, 116-134.

BUCHHOLZ, M. B. (1991): Die Regression der Triade. Über die Bedeutung des Vaters bei der Magersucht. Erfahrungen mit dem perspektivisch-hermeneutischen Ansatz. Forum Psychoanal. 7, 47-61.

DIEBEL-BRAUNE, E. (1991): Einige kritische Überlegungen zum Stand der psychoanalytischen Bulimie-Diskussion. Z. psychosom. Med. 37, 292-304.

ENGEL, K.; STIENEN, M. (1988): Father types of anorexia nervosa patients: »bonding«, the »brutal«, the »weak« and the »absent« father. Psychother. Psychosom. 49, 145-152.

ERMANN, M. (1985): Die Fixierung in der frühen Triangulierung. Forum Psychoanal. 1, 93-110.

FENICHEL, O. (1936): Die symbolische Gleichung: Mädchen = Phallus. Intern. Z. Psychoanal. 22, 299-314.

FENICHEL, O. (1945): The Psychoanalytic Theory of Neurosis. Norton, New York.

FREUD, S. (1911): Psychoanalytische Bemerkungen über einen autobiographisch beschriebenen Fall von Paranoia. G.W., Bd. 8, S.239. S.Fischer, Frankfurt.

GEDO, J.E. (1986): Conceptual Issues in Psychoanalysis. Essays in History and Method. The Analytic Press, Hillsdale/New Jersey.

GOLDNER, V.; PENN, P.; SHEINBERG, M.; WALKER, G. (1990): Love and Violence: Gender Paradoxes in Volatile Attachments. Fam. Proc. 29, 343-364.

GRUNBERGER, B. (1976): Vom Narzißmus zum Objekt. Suhrkamp, Frankfurt.

GUIDANO, V.F. (1987): Complexity of the Self. A Developmental Approach to Psychopathology and Therapy. The Guilford Press, New York/London.

HABERMAS, T.; VANDEREYCKEN, W.; VAN DEUTH, R.; MEERMANN, R. (1990): Die Anorexia nervosa in der deutschsprachigen medizinischen Literatur des 19. Jahrhunderts. Psychother. Psychosom. med. Psychol. 40, 466-473.

Jacobson, E. (1977): Depression. Suhrkamp, Frankfurt.

Mahler, M. S.; Pine, F.; Bergman, A. (1978): Die psychische Geburt des Menschen. Fischer, Frankfurt.

McGoldrick, M.; Gerson, R. (1990): Genogramme in der Familienberatung. Huber, Bern.

Minuchin, S.; Rosman, B. L.; Baker, L. (1978): Psychosomatic Families. Anorexia in context. Harvard University Press, Cambridge/London.

Mitscherlich, A. (1955): Der unsichtbare Vater. Kölner Zeitschrift für Soziol. u. Sozialpsychol. 7, .

Mitscherlich, A. (1963): Auf dem Weg zur vaterlosen Gesellschaft. Piper, Frankfurt a. M.

Novick, J.; Novick, K. K. (1991): Some Comments on Masochism and the Delusion of Omnipotence from a Developmental Perspective. J. Amer. Psychoanal. Assn. 39, 307-332.

Ploog, D. (1987): Die Magersucht – eine psychosomatische Erkrankung. Naturwissenschaftliche Rundschau 40, 169-177.

Rauchfleisch, U. (1990): Die Bedeutung des sozialen Umfelds für die Psychotherapie von Borderline-Patienten auf »niederem Strukturniveau«. Forum Psychoanal. 6, 175-186.

Reich, G. (1992): Identitätskonflikte bulimischer Patientinnen. Forum Psychoanal. 8, 121-133.

Reid, J.C. (1986): Der lebenswichtige Vater. Symptome der Anorexia nervosa bei unterschiedlichen psychischen Krankheiten als Ausdruck der Vaterproblematik. Analyt. Psych. 17, 237-277.

Reiter, L. (1990): Die depressive Konstellation. System Familie 3, 130-147.

Reitter, T.; Tress, W. (1991): Psychosomatische Spezifität – neu beleuchtet im Spiegel der tiefenpsychologischen Epidemiologie. Z. psychosom. Med. 37, 89-100.

Rotmann, M. (1978): Über die Bedeutung des Vaters in der »Wiederannäherungs-Phase«. Psyche 32, 1105- .

Sachsenröder, R.; Seidler, G. H.; Schöttler, B.; Buchholz, M. B.; Streeck, U. (1993): Die Erfassung relevanter Daten in der psychoanalytisch orientierten stationären Psychotherapie – das Tiefenbrunner Dokumentationssystem. Psychotherapie, Psychosomatik, medizinische Psychologie.

Schafer, R. (1976): Eine neue Sprache für die Psychoanalyse. Klett-Cotta, Stuttgart

Schafer, R. (1976): Internalisierung: Realer Vorgang oder Phantasie?. Psyche 30, 786- .

Schechter, J. O.; Schwartz, H. P.; Greenfeld, D. G. (1987): Sexual assault and anorexia nervosa. Intern. J. Eating Disorders 6, 313-316.

Schöll, I.; Reich, G. (1989): Psychoanalytisch-systemische Familientherapie bei Anorexie – Skizze eines Behandlungsverlaufs. System Familie 2, 101-109.

Selvini Palazzoli, M. (1982): Magersucht. Klett-Cotta, Stuttgart.
Sours, J. A. (1974): The anorexia nervosa syndrome. Int. J. Psychoanal. (Heft Nr. 55), 567-576.
Steinhausen, H.-C. (1979): Anorexia nervosa – eine aktuelle Literaturübersicht. Teil 2: Therapie und Verlauf. Z. Kinder-Jugendpsychiat. 7, 249-271.
Steinhausen, H.-C. (1991): Ergebnisse der Verlaufsforschung zur Anorexia nervosa. In: Jacobi, C.; Paul, T. (Hg.), Bulimie und Anorexia nervosa. Springer, Berlin.
Stork,J.(Hg.) (1986): Das Vaterbild in Kontinuität und Wandel. Zur Rolle und Bedeutung des Vaters aus psycho-pathologischer Betrachtung und in psychoanalytischer Reflexion. Fromman- Holzboog, Stuttgart.
Straub, J. (1989): Historisch-psychologische Biographieforschung. Asanger, Heidelberg.
Süssenbacher, G. (1989): Die »Hornbärprinzessin«: Anorexie als gelebte Katachrese in der Tochter-Vater-Beziehung – ein Fallbericht. Prax. Kinderpsychol. Kinderpsychiat. 38, 164-171.
Tellenbach, H. (1981): Diachronische Stufen der Dekomposition des Vaters und die Bedeutung seines Versagens für die Pathogenese schizophrener insbesondere hebephrener Psychosen. Nervenarzt 52, 391-395.
Tellenbach, H. (Hg.) (1978): Das Vaterbild im Abendland, Bd. 1 u. 2. Kohlhammer, Stuttgart.
Thomä, H. (1981): Schriften zur Praxis der Psychoanalyse. Vom spiegelnden zum aktiven Psychoanalytiker. Suhrkamp, Frankfurt.
Voges, W. (Hg.) (1987): Methoden der Biographie- und Lebenslaufforschung. Leske + Budrich, Opladen.
Voland, E.; Voland, R. (1989): Evolutionary Biology and Psychiatry: The Case of Anorexia. Ethology and Sociobiology 10, 223-240.
Willenberg, H. (1986): Die Polarität von Selbsterhaltung und Selbstdestruktion. Das Symptom des willkürlichen Erbrechens unter dem Aspekt des Todestriebes. Forum Psychoanal. 2, 28-43.
Willenberg, H. (1986): Die Bedeutung des Vaters für die Psychogenese der Magersucht. Eine kasuistische Untersuchung. Materialien Psychoanalyse 12, 237-277.
Willenberg, H. (1989): »Mit Leib und Seel' und Mund und Händen« Der Umgang mit der Nahrung, dem Körper und seinen Funktionen bei Patienten mit Anorexia nervosa und Bulimia nervosa. In: Hirsch, M. (Hg.), Der eigene Körper als Objekt. Springer, Berlin.
Winnicott, D.W. (1974): Reifungsprozesse und fördernde Umwelt. Kindler, München.
Wurmser, L. (1987): Flucht vor dem Gewissen. Analyse von Über-Ich und Abwehr bei schweren Neurosen. Springer, Berlin.

Brigitte Boothe, Monika Becker-Fischer
und Gottfried Fischer

Die »ewige Tochter«: Ein neuer Ansatz zur Konfliktpathologie der magersüchtigen Frau

Bekanntlich ist die Magersucht junger Mädchen und Frauen, die in den westlichen Industrienationen als weibliche Problematik Verbreitung findet, eine Erkrankung, die sich trotz des wissenschaftlichen Engagements, das man ihr widmet, erst in Teilen enthüllt. Ihr konsistenter Kern, wie Hsu (1990) formuliert, ist als extrem ausgeprägte, zielgerichtete Haltung im Hinblick auf die aktive Reduktion von Körperfett, begleitet von regulären Einstellungs- und Verhaltensmustern, kaum zu verwechseln mit anderen körperlichen oder seelischen Pathologien, die Gewichtsverlust mit sich bringen. Es scheint klar zu sein, daß man – vorläufig – zwischen zwei gut unterscheidbaren Gruppen Magersüchtiger differenzieren sollte: zwischen denen, die ihre Gewichtsreduktion zum größten Teil durch konsequentes Fasten erzielen, und solchen, die zum gleichen Zweck willentlich erbrechen, Laxantien oder Diuretika nehmen. Familientherapeuten haben prägnante innerfamiliäre Umgangsformen der (Kindheits-) Familie magersüchtiger Mädchen herausgearbeitet, und auch bei anderen Familienmitgliedern scheint eine extreme Beschäftigung mit Gewicht und Essen vorzuherrschen. Ebenso scheint es in der unmittelbaren Umgebung Magersüchtiger auffällig häufig ein depressives Familienmitglied (meist die Mutter) zu geben. Es finden sich offensichtlich deutlich übereinstimmende auslösende Situationen der Krankheitsentstehung. Sie lassen sich gut zusammenfassen als Situationen der Trennung und des Einschnitts (z.B. Auszug aus dem Elternhaus, Schulversagen, äußerlich harmlose, aber als äußerst alarmierend erlebte sexuelle Versuchungssituationen, Schüleraufenthalte in einem fremden Land, Bemerkungen über eine neue Körperfülle des Mädchens, Trennung der Eltern, Tod der Großmutter).

Soziokulturelle Faktoren dürfen offenbar nicht unberücksichtigt bleiben. Die Magersucht ist eine »Wohlstands«-Erkrankung innerhalb einer deutlich leistungs-, weniger beziehungsorientierten Umgebung mit stark artikulierten Ansprüchen an Ästhetisierung des Lebens und mit Nivellierung geschlechtsspezifischer Rollenerwartungen zugunsten betonter sozialer Erfolgsorientierung mit männlichen Leitbildern. Die relative Therapieresistenz ist gut bekannt: Auch bei erfolgreicher Behandlung bleibt das Bestreben, dünn zu sein, erhalten, und es besteht auch die bekannte negative Einstellung zur Sexualität fort.

Zahlreiche psychodynamische Hypothesen zur Entstehung der Magersucht sind entwickelt worden. Das Hypothesen-Spektrum weist indessen eine gewisse Heterogenität auf, was damit zusammenhängen mag, daß oft verschiedene Teilaspekte zuungunsten eines Gesamtbildes überpointiert erscheinen. Zwar lehrt die klinische Erfahrung, daß ein ähnliches Symptombild nicht immer Ergebnis ähnlicher Konstruktions- und Produktionsprozesse sein muß; und das gilt natürlich genauso für die Produktionsbedingungen der Magersuchtsymptomatik, worauf BRUCH (1985) eindringlich hingewiesen hat. Dennoch scheint es im Seelenleben magersüchtiger Mädchen/Frauen häufig um einen charakteristischen Kernkonflikt zu gehen, den wir deutlicher herausarbeiten wollen.

Wir verstehen die Magersucht als pathologischen Konfliktlösungsversuch innerhalb einer pubertären/adoleszenten Trennungs- und Ablösungskrise, bei der es darum geht, durch Vermeidung genitaler Sexualität und durch Rückgängigmachen der Möglichkeit, schwanger zu werden und durch Schwangerschaft sich zu verändern, die Rolle des »ewigen Mädchens« und die konkrete Bindung an die Primärbeziehung mit pendelnden Beziehungen zwischen Vater und Mutter aufrechtzuerhalten.

Wir sehen die Fixierung an das Symptom auch, aber nicht in erster Linie als kompensatorische Autonomiebestrebung. Aus unserer Sicht spielt die mit der Symptomatik erreichte narzißtische Bestätigung die zentrale Rolle. Das Symptom wird fixiert, weil es etwas gewährt, womit potentielle Befriedigungen reifer Weiblichkeit nicht konkurrieren können: Es gewährt die narzißtische Befriedigung in der Phantasie, sowohl einerseits für den Vater als auch andererseits für die Mutter *absolut wichtigstes Objekt* zu sein. Diese kindlich-narzißtische Position bedeutet subjektiv eine so starke Gratifikation beziehungsweise kompensatorische Bestätigung, daß jede Veränderung einen Verlust darstellen und gelebte weibliche Sexualität *die* entscheidende Verlustgefahr repräsentieren würde. Die in der Symptomatik erfüllt scheinende narzißtisch-ödipale Phantasie vom »ewigen Mädchen«, dem Mutter und Vater erlegen und ergeben sind (narzißtischer und ödipaler Triumph) integriert das »Dünnsein« als *Körper-Phallus-Gleichsetzung*. Der fettfreie Körper wäre in dieser Sicht eine narzißtische, anal konturierte Phallus-Repräsentation. Die narzißtische Gratifikation, als »ewige Tochter« ein Maximum an Liebe zu erhalten, ohne ein primäres Objekt aufgeben zu müssen, ist ein Wunschtraum, der unseres Erachtens passager in der weiblichen Frühgenese häufig eine Rolle spielt, und zwar im Zusammenhang mit der schwierigen Entwicklungsaufgabe, der Mutter zu entsagen, sich dem ungewissen und »schon besetzten« Vater zuzuwenden und dem unangenehmen Risiko ausgesetzt zu sein, kein Liebesobjekt zur Verfügung zu haben. In der Magersucht spielt die Phantasie vom doppelten narzißtisch-ödipalen Triumph hingegen eine pathogene Rolle, weil die familiäre Interaktionsstruktur sie im Sinne einer Fixierung oder aber im Sinne einer Reparation traumatisierender Entgleisungen der Beziehungen zu fördern scheint und weil die latente partnerschaftliche Feindseligkeit zwischen den Eltern – gerade bei Verwischung der Generationengrenzen – geeignet ist, infantile sexuelle Wunschphantasien in infantile sexuelle Angstphantasien zu verwandeln. Das aber bedeutet, daß ein entscheidendes Motiv zur Aufgabe infantiler narzißtischer Wünsche fehlt: nämlich die objektgerichtete, mit Zärtlichkeit verbundene Sehnsucht. Vergleiche dazu FREUDs berühmte Bemerkung: »Ein starker Egoismus schützt vor Erkrankung, aber endlich muß man beginnen zu lieben, um nicht krank zu werden, und muß erkranken, wenn man infolge von Versagung nicht lieben kann.« (FREUD 1914, S. 151-152).

Zur Entwicklung des psychodynamischen Musters werden wir uns eines traditionellen psychoanalytischen »Kunstgriffs« bedienen, der veranschaulichenden und exemplifizierenden Mythologie. Der Mythos von Demeter und Persephone darf unseres Erachtens mit guten Gründen als der Mythos von der »ewigen

Tochter« (Persephone trägt auch den Namen Kore, d. h. das Mädchen) gekennzeichnet werden. Er ist in seiner Interaktionsstruktur und seiner sequentiellen Organisation so sinnfällig, reichhaltig und differenziert, daß wir seine poetische Sprache nutzen wollen, um die Dramaturgie der inneren Beziehungen des magersüchtigen Mädchens zu erläutern. Dabei stützen wir uns auf die psychoanalytische Auffassung vom Mythos als exemplarischem Entwurf der beseelten Welt aus der Perspektive von Wunsch und Angst.

Die folgenden Überlegungen nehmen ihren Ausgangspunkt von aktuellen epidemiologischen Forschungsergebnissen, stellen sodann Hypothesen und Ergebnisse zu Familienstruktur und Sozio- und Pathogenese vor, um schließlich am Demeter-Persephone-Mythos einen eigenen Ansatz zur Erschließung der Psychodynamik zu entwickeln.

»Magersucht« oder »Angst vor dem Dicksein«?

Diagnostische Erfahrungen lassen keinen Zweifel, daß das klinische Bild der Anorexia nervosa oder Magersucht durch ein sehr spezifisches Muster willentlich herbeigeführter Gewichtsreduktion aufgrund von Beschränkung/Vermeidung der Nahrungsaufnahme und durch zusätzliche, ebenfalls sehr spezifische Techniken der Gewichtskontrolle gekennzeichnet ist (Hsu 1990, S. 11), – Vermeidungs- und Kontrolltechniken, die so viel differentielle Prägnanz besitzen, daß Crisp (1967) schon vor Jahrzehnten anregte, das Krankheitsbild neu zu etikettieren. Crisp schlug den Namen »weight phobia« vor, Russell (1970) »morbid fear of becoming fat«, Wilson et al. (1983) hielten die Bezeichnug »fear of becoming fat« für angebracht. Die sinnvoll als phobisch zu kennzeichnende Angst vor etwas, was die Patientinnen als »dick« oder »Dicksein« bezeichnen, hat sich als zentrale Motivation für die Initiierung und die Aufrechterhaltung der Symptomatik erwiesen. Was die Betroffenen allerdings mit »dick« und »Dicksein« meinen und auf welche Weise die Angst vor dem, was sie als »Dicksein« bezeichnen, tatsächlich zu verstehen ist, hat bisher nicht ausreichend prägnant entschlüsselt werden können. Da sich die Bezeichnung »Angst vor dem Dicksein« in der Literatur noch nicht durchgesetzt hat, werden wir im folgenden auf die traditionellere Etikettierung »Magersucht« zurückgreifen.

Epidemiologie

Epidemiologische Studien über die Häufigkeit der Magersucht basieren oft auf Falldokumentationen psychiatrischer Hospitäler und damit auf vorgegebenen ärztlichen Diagnosen. Hsu (1990, S. 61) berichtet über außerordentliche Unterschiede in den jeweiligen zur Anwendung kommenden diagnostischen Kriterien, so daß die bemerkenswerte Variabilität der Untersuchungsergebnisse nicht verwundern muß. Auch Unterschiede der jeweils festgelegten Grundgesamtheit sind für die große Schwankungsbreite der Untersuchungsbefunde verantwortlich: Werden nur stationär aufgenommene Patienten registriert oder berücksichtigt man auch ambulante Kontakte? Außer Betracht fallen jene Kranken, die kein psychiatrisches Hospital aufsuchen, ganz zu schweigen von jenen, die keinerlei Hilfe in Anspruch nehmen. Dieser Anteil dürfte beträchtlich sein, stellt man in Rechnung, daß die Betroffenen sich im allgemeinen nicht hilfsbedürftig fühlen. Nach dem sorgfältig zusammengestellten Überblick von Hsu (1990, S. 63) über epidemiologische Studien mit Kliniksdaten können immerhin einige Ergebnisse als gesichert gelten:

Die Magersucht ist eine Erkrankung junger Mädchen mit einer Spitzeninzidenz um das 18. Lebensjahr. Die Inzidenzrate steigt für das Alter 15 bis 24 an (von diesem Befund weicht nur die Mayo-Klinik-Studie von Lucas et al. 1988 ab); kein Anstieg ist in höheren Altersgruppen zu registrieren; ebensowenig beim männlichen Geschlecht. Die Magersucht erweist sich als eine Erkrankung vorwiegend weißer junger Mädchen aus der Mittel- bis Oberschicht (allerdings gibt es einige wenige Studien, die Schichtspezifität nicht belegen, zum Beispiel Kendell et al. 1973). Im Gegensatz zu anderen Studien beobachtet die Mayo-Studie (Untersuchungszeitraum: 1939-1979) keinen generellen Anstieg der Erkrankungsrate. Die höchste in dieser Untersuchung gefundene altersspezifische Inzidenzrate, 56,7 pro 100 000, betrifft Mädchen zwischen 15 und 19 Jahren. Die Punktprävalenz für diese Altersgruppe am 1. Januar 1980 beträgt 1 : 332 (0,3%; vgl. Hsu 1990, S. 64).

Fragebogen- und Interviewstudien gehen nicht von Hospital-Daten aus. Ein besonders empfohlenes Verfahren ist das Zweistufen-Screening-Verfahren (WILLIAMS et al. 1980). Hier erfaßt man eine große Bevölkerungsstichprobe mit Hilfe eines Fragebogens, um im zweiten Schritt auf der Basis der Fragebogen-Ergebnisse mögliche Fälle einem Interview zu unterziehen (zusätzlich werden Nicht-Fälle interviewt, um die Trennschärfe der Fragebogen-Ergebnisse zu kontrollieren). Zusammengefaßt zeigen solche Ergebnisse eine Prävalenz der Magersucht zwischen 0,2 und 0,8%, bei besonderer Erkrankungshäufigkeit in höheren Sozialschichten. Mädchen in Privatschulen vom 16. Lebensjahr an aufwärts erkranken nach der Studie von WILLIAMS et al. (1980) noch häufiger (Prävalenz 1,1%); ein ähnliches Ergebnis fand CRISP (1967).

Zunehmendes Interesse findet die Hypothese vom soziokulturellen Umgebungseinfluß auf die Höhe der Erkrankungsrate. Tatsächlich zeigen High risk-Studien stark vermehrtes Auftreten der Magersucht in spezifischen Ausbildungsgruppen wie bei Balletteusen oder Mannequins (z.B. DRUSS u. SILVERMAN 1979; GARFINKEL u. GARNER 1982; SZMUKLER et al. 1985).

Der Wunsch, Gewicht zu reduzieren, Fett zu verlieren, dünn zu sein, ist nach Erhebungen über Diätverhaltensstrategien generell stärker verbreitet bei Mädchen und jungen Frauen als bei Knaben und jungen Männern, wie HUENEMANN et al. (1966) und HSU et al. (1982) berichten: Im Gegenteil, 50% der 14-16jährigen Jungen klagten darüber, zu dünn zu sein, und zweimal soviel schwarze im Vergleich zu weißen Jungen erlebten sich als zu dünn. Alle Jungen wollten größer sein (vgl. auch GARN u. CLARK 1975, 1976). Die Ergebnisse regen zu folgenden Überlegungen an:

- Der Häufigkeitsgipfel des Erkrankungsbeginns um das Alter von 18 Jahren bestätigt die klinische Erfahrung, daß die Entwicklung der Magersucht in direktem Zusammenhang mit einer Schwellensituation steht, nämlich innerer und/oder äußerer *Trennung* beziehungsweise Ablösung von der Primärfamilie und der Konfrontation mit der Aufgabe, außerhalb der Heimatbasis einen eigenen, neuen Standort zu begründen.
- Die Erkrankungshäufung bei Angehörigen der höheren Einkommensklassen ist zwar ein Phänomen, das durch den

bloßen epidemiologischen Befund selbst nicht durchsichtig wird; aber es bleibt doch zu vermuten, daß hier sowohl die Verfügbarkeit von Nahrung, der Kenntnisstand über Nahrung, der *Umgang mit und der Stellenwert von Nahrung* (z.B. im Zusammenhang mit *kulturellen Ansprüchen* und anspruchsvoller Gastronomie) als auch die reflektierten wie nicht reflektierten *Ansprüche ans äußere Erscheinungsbild* sich von Personengruppen deutlich unterscheiden, die einen niedrigeren sozioökonomischen Status haben.

– Die selbstinduzierte Gewichtsreduktion bekämpft spezielle Gegebenheiten der weiblichen Anatomie, nämlich deren natürliche Fettpolsterung, mit dem Ergebnis einer stärkeren *Angleichung an die männliche Anatomie* mit geringer Fettpolsterung.
– Das Bestreben, Fettpolsterung zu reduzieren, imponiert als ein weibliches Anliegen, das sich als Motiv offenbar in Pubertät und Adoleszenz ausprägt, während für gleichaltrige Angehörige des männlichen Geschlechts die Frage des Dickseins offenbar völlig zurücktritt gegenüber dem Interesse an einer körperlichen Ausstattung, die *Stärke* repräsentiert. Dies scheint besonders bei männlichen Jugendlichen der Fall zu sein, die vom Einkommensniveau ihrer Herkunftsfamilie und von den eigenen sozioökonomischen Chancen her nicht andere Symbole von Stärke und Status vorweisen können.
– Die Ambitionen einer Ballettelevin werden durch den Körperschwund (zunächst) nicht beeinträchtigt, wie es in vergangenen Zeiten für eine heiratsfähige Bäuerin gegolten hätte. Auch sehr viele andere Berufe, die Frauen ausfüllen oder anstreben, sind mit kindlich-dünnen weiblichen Figuren vereinbar, da der reale Einsatz von Körperkraft nicht oder nur teilweise verlangt wird. Der kräftige, voll entwickelte weibliche Körper der »idealtypischen« Bäuerin verspricht jedoch keineswegs nur Arbeitstüchtigkeit, sondern auch Kindersegen. Es ist daher mit Crisp (1967, 1980) zu fragen, ob der auch in den Ovarialfunktionen ins Präpubertäre reduzierte weibliche Körper der Magersüchtigen nicht in der Tat im engen Zusammenhang mit Aspekten einer *Schwangerschaftsabwehr* gesehen werden muß, die wiederum eine gesellschaftliche Dimension besitzt.

Die Frage der Soziogenese der Magersucht verknüpft sich, wie empirische Erfahrung lehrt, mit der Frage nach Schlankheitsstandards in spezifischen Bezugsgruppen. Zu diesem Gegenstand liegen zahlreiche Untersuchungen vor (zusammenfassend dargestellt bei Hsu 1990, S. 78ff.). Viele weiße junge Mädchen und Frauen westlicher Industrienationen aus Familien mit höherem sozioökonomischen Status entwickeln den Wunsch, dünn zu sein, und kontrollieren ihr Ernährungsverhalten. Aus der gleichen sozialen Gruppierung kommt die Mehrzahl der Magersucht-Fälle. Dies gibt einen entscheidenden Hinweis darauf, daß der Wunsch, dünn zu sein, als kognitiv-affektive Figur für die Erkrankung zentral ist, denn sie entsteht nur dort, wo dieser Wunsch in der realen Umgebung Gestalt annimmt; gleichwohl werden nicht alle weiblichen Personen magersüchtig, die den Wunsch haben, dünn zu sein. Es scheint klar zu sein, daß das Streben nach Dünnsein nicht den Wunsch zu gefallen ausdrückt, zumindest nicht einem männlichen Gegenüber (Fallon u. Rosen, 1985). Diät- und Gewichtskontrollen könnten jedoch von weißen weiblichen Jugendlichen der Mittel- bis Oberschicht eingesetzt werden, um eigene depressive Stimmungen zu bekämpfen (weiße Mädchen in westlichen Gesellschaften haben nach zahlreichen Untersuchungen, zum Beispiel Savin-Williams 1979; Simmons u. Rosenberg 1975; Tobin-Richards et al. 1983, verglichen mit Jugendlichen aus Unterschichten, eine hohe Depressionsrate).

Diese stark verbreitete Neigung zu Depression, Dysphorie, Angst, Selbstunsicherheit, Selbstkritik und Selbsthaß der weiblichen Heranwachsenden steht wiederum in Zusammenhang mit den spezifischen Spannungen, denen ein körperlich heranreifendes Mädchen unter spezifischen westlichen Sozialisationsbedingungen ausgesetzt ist. Sexuelle Maturität und physische Attraktivität garantieren nicht für hohe Selbstakzeptanz und Selbstsicherheit, sondern führen eher zu charakteristischen Konflikten im Elternhaus und mit der Schule (Hill u. Hollmbeck 1987). Tatsächlich zeigt eine Studie von Dornbusch et al. (1984), daß sexuell reifere junge Mädchen einen stärkeren Wunsch artikulierten, dünn zu sein, als diejenigen mit geringerer körperlicher Reife. Hier würde es also um die Reduktion des Körperbildes zu präpubertärer Unreife gehen mit dem Ziel, depressive Verstimmungszustände zu bekämpfen, die aus Trennungs- und Ablösungskrisen resultieren, um in der Familie erneut kindliche Akzeptanz zu erfahren, die durch die Sexualreife möglicherweise massiv in Frage gestellt worden war. Gleichzeitig eröffnet die »Befreiung« von den sexuellen Reifungsanforderungen den Weg zur weniger störbaren Selbstversorgung durch das übersichtlich und vorhersehbar strukturierte Lern- und Arbeitsfeld der Schule, das im übrigen auch einen beruhigenden Ablenkungseffekt hat.

Zusätzlich sollte man an die weibliche Adoleszenz-Problematik im Sinne eines ätiologischen Faktors denken, sofern hier spezifische psychosoziale Belastungen heranwachsender Mädchen vorliegen. Crisp (1967, 1980) hebt besonders die derzeitige weibliche Rollendiffusität hervor, die sich verknüpft mit der Vorstellung, der Entwurf des eigenen – auch biologisch-geschlechtlichen – Schicksals sei wählbar und gestaltbar (was dann freilich auf das verbissene Gestalten von vorschablonierten Erfolgskarrieren hinausläuft), und ein wesentlicher Teil gerade weiblichen Erwachsenenlebens basiere auf gelungener Selbstbefreiung (was man ironisch ausdrücken könnte als »happy sex« und »happy independence«). Diese höchst diffusen gesellschaftlichen Ideale, die, der Sprache der Revolte folgend, einen nicht-autoritären Anstrich haben, verweigern zugleich Orientierung, setzen unter diffusen Erfolgsdruck und drohen mit Einsamkeit (zum diffusen Erfolgsdruck vgl. Bruch 1985, S. 9).

Familiäre Umgebung

Gestörtes Eßverhalten und psychische Beeinträchtigungen finden sich unmittelbar in der Primär-Umgebung magersüchtiger Mädchen: Nach Theander (1970) waren 6,6% der Geschwister von 94 anorektischen Patientinnen ebenfalls an Magersucht erkrankt. Crisp et al. (1967) zufolge traf das auch für 14% der Mütter und 9% der Väter von Magersüchtigen ihrer Stichprobe zu. Strober u. Yager (1985) fanden, daß 27% der von Anorexie betroffenen Familien und 6% der Kontrollfamilien einen Verwandten mit einer Eßstörung hatten. 97% dieser ebenfalls erkrankten Verwandten waren weiblich (vgl. dazu die zusammenfassende Darstellung bei Hsu 1990, S. 32ff.). Noch deutlicher allerdings ist die unipolare Depression in den Familien anorektischer Mädchen ausgeprägt: Die Prävalenzrate beträgt für die Familien Magersüchtiger 15-25%; für die Familien Nicht-Erkrankter 5-10% (vgl. Hsu, 1990, S. 36). Sexuelle Schwierigkeiten wurden bei 40% der Eltern Erkrankter gefunden (Kalucy et al. 1977). Eine hohe Prävalenzrate besteht ebenfalls für auffällige Einstellungen der Eltern gegenüber Gewicht, Figur und Essen.

Was charakteristische pathogene Familienstrukturen angeht, existieren dazu seit den frühesten medizinischen Berichten über Magersüchtige sehr prägnante und in zahlreichen aussagekräftigen Merkmalen übereinstimmende Beschreibungen, so daß sich hier eine Darstellung erübrigt. Einige Stichworte sollen genügen: Verwischung der Generationenschranken (Minuchin et al. 1975); forcierter Altruismus und Generosität (Gordon et al. 1989; Kernberg 1980); forcierte Dauerharmonisierung; Vermeidung expliziter Übernahme von Initiative und Verantwortung bei gleichzeitiger invasiver Kontrolle; Verklammerung nach innen und ängstlicher Abschluß nach außen; (besonders mütterlicher) Perfektionismus und beflissene Ambitioniertheit; ein unterschwelliges Gefühl von Inadäquatheit, Ungenügen und brüchigem Selbstwertgefühl bei den Eltern (Bruch 1973, 1977, 1982; Selvini-Palazzoli 1978). Besonders herauszustellen ist der Doppel-bindungscharakter elterlicher Beziehungsangebote (Fischer 1986; Gordon et al. 1989; Klessmann u. Klessmann 1983; Otte 1980), der sich im Sinne Fischers mütterlicherseits etwa wie folgt der Tochter gegenüber artikuliert: »Erfülle meine unerfüllten Wünsche nach Leistung und Erfolg, aber denke daran, daß es dir sowieso nicht gelingen kann, weil du eine Frau bist wie ich«. Bisher gibt es zu diesen für die Einzel- und Familientherapie sehr wichtigen und hilfreichen Beobachtungen kaum weiterführende Untersuchungen, so daß eine Reihe von Fragen vorläufig offen bleiben muß: zum Beispiel, ob man es hier mit symptomauslösenden oder mit aufrechterhaltenden Bedingungen zu tun hat; ob die elterliche Interaktionsstruktur primär oder reaktiv ist; ob die familiären Muster magersucht-spezifisch sind oder nicht; ob es sich um potentielle Belastungsfaktoren handelt, auf die eine Heranwachsende – je nach individueller

Prädisposition – mit individuell spezifischen Bewältigungsstrategien antworten kann. Und schließlich stellt sich die besonders für eine psychoanalytische Orientierung wichtige Frage der Perspektivität der wissenschaftlichen Aussagen über familiäre Interaktionsstrukturen. Die ausschließliche und durchgängig negative wie unsympathische Familiencharakterisierung läßt den Verdacht aufkommen, hier werde eine spezifische, eventuell identifikatorische Perspektive eingenommen, etwa die masochistische Position einer elterlichen Figur, die sich selbst Inadäquatheit bescheinigt, oder die Position narzißtischer Ansprüchlichkeit eines anklagenden Kindes. Die Reflexion des eigenen Standpunktes als Betrachter ist äußerst wichtig, wenn man nicht der Gefahr erliegen will, einen allzu simplen kausalen Zusammenhang von »elterlicher Dysfunktionalität und kindlicher Deformation« anzunehmen.

Psychodynamische Ätiologie

Wenden wir uns nun psychodynamischen Ätiologien zu. FREUD (1895, 1896, 1896, 1898) vermutete zunächst eine Regression in die Oralität im Zusammenhang mit einer frühen Traumatisierung, vor allem durch sexuellen Mißbrauch. FINN et al. (1986) weisen demgegenüber darauf hin, daß die in der Ätiologie der Magersucht auch heute wieder diskutierten sexuellen Traumatisierungen nicht häufiger zu registrieren seien als bei anderen Pathologien, und daher wohl keine herausragende Rolle spielen. Freilich herrscht in Familien Magersüchtiger, wie schon im familientherapeutischen Zusammenhang angedeutet, ein Klima des Übergriffs, das die sexuelle Sphäre keineswegs ausspart: »Dünnsein« erweist sich damit auch als Schutz vor Übergriffen sowie als Abwehr von Schuldgefühlen. Phantasien von oraler Schwangerschaft und damit verbundener Schuldgefühle werden als ätiologische Erklärung von WALLER et al. (1949) sowie BINSWANGER (1944) vorgeschlagen. MASSERMAN (1941) versteht Nahrungs- und Gewichtskontrolle als Bekämpfung sadistischer Inkorporationsphantasien (vgl. dazu SELVINI-PALAZZOLI 1978). Hier wird die Angst vor dem Dicksein als Über-Ich-Signal aufgefaßt. WALLER et al. (1949) erklären darüberhinaus, das pubertäre

Mädchen habe den Eindruck, die Eltern würden die Sexualität des Mädchens ablehnen, so daß es daher reaktiv in die infantile Oralität regrediere. Schuldbesetzte Inkorporationsphantasien (des mütterlichen Objekts) sind auch für CHERNIN (1986) von großer ätiologischer Bedeutung. FRIEDMAN (1985) hebt in ähnlicher Weise die schuldbeladene Phantasie, die Mutter ausgezehrt, im Stich gelassen zu haben und auf ihre Kosten zu leben, hervor, allerdings im Sinne einer Überlebensschuld (»survivor guilt«). Inkorporationsphantasien nehmen auch bei JAWETZ (1976) eine besondere Stellung ein. Hier wird erwogen, daß die früh eintretende Menarche und der soziale Druck, bei fehlender Orientierung Probleme des Sexuallebens zu lösen, das Mädchen überfordere. DEUTSCH (1981) und THOMÄ (1961) rücken enge, aber konflikthafte Beziehungswünsche zum primären mütterlichen Objekt in den Blick; DUNBAR (1987) erläutert am Fallbeispiel einen intensiven Drang des Mädchens, eine verschmolzene Einheit mit der Mutter zu bilden, um diese nie mit dem als gewalttätig erlebten Vater allein zu lassen. Die Trennung und der damit verbundene Trennungsschmerz von den primären Objekten muß nach BORIS (1984, 1984a) generell vermieden werden. In selbstpsychologischer Sicht kann das Mädchen sich nicht trennen und verselbständigen, weil es in beziehungsweise seit frühester Kindheit reale Deprivation im Sinne eines Mangels an empathischer Spiegelung, gerade durch das primäre mütterliche Objekt, erfahren habe (GOODSITT 1983, 1985; GEIST 1989). BRUCH (1973, 1977) erklärt die Entwicklung der Magersucht durch die mütterliche Ausbeutung des Kindes, das sich in erster Linie darauf einstellen mußte, mütterliche Bedürfnisse zu befriedigen, und das später in dem Zusammenhang eine extreme Leistungshaltung entwickelte mit dem gleichzeitigen Gefühl, nicht zu genügen und eben doch nicht so gut wie ein Mann oder ein Junge zu sein. Die Gleichsetzung des Körpers mit dem Phallus als Reaktion auf intensiven (hier besonders präödipal gedachten) Penisneid betont auch WILSON (1983), sich dabei auf RITVO (1976) stützend, die den Penisneid in Zusammenhang mit der weiblichen Über-Ich-Entwicklung bringt. WILSON (1983, S. 44) führt die Eßstörung jedoch auch auf eine extreme narzißtische Bedürftigkeit des Mädchens zurück, das aufgrund der Symptomentwicklung, die ja das Ergebnis eigener erfolgreicher Zielorientierung (meine körperliche Gestalt ist das Werk meines eigenen Willens) ist, beneidet wird. Die narzißtische Enttäuschung durch die Mutter läßt das kleine Mädchen frühzeitig zum Vater wechseln. Die Bedeutung einer frühen ödipalen oder ödipalisierten Exklusivbeziehung mit dem väterlichen Objekt findet neuerdings in der Literatur häufig Beachtung (zur familientherapeutischen Perspektive vgl. Buchholz 1991; Minuchin et al. 1975; Kalucy et al. 1977; Selvini 1988; aus selbstpsychologischer Sicht vgl. Geist 1989, S. 19; Gordon et al. 1989, S. 32; Beresin et al. 1989, S. 112; aus der Sicht des psychoanalytischen Therapeuten vgl. Willenberg 1984, 1984a, 1986). Sperling (1983) beschreibt eine Regression von der ödipalen gegengeschlechtlichen Liebeswahl zu einer negativ ödipalen Werbung ums mütterliche Objekt, eine regressive Liebeswahl, die sich mit der Negation genitaler Sexualität verknüpft. Die Pubertät läßt die alten heftigen positiv-ödipalen Wünsche wieder aufleben; die Eßstörung sei das regressive Mittel, dagegen anzukämpfen. Die mit ödipalen Wünschen verknüpfte extreme Konflikthaftigkeit ist einerseits darauf zurückzuführen, daß an den Vater vor allem Wünsche nach Spiegelung und Bestätigung sowie infantile Lust-Angst-Phantasien von oral sadistisch gefärbter Sexualität herangetragen werden; zum anderen darauf, daß die nach wie vor bestehende enge Bindung an das mütterliche Primärobjekt deren heftige Rache fürchten läßt. Das heißt, jede Annäherung an den Vater ist mit mütterlicher Wut, mütterlicher Rache bedroht.

Klinisches Resümee

Wir haben eine Fülle von ätiologischen Hypothesen vor allem psychoanalytischer Provenienz erwähnt, ohne dabei den Anspruch zu erheben, einen repräsentativen Überblick zu geben. Unberücksichtigt blieben ätiologische Forschungen auf den Gebieten der Biologie und Genetik sowie die lerntheoretische und die kognitive Orientierung. Auf den ersten Blick mögen die einzelnen Hypothesen und Befunde in ihrer Gesamtheit den Eindruck großer Heterogenität machen; wir denken jedoch, daß einiges davon zu einem relativ konsistenten Muster integriert werden kann, wobei wir die aus unseren Behandlungserfahrungen gewonnenen klinischen Hypothesen einbeziehen. Dabei ist uns wohl bewußt, daß unser Blickwinkel zwangsläufig verengt ist: Wir sprechen aus der Interaktionserfahrung mit Personen, die sich entschließen konnten, eine therapeutische Beziehung psychodynamischer Orientierung aufzunehmen und können daher nur über diesen, vielleicht durch besondere Merkmale gekennzeichneten, Personenkreis berichten. Die so gewonnene Erfahrung bestätigt, daß magersüchtige Patientinnen dazu neigen, ein Beziehungsangebot zu machen, das so inszeniert ist, daß sie sich gegen erwartete Übergriffe des Therapeuten/der Therapeutin mißtrauisch zu schützen suchen. Wir sehen dies als einen Hinweis auf ein familiäres Beziehungsgefüge, das den Übergriff – potentiell auch sexueller oder sexualisierter Natur – gestattet und/oder auf die unbewußte Inszenierung einer Wunschvorstellung hindeutet, in welcher der Therapeut/die Therapeutin die Rolle einer emotional bedeutenden Elternfigur einzunehmen hat, mit der eine exklusive Beziehung hergestellt werden soll, die aber zugleich abgewiesen werden muß. Die Patientinnen gehen häufig offen oder verdeckt davon aus, daß der Therapeut nicht ihr Wohlergehen im Sinn hat, sondern durch seine Tätigkeit nur eigene Bedürfnisse befriedigen will, sich beispielsweise selbstgefällig in der eigenen Helferrolle sonnt. Diese Erwartungshaltung kann sich relativ offen artikulieren und dann mit der Zeit auch für die Entwicklungsfähigkeit der Beziehung fruchtbar werden. Sie kann sich aber auch unter dem Erscheinungsbild vermeintlicher Kooperativität verbergen; dann hat man es mit Personen zu tun, die sich ganz hineinzubegeben scheinen in das, was sie für das Sprechen, Denken und Fühlen ihres Therapeuten halten. Viele publizierte Selbstzeugnisse Magersüchtiger sind entsprechend stark geprägt vom Therapie-Jargon und folgen schablonierten Mustern »professionalisierter« Selbstartikulation. »Tu, was ich dir sage, und sei du selbst!« wäre die Doppelbindungsforderung, die einer derartigen Bemühung um beflissene Selbstartikulation als unterstellte Erwartung einer verinnerlichten Elternfigur zugrundeliegt. Auflehnung gegen diese Forderung ist, wie erwähnt, durch trotzige Retention, durch Pseudokooperativität, durch Verweigerung möglich, aber diese Haltung des Protests wird von der Betroffenen zugleich als selbstgefährdend erlebt, weil sie dieses »Selbst« nicht kennt. Es ist wohl die von

Kernberg (1980) so bezeichnete »reaktive Generosität«, welche dazu führt, daß eine mütterliche Elternfigur zwar eine kontrollierende Bindung an das Kind zu sichern versucht, es jedoch mit dem Selbstideal unvereinbar fände, das Kind an der Entwicklung seines Eigenlebens zu hindern. Ein Überlebenskompromiß für beide ist dann das Kind, das rege und betriebsam ist und viel leistet; als entfalte es durch viel anales Produzieren und wenig orales Fordern viel Eigenleben.

Daß bei der Magersucht eine Vermeidungshaltung gegenüber psychosexuellen und psychosozialen Anforderungen in der Adoleszenz mit den entsprechenden Verselbständigungs- und Ablösungskonstellationen (Crisp 1967, 1980) vorliegt, scheint in der Literatur relativ einmütige Auffassung zu sein. Auch uns scheint evident, daß die Patientinnen sich die innere Ablösung und Trennung vom mütterlichen Objekt, an das sie sich primär auf der Ebene der Oralität gebunden fühlen, nicht leisten können, wegen eigener narzißtischer Bedürfnisse und aus Angst vor mütterlicher Verfolgung, Strafe und Rache. Konsequenterweise darf Entwicklung nicht stattfinden, die Zeit steht gleichsam still (wie Wilson 1983, S. 244 bemerkt), der Mutter wird die »ewige Tochter« geschenkt. Die vermiedene Trennung hat freilich ihren Preis in nicht-differenzierter, nicht-neutralisierter oraler Aggression und sich daraus gestaltenden sadistischen Vereinnahmungsphantasien. Vor dieser Aggression ist das mütterliche Objekt zu schützen, und zwar durch die Versicherung, daß man selbst von der Mutter nichts nimmt, daß man sogar nichts von ihr braucht, daß man sich nicht mit ihr anfüllt, sondern daß man selbst gibt, nicht-aggressiv, eher sorgend, selbstlos und fürsorglich. Die reaktive Festigung einer regressiven Bindung an die Mutter, an die das Mädchen nun auf der Ebene negativer Ödipalität das Angebot macht, Mutters perfekter Phallus zu sein, ist aber selbst eine Abwehr gegen Annäherungswünsche an den Vater. Diese haben narzißtische und ödipale Anteile und sind in jedem Fall zwar von Sehnsucht getragen, aber werden letztlich doch als bedrohlich erlebt, weil die entsprechenden Sexualphantasien starke oral- und analsadistische Züge tragen, weil mütterliche Rache gefürchtet wird, und weil der Wunsch nach exklusiver Intimität fortwährend interferiert mit dem Wunsch, den Vater am eigenen undurchdringlichen narzißtisch-phallischen Panzer triumphal scheitern zu lassen. Dieser narzißtisch-phallische Panzer könnte durch die als Verletzung narzißtischer Intaktheit verstandene oral- und analsadistisch phantasierte Sexualität zerbrechen. Das gleiche gilt für eine Schwängerung, die das »Dicksein« bewirkt und damit den Verlust der durch Dünnsein realisierten, im Dünnsein inkarnierten Phallizität, die ja angesichts massiver Selbstwertzweifel ein Besonderssein, ein Exklusivsein, die beneidenswerte Überlegenheit garantieren soll.

Wir haben versucht, viele der vorhandenen Hypothesen zu einer eher integrativen Sicht mit Schwerpunkt auf den vermuteten Wünschen und Konflikten Magersüchtiger zu verbinden. Wir wollen dieses Bild weiter verdeutlichen und abrunden, indem wir einen unseres Erachtens bewährten psychoanalytischen Vermittler einführen, nämlich den Rückgriff auf eine mythische Dreieckskonstellation, welche die innere Konflikthaftigkeit vieler Magersüchtiger im Bild anschaulich macht.

Der Demeter- und Persephone-Mythos

Die Herkunft der Demeter

Demeter ist eines von sechs Kindern des Titanen Kronos und dessen Schwester Rheia. Demeters Geschwister sind Hestia, Hera, Hades, Poseidon und Zeus. Um den eigenen Herrschaftsanspruch nicht zu gefährden, verschlingt Kronos seine Kinder, nicht jedoch Zeus, den Rheia vor der beabsichtigten Vernichtung listig bewahrt und den sie zum Kampf gegen den eigenen Vater anstiftet. Zeus geht aus diesem Kampf als Sieger hervor und zwingt den in den Tartaros gestürzten Kronos, die fünf Geschwister wieder herauszugeben.

Der Wirkungskreis der Demeter

Demeter, Rheia, Kybele, Persephone werden oft als ein und dieselbe Gottheit bezeichnet. Ranke-Graves (1960, S. 80) sieht in Demeter die Erscheinung der ursprünglich matriarchalen Dreifaltigen Göttin Kore, Persephone und Hekate in ihrer dreifachen Gestalt als Mädchen (Kore), Nymphe (mannbare Frau, Persephone) und Altes Weib (Hekate). Demeter ist die Große Mutter, Göttin der Fruchtbarkeit, der Kornfelder, der bäuerlichen Kultur. Ihre Verehrung wurzelt wohl in der matriarchal-minoischen Zeit (was besonders Ranke-Graves betont und hervorhebt, daß dort »nur Frauen die Mysterien des Ackerbaus ausübten«, S. 80). Sie findet jedoch ihre volle Ausprägung in den hellenischen eleusischen Herbst-Mysterien, die das jährliche Fruchtbarwerden der Erde im orgiastischen Kult mit Demeters Wiedergewinnung ihrer Tochter Kore verbinden (Grant u. Hazel, 1980). Hunger (1974) spricht von den Thesmophorien (S. 102) als einem großen Fest ausschließlich der Frauen im Monat der Aussaat.

Demeters Beziehungen

Demeter lebt mit ihrer Tochter Kore (das Mädchen) oder Persephone (diejenige, die Zerstörung verursacht; sie heißt bei den Römern allerdings Proserpina, d. h. die Fruchtbare) allein, ohne Gatten, häufig entfernt vom Olymp auf der Erde. Kores Vater ist Zeus, olympischer Herrscher, der sich der Demeter gewaltsam in Schlangengestalt bemächtigt hatte (vgl. Calasso 1990, S. 218). Poseidon, ein weiterer göttlicher Bruder der Göttin Demeter, nimmt als Hengst mit Gewalt die in Gestalt einer Stute vor ihm fliehende Frau, die unterwegs auf der Suche nach ihrer verlorenen Tochter ist. Diesem Akt entspringen ein Wunderroß und eine Tochter. Auf der Hochzeit des Kadmos und der Harmonia verliebt die Göttin sich in den sterblichen Iasios, mit dem sie auf dem dreimal gepflügten Feld schläft. Zeus aber vernichtet den Iasios, der es gewagt hat, sich als Sterblicher der Demeter zu nähern. Frucht dieser Verbindung soll Plutos (Reichtum) und Philomenos (Freund der Lieder) sein (vgl. Grant & Hazel 1980, S. 119). Als Plutos, der Reiche, wird oft aber auch der Gott der Unterwelt, Hades, angesprochen.

Persephone und Zeus

Persephone hat bei ihrer Geburt die Gestalt eines Monstrums, das alle entsetzt, außer Zeus, den Göttervater, der sich ihr einmal später in Kreta, als sie von Schlangen bewacht von der Mutter in einer Höhle versteckt am Webstuhl arbeitet, die Bewacher überlistend, als Schlange heimlich sexuell bemächtigt (vgl. Calasso 1990, S. 219).

Demeter und Persephone

Persephone ist das Glück der Demeter, die mit ihr zurückgezogen lebt, vorzugsweise in ländlichen Gegenden Siziliens (in der römischen Adaptation des Mythos, nach Ovid), nur in weiblicher Gesellschaft, zum Beispiel der Hekate, der jungfräulichen Göttinnen Athene und Artemis, oder der Töchter des Okeanos.

Die Narzisse und der Raub der Persephone

In Gesellschaft dieser Freundinnen pflückt Kore eines Tages an einem von Demeters Lieblingsplätzen, einer Wiese, nahe beim sizilianischen Enna, Blumen. Dort wächst auch eine einzelne besonders auffallende, in ihrer Schönheit betörende Narzisse, die in KERÉNYIS (1966, S. 183 f.) Darstellung die Mutter und Erdgöttin Gaia dort hatte wachsen lassen, »dem Unterweltsgott zuliebe«, »um das Mädchen mit dem Knospengesicht zu verführen« (S. 184). Kore nähert sich der Blume und wird nun in einen sich öffnenden Abgrund gerissen, und zwar von Hades (der Unsichtbare), dem Herrscher des Totenreichs. Hades hatte über Helfer verfügt; er hatte Persephone von Zeus als Gattin erbeten und dessen heimliches Einverständnis und seine Begünstigung erhalten.

Die Reise der Demeter auf der Suche nach ihrer Tochter

Die verzweifelte und rasende Demeter irrt umher, erhält schließlich von Hekate, die das Schreien der Kore gehört hatte, den Rat, Helios, den Allessehenden, um Auskunft zu bitten. In der Tat läßt sich der Sonnengott Helios zur Enthüllung des ganzen Plans herab, versucht aber zugleich, die Frauen mit dem Verweis auf Hades' hohen Rang und seine Würde als Gatte der Persephone einverständig zu stimmen. Demeters verzweifelter Kummer steigert sich im Gegenteil ins Unermeßliche, sie läßt alles pflanzliche Leben auf der Erde verdorren, setzt ihre ziellose Wanderschaft fort, erleidet unterwegs die bereits erwähnte sexuelle Überwältigung durch Poseidon in Hengstgestalt und erfährt unterschiedlich gastfreundliche Aufnahme. Besonders zu erwähnen ist ihr Aufenthalt bei König Keleos in Eleusis, seiner Frau Methaneira und ihren freundlichen Töchtern, von denen eine, Iambe, die bei KERÉNYI (1966, S. 186) als Dienerin erwähnt wird, sie sogar durch Scherzreden aufzuheitern versteht. Aufgeheitert wird Demeter (nach RANKE-GRAVES 1960, S. 78) auch durch die Amme Baubo, welche plötzlich ihren Unterleib vor Demeter entblößt und zwischen den Schenkeln den lachenden Kopf des Iakchos (Sohn der Demeter aus der Verbindung mit Poseidon) zeigt. Aus Dankbarkeit dem Keleos und seiner Familie gegenüber will Demeter deren jüngsten Sohn Demophoon unsterblich machen, was unter anderem bedeutet, daß sie ihn nachts über ein Feuer hält, »um seine Sterblichkeit hinwegzubrennen« (RANKE-GRAVES 1960, S. 78). Dies bemerkt, jedoch ohne Verständnis für den Vorgang, die entsetzte Mutter, so daß Demeter erzürnt das Kind, das bald darauf stirbt, fallen läßt. Erst jetzt gibt sich Demeter in ihrer göttlichen Gestalt zu erkennen, fordert von Keleos und seinen Söhnen, die sie mit reichen Gaben zu beschenken verspricht, die Errichtung eines Tempels, in dem sie sodann, die Erde weiterhin unfruchtbar belassend, verharrt.

Die Aushandlung

Hermes wird von Zeus zur Vermittlung ausgesandt, einerseits zu Hades, dem die Vernichtungsgefahr der Erde durch den Hungertod hinterbracht wird, andererseits zu Demeter, der Zeus die Aussicht auf Wiedervereinigung mit Kore eröffnet (vgl. RANKE-GRAVES 1960, S. 79). Scheinbar bereitwillig gibt Hades Persephone heraus, die in der Unterwelt keine Speise, keinen Trank angerührt hatte – freilich mit Ausnahme einiger Granatapfelkerne, deren Genuß sie an Hades bindet. Askalaphos, einer der Gärtner des Hades, hat diesen Vorgang beobachtet und verkündet ihn gegenüber Demeter, die aufgrund dieser Nachricht in neue Düsternis gerät (und im übrigen den Askalaphos durch Einsperren in eine Felsspalte straft). Nun schreitet die Göttermutter Rheia ein, um einen Vermittlungsversuch zu starten und erreicht tatsächlich, daß Demeter ihren Fluch der tödlichen Dürre von der Erde nimmt und darin einwilligt, für die Hälfte (nach manchen Quellen auch für ein Drittel) des Jahres Persephone in die Gesellschaft ihres königlichen Gatten zu entlassen.

Das Fest der beiden Göttinnen

Demeter verläßt nun Eleusis, Keleos und seine Söhne mit der Unterweisung in den Festen ihrer kultischen Verehrung (die eleusischen Mysterien mit ihrem strengen Geheimkult) zurücklassend und mit der Geste einer Übergabe: Es soll Triptolemos, einer der Söhne des Keleos, sein, der aus den Händen der Demeter ein neues »Gesetz« empfängt: die gesellschaftliche Ordnung der seßhaften Bauern mit entwickelten landwirtschaftlichen Fähigkeiten. Besondere Verehrung erfährt das Göttinnenpaar Demeter und Persephone nicht nur in Eleusis, sondern auch bei den Tesmophorien in Athen (nach Demeters Beinamen Tesmophoros, d. h. Bringer des Gesetzes), nach GRANT u. HAZEL (1980, S. 119) einem hoch angesehenen Fest der Frauen, die um Fruchtbarkeit bitten. Der Demeter-Kult stand im hellenischen Griechenland in hohem Ansehen; zu erwähnen ist noch das der Demeter geweihte Erntefest in Thalysien.

Dieser weibliche Mythos wirkt schon bei oberflächlicher Betrachtung als Ganzes sinnfällig in bezug auf das, was wir über charakteristisch familiäre Konstellationen bei magersüchtigen Patientinnen im Sinne eines immer wieder anzutreffenden Schemas zu wissen meinen: übermäßige Beschäftigung mit Essen und Diätverhalten; kindlich-abhängige Bindung des Mädchens an die Mutter mit einer mehr oder weniger verdeckt feindseligen und ressentimentgeladenen Haltung männlichen sexuellen Ansprüchen gegenüber; väterliche Ansprüche an das Mädchen; sich verwischende Generationengrenzen bei überstarkem Einfluß der Großeltern (besonders der Großmutter); das Vorherrschen indirekter und das Eigeninteresse verdeckender Kommunikationsstrategien; anklammerndes elterliches wie auch kindliches Verhalten, mit unterdrückender Kontrolle von Ablösungsbestrebungen bei Verlust- und Trennungsangst in Verbindung mit Trennungsschuld sowie starkes Harmoniebedürfnis bei hintergründiger Gewalttätigkeit.

Diese Züge finden sich, wenn man so will, im Mythos dargestellt. Aber so verblüffend das sein mag, er präsentiert sich schließlich nicht als sozusagen erste klinische Studie. Wir müssen seine Botschaft genauer untersuchen, wir können Zeus und Hades nicht schlicht als Sexualtäter brandmarken und Demeter als anklammernde Mutter.

Zum Begriff des Mythos

Ranke-Graves (1960) weist darauf hin, daß »nur ein kleiner Teil des riesigen und unzusammenhängenden Komplexes der griechischen Mythologie, die ja auch kretische, palästinensische, phrygische, babylonische und andere Elemente enthält, als wirklicher Mythos anzusehen ist.« (S. 10) Der »wirkliche Mythos« ist von anderen Formen zu unterscheiden wie zum Beispiel vom Heldenepos, also etwa der Ilias, »sentimentalen Fabeln«, wie der Geschichte von Narkissos und Echo oder Anekdoten »wie der Schlafzimmerfarce von Herakles, Omphale und Pan« (S. 11). Dies sind Perspektiven der Unterscheidung, die der Laie in Konfrontation mit überlieferten Inhalten nicht ausreichend treffen kann. So sind natürlich auch wir nicht in der Lage, die »Echtheit« des Demeter-Mythos zu prüfen.

Ranke-Graves definiert ganz im Sinne der klassischen Anthropologie »den echten Mythos als erzählerische Kurzschrift kultischer Spiele, wie sie bei öffentlichen Festen aufgeführt werden. (...) Ihre Themen waren uralte Beschwörungen im Dienste der Fruchtbarkeit oder der Stabilität eines geheiligten Königinnentums oder auch Königtums (es scheint, daß im griechischen Sprachbereich das sakrale Reich der Königinnen dem der Könige vorausging)... « (1960, S. 10f.). Dem widerspricht bekanntlich Lévi-Strauss (1958), der die Organisation der rituellen Zeremonie in einem Umkehrungsverhältnis zur Organisation der sprachlichen Darstellung im Mythos sieht. Der orgiastisch entfesselte Charakter der rituellen Feste »zu Ehren der beiden Göttinnen« ist in der Tat überliefert und steht im Gegensatz zur feierlichen Abstinenz und Selbstgenügsamkeit des weiblichen Paares, wie es im Demeter-Persephone-Mythos erscheint. Ranke-Graves traut dem Mythos direkten historisch-gesellschaftlichen Informationswert zu. Der Mythos ist, gemäß der Hypothese von Ranke-Graves, realistisch, indem er reale gesellschaftlich-kulturelle Situationen und Ereignisse in konkreter geschichtlicher Zeit zur bedeutungsgesättigten Darstellung bringt und gerade darin einem kollektiven und individuellen Aneignungsprozeß zugänglich macht. Aber diese höchst allgemeine und vage bleibende Formulierung präpariert keineswegs für den faktischen Umgang mit überlieferten Zeugnissen mythischen Denkens. Folgt man etwa den Beispielen Ranke-Graves (1960) oder auch Borkenaus (1957; zitiert nach Vogt 1985), so wird es zwar beispielsweise gelingen, in vielen mythischen Darstellungen der hellenischen Zeit Verdichtungen eines historischen Prozesses der Überwältigung, Bezwingung, Zähmung der »Mutter-Göttin-Priesterin« (minoische Zeit) durch den Sohn zu finden, der zum Eroberer wird (im Falle des Ödipus etwa zum thessalischen Eroberer Thebens; vgl. Vogt 1985, S. 791). Aber zum einen läuft diese konkretistisch-historisierende Darstellung Gefahr, »mit leichter Hand historische ›*Fakten*‹ zu konstruieren« (Vogt 1985, S. 791; Hervorh. d. Verf.); zum anderen bleiben die spezifischen Konstruktionsmodi des mythischen Bild- und Motivgeflechts gänzlich im Schatten. Scheint die Orientierung an der konkreten Geschichtsbezogenheit der mythischen Darstellung den trügerischen Vorteil zu bieten, die Beliebigkeit einer Deutung zu vermeiden, liefert sich andererseits der Versuch, die spezifischen Konstruktionsmodi der mythischen Form zu erschließen, gerade dieser Gefahr einer Deutungswillkür ungeschützt aus.

Diese Willkür kann man nur dadurch ein Stück weit begrenzen, daß der methodische Umgang mit dem Material transparent, kontrollierbar und systematisch zweckorientiert bleibt. Transparent gemacht werden kann die Dramaturgie der mythischen Darstellung, das heißt die Struktur der Relationen und episodischen Entwicklungen. Relationen und Entwicklungen sollen kontrollierbar herausgearbeitet werden mit dem Ziel der Darstellung der thematischen Organisation, von der wir denken, daß sie den Mythos trägt. Mythische Darstellungen von Beziehungen thematisieren, mit VOGT (1985) gesprochen, deren Wunschcharakter (und damit das »Illusorische«, S. 796) und zugleich, was VOGT in Anlehnung an MARCUSE (1955, S. 148) besonders betont, die Überschreitung des in der Lebensrealität Gegebenen durch die produktive und verändernde Kraft des Entwurfs.

So gesehen resultiert die Spannung, welche die episodische Entwicklung herstellt, nicht nur aus der Tendenz zur Wunscherfüllung (wie im Märchen), sondern ebenso aus der Hoffnungsperspektive, die Veränderung der Struktur bedeutet. So zum Beispiel erzählt der Ödipus-Mythos nicht nur von der Eroberung der Mutter und der Beseitigung des Vaters durch den Sohn, sondern auch von den Rätselfragen der Theben beherrschenden Sphynx, die Ödipus Zutritt zur Stadt gewähren muß, weil er sich mit den Mitteln des Denkens ihrer Verfügung über die Realität als gewachsen zeigt. Wie immer das Rätsel der Sphinx im einzelnen ausgelegt werden mag, es handelt sich beim »Sprachspiel« des Rätsels und der Enträtselung um einen Vorgang der Vergesellschaftung, der Zwang und Freiheit zugleich in sich trägt: Zwang durch den Examenscharakter des Rätsels, das den noch verschlossenen Zugang zur Macht vertritt (vergleiche JOLLES 1930, S. 126–149), Freiheit durch die produktive und verändernde Macht des Denkens, welche der Hoffnungsperspektive Kontur gibt.

Vor diesem Hintergrund besteht die Tragik des Ödipus im Kampf zwischen Denken und Wünschen, der im Handeln nicht zur Kongruenz kommen kann. Vielmehr führt die einseitige Usurpation der Entwicklung der Beziehungen durch den Wunsch in die Katastrophe, die das Selbst und die anderen schädigt.

Die Relationsstruktur des Demeter-Persephone-Mythos

Uns interessiert jedoch im weiteren nicht der Ödipus-Mythos, sondern der Mythos von Demeter und Persephone in seiner thematischen Organisation. Die Struktur der Relationen und episodischen Entwicklungen, wie wir sie in der mythischen Darstellung gefunden haben, modelliert unseres Erachtens spezifisch weibliche Wünsche und Konfliktlösungsstrategien, vor allem aber damit verbundene innere Konfliktsituationen und Gefahrenmomente, wie sie charakteristisch für die weibliche Eßstörung der Magersucht sind. Dieser Komplex entfaltet und verdichtet sich in einer sequentiellen Struktur. Das heißt, an der relationalen Struktur und der sequentiellen Entwicklung soll die Thematik herausgearbeitet werden als Modell, das psychodynamische Verhältnisse nachzeichnet. Wenn wir nach der relationalen Struktur fragen, wollen wir so vorgehen, daß wir das Materialpaket an Vorstellungsinhalten daraufhin befragen, wie es als intentionale und aktionale Episodik aufgebaut wird. Um die auftretenden Personen übersichtlich ordnen zu können, wollen wir die Rollenträger oder »dramatis personae« vorweg bestimmen (ähnlich wie in der strukturalistischen Erzählforschung; vgl. GÜLICH u. RAIBLE 1977, S. 197ff.).

Wir haben es mit mütterlichen und väterlichen Elternfiguren zu tun (Rheia, Kronos, evtl. Gaia, auch Demeter in ihrer Beziehung zu Persephone), mit Sohn- und Tochterfiguren im Hinblick auf die elterlichen Rollen (Hera, Zeus, Poseidon, Hestia, Hades, Demeter). Diese treten jedoch zugleich als Geschwisterfiguren auf. Zu diesen ist auch noch Helios, der Sonnengott, zu rechnen. Zudem existiert eine Welt der Dienerschaft, zu der wir die Erdenmenschen wie Keleos, Methaneira, Baubo und Jambe zählen, aber auch Hermes, den göttlichen Gesandten, und Askalaphos, den Gärtner des Hades.

Diese Funktionsbestimmung hat ausschließlich heuristischen Wert und dient dem zunächst allgemein bleibenden Überblick, der durchaus auch anders hätte vorgenommen werden können. So finden sich in der Tradition der Märchen- und Erzählforscher etwa stärker die spezifische Handlungsmuster betonenden Funktionen; zum Beispiel bei BRÉMOND Handlungsrollen wie »frustrateurs«, »protecteurs«, »dégradateurs« und »améliorateurs« (zitiert nach GÜLICH u. RAIBLE 1977, S. 209). In diesem Sinne könnten wir etwa Handlungsrollen wie »Verschlinger«, »Verfolger« und »Beobachter« festlegen. Es kommt uns aber bei der Strukturierung der Personen darauf an, solche Rollen zu definieren, die fundamentale soziale Beziehungen festlegen. Es bleibt der Bestimmung der mit diesen Handlungsträgern verknüpften Aktivitäten (oder »Funktionen«) vorbehalten, den spezifischen Aktionsradius der Figuren auszumachen.

Wir wollen nun versuchen, den Aktionsradius zu bestimmen. Beginnen wir mit den Figuren, die auf eine einzige Aktivität festgelegt sind. Da haben wir zunächst Hermes und Askalaphos, beides Diener aus dem Göttergeschlecht. Beide verfügen nur über je eine Aktivität: Hermes ist Vermittler, Askalaphos Beobachter und Zeuge. Die Funktion des Beobachters und Zeugen wird noch von einer zweiten Figur besetzt, von Helios, dem Sonnengott, der sich kurzfristig auch als Vermittler betätigt. Artemis, Athene und die Okeaniden-Mädchen sind ebenfalls nur durch eine einzige Aktivität bestimmt: sie ergänzen als Begleiterfiguren Persephone. Die Dienerinnen Jambe und Baubo, die Demeter erheitern, sind ebenfalls als Begleiterfiguren anzusehen und treten nicht in anderer Funktion auf. Begleiter- oder besser noch Selbst-Figuren wollen wir solche Rollenträger nennen, die eine bestimmte Figur verdoppeln, ergänzen, akzentuieren, konturieren, ohne anders als in einer Parallelisierung zu dieser Figur in Beziehung zu treten.

Kronos erscheint hauptsächlich als Verschlinger der eigenen Kinder, dann aber auch in passiver Funktion als der durch die Gegenspielerin Rheia, seine Frau, und deren Werkzeug Zeus, seinen Sohn, Gestürzte. Rheia erscheint in der Gestalt der Intrigantin und Vermittlerin. Sie stiftet ihren Sohn Zeus an, den väterlichen Herrscher zu beseitigen, sie täuscht den Kronos zum Schutz des Zeus und bewegt Demeter zum Einlenken. Eine andere große Mutter-Gottheit, Gaia, verführt Kore mit der auffallenden und betörenden Narzisse. Die Muttergestalten Rheia und Gaia fallen somit in erster Linie als Machtinstanzen verdeckter Beeinflussung durch List bei wohlberechnetem Verzicht auf Absichtsdeklarationen und Zielbekundungen auf. Die weiblichen Gestalten des Mythos rivalisieren nicht, weder untereinander noch mit den Männern. Zu ihrem Aktivitätenrepertoire gehört generell nicht die negotiative Aufteilung und Aneignung von Terrain, wie sie von Zeus, Poseidon und Hades praktiziert wird. Der negotiativen Aneignung von Herrschaftsraum entspricht die gewaltsame sexuelle Aneignung der Frau Demeter durch Poseidon und Zeus, wobei beide Götter nicht nur zur

Gewalt, sondern auch zur List in Gestalt der Verkleidung greifen. Frauen sind jedoch für die göttlichen Brüder nicht nur Gegenstand des Begehrens, sondern sie werden auch als Königin-Gattin beansprucht (Zeus, Hades). Dabei hat Hades als der Wählende Zustimmung und Begünstigung durch den obersten Herrscher zu erhandeln. Zum Aktivitätenrepertoire der göttlichen Brüder gehören also an prominenter Stelle Strategien der Aneignung auf der Grundlage des Aushandelns. Die Paarung von List und Gewalt, um sich entziehende oder der Verfügung entzogene Frauen sexuell zu besitzen (Demeter), oder wie im Fall der Persephone gegen den Willen der Mutter als Gattin zu inthronisieren, fällt hier besonders auf. Die Paarung von List und Gewalt spielt ebenso die entscheidene Rolle bei der Beseitigung des verschlingenden Kronos, wobei sich auch die Beeinflussungstaktik der Rheia wirksam bemerkbar macht.

Kommen wir nun zum Spektrum der Aktivitäten der beiden Hauptfiguren Demeter und Persephone. Demeter gehört neben Zeus, Hera, Hestia, Poseidon und Hades in die göttliche Geschwisterreihe. Sie engagiert sich nicht bei der Aufteilung von Herrschaftsbereichen und verbindet sich auch nicht mit einem Gatten. Sie entfernt sich von der olympischen Heimat, um das irdische Sizilien (nach Ovid) als bevorzugten Aufenthaltsort zu wählen und geht völlig im Wechsel von Saat, Wachstum und Ernte auf (zu menschlichen Ernährungszwecken kultivierte Erde). Demeter verkörpert die gezähmte, freundliche, zuverlässig und auf kontrollierte Weise Nahrung spendende Natur, deren Idealbild wiederum Kore, das Kornmädchen, ist. Das Kornmädchen, das alles heiter-freundliche Gedeihen vertritt, heißt mit anderem Namen Persephone, die Unheilspendende, so daß der Gegensatz zur freundlichen Welt des Gedeihens in der Wahl des Namens erscheint, wie auch in der schrecklichen Gestalt, die sie als Säugling hatte. Kore, das Mädchen, ist eingebunden in die Welt der Mutter. Sie bildet ihre Erweiterung und Erhöhung zum Ideal. Demeter beansprucht zwar kein Terrain, verhandelt und kämpft nicht, aber sie ist dennoch expansiv. Ihre Expansivität könnte als selbsterweiternd charakterisiert werden. Demeter dehnt sich aus, verlängert sich in die nährende Natur, ist allpräsent in den gedeihenden Feldern, fördert und kontrolliert das Wachstum. Ihr Einfluß ist somit der einer unentbehrlichen Gegenwärtigkeit, die wiederum durch die gespendete Fülle Saturation und Selbstgenügsamkeit garantiert. Diese im Rückzug aus der Geschwisterkonkurrenz um Macht- und Einflußbereiche geborene Welt des Sich-selbst-Reproduzierens und im freien Feld Sich-Ausdehnens kann, so scheint es, nur von außen durch einen invasiven Akt erschüttert werden. Welches sind die Handlungsmöglichkeiten der Persephone? Verfügt sie überhaupt über Handlungsmöglichkeiten? Sie zeigt sich, wandelt über die Fluren, geht getreulich an der Seite der Mutter und weckt deren Stolz und Freude. Sie gibt der gezähmten, zur Nahrung bestimmten Pflanzenwelt den Glanz des Lieblichen und Anmutigen. – So könnte es nun ewig weitergehen. – Aber in Kore entsteht plötzlich eine eigenmächtige Regung des Habenwollens: Auf ihrem fatalen Wiesenspaziergang entdeckt sie die verführerisch duftende Narzisse und will sie besitzen. Damit tritt die Wende ein. Die aktiv aneignende Zuwendung zum begehrten Objekt, welches das eigene »Knospengesicht« idealisierend spiegelt, ist eben jene Bedingung, die Hades, den Räuber, aus der Unterwelt auftauchen läßt, um das Mädchen zu entführen. In der Unterwelt verschreibt Persephone sich der passiven Verweigerung, nimmt keine Nahrung auf und zeigt damit, daß sie dem Räuber nicht angehört. Sie genießt jedoch heimlich Kerne des Granatapfels, wodurch nun eben doch der eheliche Bund als solcher besiegelt wird. Persephone tritt ebensowenig wie Demeter in eine Entscheidungssituation ein. Sie fügt sich vielmehr in das höheren Orts über sie bestimmte Pendelarrangement, das Besitzansprüchen beider Kontrahenten (Demeter und Hades) Genüge zu tun sucht, den Gegenstand des Verlangens selbst aber (Persephone) ohne eigenen Standort läßt.

Kehren wir noch einmal zurück zum Verhältnis zwischen Demeter und Persephone, wie es sich ursprünglich darbot. Da dehnte sich Demeter in nährender Fülle aus und umschloß die Existenz der Tochter, deren Lieblichkeit gewissermassen bestätigte, daß alles »gut« eingerichtet war. Das Motiv narzißtischen und sexuellen Verlangens in Verbindung mit dem Interesse an einem neuen unbekannten Objekt, symbolisiert in der Narzisse, setzt dieser Einheit gewaltsam ein Ende. Aber das Mädchen kann sich nicht aufmachen, um dieses neue Objekt zu gewinnen, weil das bedeuten würde, den sicheren und nährenden Boden unter den Füßen zu verlieren. Das eigene Begehren verwandelt sich so zum räuberischen Gewaltakt eines Fremden (»Unsichtbaren«), der die junge Frau in eine radikal neue Welt verpflanzt, die vollständig von der unabgegrenzten, sich ausdehnenden Fülle der Mutter geschieden ist. Diese Welt ist nun im komplett verborgenen Raum, vollständig abgeschlossen, unzugänglich, intim, bestimmt durch die Verbindung von Sexualität und Tod. Sexualität vollzieht sich für Persephone in der Unmittelbarkeit des Todes, weil sie zugleich die Absolutheit der Trennung und des Verlustes wie der Infragestellung der mütterlichen Existenz bedeutet (wie ja das Reich der Toten der Ort der Trennung und des Verlustes an sich ist).

Ist Demeter die sich Entziehende, diejenige, die sich radikal der Kommunikation verweigert und aus der eigenen Fülle zu existieren sucht und nicht dulden kann, daß dieses Reich beschnitten wird, so ist Hades der verborgene Gatte, der seinen Anspruch an das Liebesobjekt durch Verführung, Intrige und Gewalt zu behaupten sucht.

Wenn wir das Aktivitätenrepertoire insgesamt betrachten, können wir das Spektrum auftauchender Funktionen wie folgt darstellen:

Beobachterposition		
beobachten	vs	ignorieren
bezeugen	vs	vorenthalten
Zielinitiative		
begehren	vs	verschmähen
attackieren	vs	hinnehmen
verführen	vs	fordern
verhandeln	vs	verweigern
vermitteln	vs	insistieren
okkupieren	vs	sich zurückziehen
Kontrolle		
verschlingen	vs	spenden

Auffällig ist, daß Demeters Repertoire sich durchweg aus Funktionen der rechten Spalte zusammensetzt. Diese Figur ist also bestimmt durch Abschirmung nach außen bei einer expansiven Haltung des Gebens, des spendenden Sich-Ausdehnens nach innen. Die männlichen Figuren, die etwas von ihr beziehungsweise von Persephone wollen, erscheinen als undurchsichtig verbrüderte beziehungsweise zum Teil mit mütterlichen Figuren verquickte Manipulateure und Invasoren: Eine Welt aggressiv intrigenreicher, intransparenter Kommunikation auf der einen Seite – ein Platz sprachloser Verweigerung nach außen und Verschmelzung nach innen, der allerdings ungeschützt ist gegen Invasion, auf der anderen Seite.

Kronos, der Verschlinger, ist nur das Gegenbild der spendenden, umschlingenden Demeter. Das Komplott Rheia-Zeus, dessen erfolgreicher Ausgang die Herausgabe der Verschlungenen erzwingt, ist nur eine Neuauflage des Sturzes von Urvater Uranos durch das Komplott Gaia-Kronos. – Wäre so das Komplott Hades-Zeus gegen Demeter, das die Herausgabe der Persephone erzwingt, nur eine Neuauflage dieser vergangenen Verschwörungen? Es gibt hier wohl doch einen wesentlichen Unterschied: Bei den vergangenen Verschwörungen hat der Sohn, von der Mutter begünstigt, den Vater gestürzt und dessen Stelle eingenommen. Diese Akte der Beseitigung des Vaters stellen den Wunschtraum vom narzißtisch-ödipalen Sieg als erfüllt dar: Das Kind, der Sohn, ist, kraft der Bevorzugung durch die Mutter, der eigentliche Herrscher und damit legitimiert, den Vater zu stürzen.

Wie aber verhält es sich bei Hades, Demeter und Persephone? Auch hier haben wir es mit einem narzißtisch-ödipalen Sieg zu tun, aber es ist der einer Tochter, nicht der eines Sohnes. Wie Zeus und Kronos ist auch Persephone ein von der Mutter bevorzugtes Kind. Auch dieses Kind lernt, wie Zeus und Kronos, eine Vaterfigur als den störenden Dritten zu sehen. Jedoch tritt es zu dieser Vaterfigur nicht in Rivalität, sondern in ein Abhängigkeitsverhältis, das durch den Genuß der symbolischen Granatapfelkerne (der ja deutlich genug als orale Sexualphantasie gekennzeichnet und vom Beobachter bezeugt ist) besiegelt wird. Das Kind gehört dieser Vaterfigur an – und im zeitlichen Wechsel ebenso der Mutter; und es wird von beiden als das bevorzugte Objekt begehrt.

Dies erscheint uns als der im Mythos dargestellte zentrale Wunschtraum vom weiblichen narzißtisch-ödipalen Sieg: Das Mädchen als das Zentrum der mütterlichen wie der väterlichen Wünsche, wobei Mutter und Vater als aneinander vollständig desinteressiert dargestellt werden.

Der Persephone-Stoff ist in der Schönen Literatur und in der Oper oft behandelt worden. Persephone oder Proserpina wurde laut FRENZEL (1983) im Mittelalter meist als Sünderin dargestellt, die ihrer deutlichen sexuellen Gelüste wegen in der mittelalterlich dämonisierten Unterwelt angesiedelt sein mußte; später charakterisiert man sie häufig als Frau, die ihre Sexualität bejaht und als Ehefrau glücklich ist: Kurz, Persephone ist oft als Figur gezeichnet worden, die sehr wohl dem Mann gegenüber über ein sexuelles Eigeninteresse verfügt und zum Teil sich dem Mann bereits vor dem »Raub« verbunden oder nahe fühlt. In entsprechenden Werken wird dann allerdings die Figur der Demeter weitgehend ausgeblendet.

Es scheint uns interessant, daß viele Bearbeitungen des Persephone-Stoffes aktives sexuelles Interesse für den männlichen Partner bei der Hauptfigur voraussetzen oder sich entwickeln lassen. Diese Annahme wird im Handlungsverlauf zweimal angedeutet: Das Mädchen wendet sich begehrlich der betörenden Narzisse zu; und es verzehrt die Granatapfelkerne. Warum aber ist diese Eigeninitiative nur in Spuren und nur symbolhaft angedeutet?

Die Konfliktsituation

Die Beantwortung dieser Frage führt uns zu den im Mythos dargestellten konfliktiven Situationsbedingungen. Gehen wir von Persephone als der zentralen Identifikationsfigur aus, so ist sie zunächst Teil des mütterlichen Reiches, Ergänzung und Erweiterung des mütterlichen Selbst. Dieses ist beherrscht und kontrolliert durch die mütterliche orale Fülle. Das gemeinsame Reich ist zwar bevölkert, aber nur mit Dienergestalten, die abhängig von Demeters Gunst sind. Die Bewegung von der Mutter weg auf den Vater zu ist gefährlich und aufregend zugleich. Gefährlich nicht nur, weil es sich um das andere, Unbekannte handelt, sondern gefährlich auch wegen Demeters Rache. Denn die Spendende kann sich ohne weiteres in diejenige verwandeln, die alles verdorren läßt und einer aushandelnden Kommunikation über divergierende Interessen unzugänglich ist. Sie rast in ihrem Schmerz. So muß die sexuell interessierte Wendung der Tochter zum Vater als unverschuldet und als schicksalhaftes Ergebnis fremder Gewalt präsentiert werden, die nur »durch die Blume« und im Modus der Oralität mitteilbar ist.

Die Sehnsucht nach dem Vater wird als erfüllt dargestellt, wobei die Beziehung zum Reich mütterlicher Fülle nicht aufgegeben werden muß. So sind zwei Paarungen möglich geworden, die jeweils exklusiv existieren und keine Entscheidung verlangen.[1] Das Mädchen wird in der Wunscherfüllungsphantasie von beiden Eltern als Liebesobjekt gewählt, die Eltern untereinander sind sich fremd, und das Mädchen kann beide glücklich machen. Diese Vorstellung kann allerdings nur dadurch aufrechterhalten werden, daß das Mädchen seine Rolle als Tochter nicht verändert, also nicht wirklich Frau wird wie die Mutter und auch nicht Mutter durch die sexuelle Vereinigung mit dem Mann. So ist die Frau des Hades unfruchtbar, und so entsteht Kore jedes Jahr zur Zeit der Aussaat von neuem als jungfräuliche Gestalt. Diese ödipal-narzißtische Wunscherfüllungsphantasie steht im Gegensatz zur realen Entwicklungsanforderung der ödipalen Phase (die in der Pubertät einen Verstärkungsschub erfährt): Dort muß das Mädchen die Mutter, der es als Liebespartner nicht genügen kann, aufgeben, um sich dem neuen väterlichen Objekt zuzuwenden. Diese Abwendung von der Mutter und Hinwendung zum Vater ist alles andere als ein einfacher Schritt. Er erfordert Mut, weil er mit dem Erleben verbunden ist, kein Liebesobjekt zur Verfügung zu haben: Der Vater, das neue Objekt, ist durch die Mutter besetzt, die Mutter ist nicht mehr erreichbar und das Mädchen erlebt, daß seine sexuelle Ausstattung nicht geeignet

---

1 KOHON (1984) hat dieses Pendeln zwischen mütterlichem und väterlichem Pol, das keine Entscheidung verlangt, als Divalenz gekennzeichnet und als spezifisches Merkmal hysterischer Störungen aufgefaßt. Letzteres trifft sicherlich zu, aber wir denken darüber hinaus, daß Divalenz ein Schritt weiblicher Entwicklung sui generis ist, aber, wie in der Magersucht, besonders starke pathologische Formen annehmen kann.

ist, den Vater bei der Mutter zu ersetzen. Diese in der normalen Entwicklung vorübergehende Phase des Dazwischenstehens oder Alleinseins ist daher in der kindlich-ödipalen Situation des Mädchens mit großer Verlust- und Trennungsangst, mit Enttäuschung und Selbstwertminderung verknüpft (HEIGL-EVERS u. WEIDENHAMMER 1988). Das Mädchen ist darauf angewiesen, eigene Ressourcen zu mobilisieren, eine innere Welt auszugestalten, um Ersatz für die verlorenen beziehungsweise ungewissen Liebesobjekte zu schaffen. Die Regressionsgefahr ist dabei jedoch sehr groß, zum einen durch eine Neubelebung der oral abhängigen Mutter-Kind-Beziehung, um Verlustangst zu mindern, zum anderen durch eine vorzeitige Flucht zum Vater, der nun den Verlust der Mutter kompensieren soll. In dieser Situation hat die narzißtisch-ödipale Illusion, begehrtestes Objekt für Vater als auch Mutter zu sein, kompensatorisch tröstenden Charakter.

Wunsch- und Größenphantasien erfüllen gute Ersatzfunktionen, aber sie sind nicht ohne Nachteile zu haben. Nur das Märchen gestaltet Wunschphantasien bei vollständiger Auflösung des Konfliktpotentials; das geschieht im Mythos nicht. So ist das Mädchen dort zwar Zentrum eines doppelten Begehrens, aber auf Kosten des Fruchtbarwerdens der jeweiligen Beziehung. Es partizipiert am mütterlichen Reich einer umschließenden Fülle, muß sich aber versagen, sich dort auszubreiten. Es partizipiert am Begehren des Mannes, muß aber die Mädchen-Frau bleiben. Nun meinen wir, im Demeter-Persephone-Mythos nicht nur die Inszenierung einer kindlich-weiblichen Größen- und Wunschphantasie zu finden, sondern auch spezielle Aspekte der Vorstellungswelt magersüchtiger Patientinnen. Dazu gehört zunächst die betonte Oralität der mythischen Phantasie (der verschlingende Kronos, das Reich der Fülle, das Reich der Dürre, Granatapfel-Kerne, die ja recht deutlich auf einen sexuellen Hintergrund verweisen) mit der nährend-umhüllenden und ausschließlichen Mutterbeziehung. Dazu gehört die Vorstellung eines tiefen Ressentiments der Mutter den sexuellen Wünschen des Vaters gegenüber, die Vorstellung, von der Mutter festgehalten zu werden und sich von ihr aus eigener Kraft nicht lösen zu können. Diese sexuelle Versuchung wird als gefährlich erfahren, weil sie die Drohung einer Trennung von der Mutter signalisiert. Diese Gefahr ist besonders ängstigend, weil die Trennung verheerende

Konsequenzen nach sich zieht. Die Konsequenz ist der Entzug mütterlicher Versorgung, ist Existenzbedrohung.

Die sexuelle Versuchung kann jedoch nicht vollständig durch Verleugnung oder Verdrängung bewältigt werden. Das liegt an der Stärke der Versuchung selbst, hat aber auch mit dem Umstand zu tun, daß man zum Vater gehen könnte, um sich von der Mutter zu befreien. Eine zu offensichtliche Befreiung wäre jedoch im Blick auf die mütterliche Macht zu gefährlich. Als Kompromiß bietet sich die Vorstellung an, ohne Eigeninitiative in das väterliche Reich »geraubt« zu werden. In diesem Fall bleibt man in den Augen der Mutter schuldlos und damit straffrei. Es ist die Angst vor mütterlicher Rache, die als Existenzbedrohung erlebt wird und die das Mädchen sanft und gefügig macht. Aber gleichzeitig muß es, um der vorgestellten Existenzbedrohung auszuweichen, versuchen, sich von der mütterlichen Versorgung unabhängig zu machen. Das soll durch den Verzicht auf Nahrung gelingen. Gleichzeitig darf zwar Verbundenheit mit dem väterlichen Objekt realisiert, der Liebeswunsch dabei aber nicht deutlich werden. So inszeniert sich anstelle des Liebeswunsches zum Beispiel phallisches Rivalisieren. Das Pendel-Arrangement, dem sich das Mädchen verpflichtet fühlt, hat den erheblichen Nachteil, die Entwicklung zu einem eigenen abgegrenzten Selbsterleben zu unterhöhlen. Das Kind fühlt sich als Spielball elterlicher Wünsche, ohne eigenen Standort. Nun erlebt es in erster Linie die eigene Hilflosigkeit, Abhängigkeit, Zerrissenheit und Ineffektivität (vgl. BRUCH 1973, 1977), die es nicht durch Schritte des Abrückens von den Elternfiguren in einer Phase des Alleinseins und des Aufbaus einer inneren Welt überwinden kann, weil es die Primärobjekte als zu wichtig, als zu zentral erlebt. Es erfährt stattdessen Selbstkontrolle durch Nahrungs- und »Fett«-Kontrolle.

Zusammenfassende Darstellung der Konfliktthematik

Die zentrale ödipal-narzißtische Sehnsucht ist, bevorzugtes Liebesobjekt sowohl der Mutter als auch des Vaters zu sein und von beiden als vollkommen genügendes Liebesojekt bestätigt zu werden. Diese spezifische narzißtische Sehnsucht spielt im Zusammenhang mit ödipalen Verlust- und Enttäuschungsgefahren in der kindlichen Entwicklung zur Weiblichkeit wohl sehr häufig eine nicht unbedeutende Rolle, sie nimmt jedoch gewöhnlich keinen die weitere Entwicklung überdauernden Platz ein. Sie rückt aber an zentrale Stelle in der Pathologie der Magersucht, und zwar vermutlich vor allem aufgrund eines familiären Interaktionsstils, der für das Mädchen den Charakter einer mehrfachen Versuchungssituation hat. Dazu gehört das hohe Maß an Vertraulichkeit und Nähe, das die Mutter der Tochter – oft im Unterschied zum Vater – gewährt, ebenso eine in Praxis und Forschung oft registrierte exhibitionistische Unbekümmertheit des Vaters, der seine Nacktheit vor den Augen der Tochter präsentiert oder auch diese zu ähnlicher Unbekümmertheit ermuntert und schließlich auch die Erfahrung einer ehrgeizigen intellektuellen Verbundenheit mit dem Vater, die freilich selten als kontinuierlich und verläßlich erlebt wird und gerade dadurch einen mächtigen Anreiz darstellt. Diese Phantasie einer narzißtischen Vollkommenheit als Hoffnung und Erfüllung jeweiliger elterlicher Wünsche, die ja im Sinne Freuds (1914) einen Widerhall jener im Nachhinein so herrlich erscheinenden elterlichen Resonanz auf das Erscheinen von »his majesty the baby« meint, macht in ihrem konkreten Wirken das Individuum extrem empfindlich gegen Kritik und wirkliche wie vermeintliche Zurücksetzung. Derartige Zurücksetzung quittiert die Betroffene bekanntlich im Sinne einer Majestätsbeleidigung. Die Phantasie, einzigartiges narzißtisch-ödipales Zentrum zu sein, wirkt vor allem bindend. Die Bindung an die Eltern wird nicht gelöst, so lange es Aussicht auf Erfüllung der Phantasie zu geben scheint. Dies ist wohl eine der zentralen Auswirkungen der Verwischung der Generationenschranken und damit der Lockerung des Inzesttabus, wie sie von Familientherapeuten beschrieben wird.

Daneben besteht der Wunsch nach Vereinigung mit dem Vater. Hier handelt es sich um eine narzißtische Bestrebung, weil die Komponenten des Gespiegelt- und Bestätigt-Werdens als Liebesobjekt, das sich in seinen Qualitäten besonders auszeichnet, von größerer Bedeutung sind als im Normalfall ödipaler Werbung. Es handelt sich aber auch um ein ödipales Begehren, weil es zugleich um sexuelle Intimität und Exklusivität geht, die freilich von der Betroffenen und dem Vater ganz auf ein scheinbares Verlangen nach bloß intellektueller gemeinsamer Exklusivität verschoben werden kann. Das Ziel sexueller Intimität spielt im Phantasieleben des Mädchens die bekannte, hoch ambivalente und durch zahlreiche Verzerrungen und Entstellungen deformierte Rolle. Wenn auch die väterliche Phallizität Begehren und Erregung auslösen kann, so ist dies doch überlagert von Angst und Ekel. Was hat es mit diesen Überlagerungen auf sich? Warum empfindet die Jugendliche Angst und Ekel?

Wir haben es mit einer Reihe von Ängsten zu tun: Verletzungs- (vgl. Jones 1935) und Beschämungsängste (letztere als Angst vor Zerstörung narzißtisch besetzter körperlicher Intaktheit; vergleiche auch das Bild der vollkommenen Narzisse im Mythos) spielen eine Rolle, um so mehr, als das junge Mädchen den eigenen Körper aus Gründen des Verbergen-Müssens nicht mit weiblicher Sexualität ausstattet. Angst entsteht jedoch auch aus der Verknüpfung der väterlichen Sexualität mit grausamen Über-Ich-Aspekten im Sinne einer finsteren, strafenden Macht (vgl. Hades in seiner Rolle als Herrscher über das Totenreich; d.h. wer sich dem verbotenen Liebesobjekt nähert, wird durch eben dieses Liebesobjekt bestraft: die Erfüllung des Wunsches vollzieht sich zwar, aber im Gewand der Bestrafung). Die Nähe zum verbotenen Objekt wird im Sinne von Angst verarbeitet und projektiv abgewehrt; so daß nur das Objekt, nicht aber sie selbst, als sexueller Initiator erscheint. Angst entsteht auch im Zusammenhang mit der für die Magersucht typischen Regression auf die Oralität, in der Sexualität und Verschlingen sowie Sexualität und Verschlungen-Werden in unmittelbare Nachbarschaft geraten (auch Persephone wird ja im Akt des Raubes vom sich öffnenden Abgrund verschlungen); eine Angst, die zugleich die Gefahr des Identitätsverlustes signalisiert. Die Aversionsreaktion Ekel ist vermutlich ebenfalls vor dem Hintergrund der Regression vom Sexuellen auf das Orale zu verstehen, und auf dieser Basis wohl vor allem als Distanzierungmaßnahme von Fellatio-Phantasien zu begreifen. In der Literatur wird in letzter Zeit häufiger auf die Enttäuschungswut gegen den sich entziehenden Vater hingewiesen. Diese emotionale Reaktion wird verstehbar auf der Basis eines Anspruchs an die väterliche Figur, für den narzißtisch-ödipalen Anspruch der Tochter verfügbar zu sein. Umgekehrt kann jedoch auch phallische Rivalität mit dem

Vater beobachtet werden, und zwar im Hinblick auf das Ziel, ihn bei der Mutter durch die eigene Person zu ersetzen und ihn so für diese entbehrlich zu machen. Hier bietet sich das Mädchen dem mütterlichen Objekt in der Wunschvorstellung an, als leibhaftige Verkörperung des Phallischen den Vater mit dessen vermeintlich bescheideneren Möglichkeiten ausstechen zu können. Dieses Wunschziel setzt freilich die Idee eines Auseinanderstrebens von Vater und Mutter oder die Kluft einer Fremdheit zwischen ihnen voraus. Und in der Tat scheint der familiäre Interaktionsstil häufig eine solche Vorstellung zu begünstigen, nicht weil die Eltern offen auseinanderstrebten, sondern eher weil sie verdeckte Abschirmungs- und Abgrenzungstendenzen bei deklarierter Loyalität haben, so daß die Tochter es leicht hat, sich selbst als das zentrale Bindeglied zu phantasieren, an das sich die getrennten Eltern jeweils gebunden fühlen. Und zwar weil die Tochter etwas repräsentiert, was in den Augen des Mädchens beiden Eltern als sehr wertvoll erscheint. Dieses Wertvolle ist das Dünnsein. Daß es sich hierbei in der Tat um einen Wert handelt, ist gewöhnlich eine reale Erfahrung innerhalb der Familie. Mit dem Dünnsein verknüpft sich eine gemeinsame Phantasie, nämlich die der Verfügung über Phallizität im Sinne eines anal gefärbten, narzißtischen Ideals von Perfektion, Brillanz und Selbstgenügsamkeit. Gewöhnlich nehmen daher Diät- und Schlankheitsbestrebungen im familiären Raum einen beträchtlichen Platz ein; Fülle wird als »weiblich« gleich »schlaff« gleich »unästhetisch« gleich »nichtphallisch« (aber auch als ordinär und vulgär) verachtet.

Eine phallisch-narzißtische Selbstgenügsamkeit, die gleichzeitig bewundernde Elternblicke garantiert und elterliche Sehnsüchte realisiert, ist zwar eine Position, die gleichsam nur im »Reich der Toten« eingenommen werden kann, weil sie absoluten Entwicklungsstillstand bedeutet, aber sie ist doch auch ein angstbindender Kompromiß. Angstbindend besonders im Hinblick auf Schuldgefühle, die aus dem Interesse am väterlichen Objekt erwachsen, von dem das Mädchen annimmt, daß die Mutter dieses Interesse nicht duldet. Mütterliche Rache ist daher zu erwarten, und diese wird als existenzbedrohend vorgestellt. Um mütterliche Rache nicht zu provozieren, wird durch das Mädchen nichts aktiv unternommen, was auf Trennung vom mütterlichen Objekt hindeutet und somit unter anderem den radikalen Verzicht auf die Aneignung von Weiblichkeit und Fruchtbarwerden bedeutet. Scheinbar überläßt sich das Mädchen der mütterlichen Kontrolle, aber eben nur scheinbar. Bekannt sind die oft sehr ausgefeilten und raffinierten Dissimulationstendenzen, die Tendenzen, zu verschweigen, zu lügen, zu vertuschen, kleinere und größere Betrugsmanöver zu veranstalten.

Die inszenierte Kindlichkeit gestattet die Fortsetzung der Bindung an die Eltern, bei Vertuschung der sexuell-ödipalen Thematik zugunsten eines gleichmachenden oralen Gebens und Nehmens, Fütterns und Verweigerns. Allen ist gewissermaßen auf friedliche Weise der Mund gestopft, alle kämpfen darum, gewissermaßen nicht im Hirsebrei eines fragwürdigen Schlaraffenlandes zu ersticken; aber das Klima bleibt gerade durch die Verkümmerung auf der scheinbar unproblematischen Ebene des Oralen latent inzestuös; und es werden inzestuöse Gefahren auf der Ebene der Nahrungskontrolle vergeblich bekämpft.

Eine Fallvignette

Eine Illustration soll unsere Überlegungen abrunden. Es handelt sich nicht um den eher charakteristischen Fall eines jungen Mädchens oder einer sehr jungen Frau, sondern um die Begegnung mit einer in ihrer Erkrankung chronifizierten Patientin, die in einer Situation vorübergehender Trennung dieses für sie äußerst schmerzliche Erleben in einer Weise bewältigt – oder nicht bewältigt – hat, die mir (Brigitte Boothe) damals einen differenzierten Zugang zur inneren Welt der Magersüchtigen ermöglichte und die Vermutung nahelegte, daß es sich beim hier gewählten Umgang mit Trennungsfrustration nicht bloß um ein isoliertes und unvergleichbares Beispiel handelt.

Während meiner Assistententätigkeit am Klinischen Institut für Psychosomatische Medizin und Psychotherapie an der Universität Düsseldorf besuchte ich eine Supervisionsgruppe. Damals vertrat ich eine Kollegin, die Ferien hatte, bei einer ihrer Patienten, einer seit vielen Jahren magersüchtigen Frau mittleren Alters, die frühberentet allein in ihrer Wohnung lebte. Ich kannte sie längst vom Sehen und auch von gelegentlichen früheren Vertretungen. Als ich ihr das erste Mal zufällig in den Räumen der psychotherapeutischen Klinik begegnet war, in der sie sich vor Aufnahme der ambulanten Behandlung bei meiner Kollegin aufgehalten hatte, traf mich ihre außerordentliche Erscheinung. Ihr ausgemergeltes, fahles Gesicht, umgeben von weißem, wunderbar reichem Haar, war unbeweglich und trug wie eine Inschrift die Züge duldender Qual. Ihre

Art sich fortzubewegen, war nicht eigentlich ein Gehen, sondern ein leises, wie qualerfülltes sich Vorwärtsschieben, ohne Nutzung der Knie, mit vorgestrecktem Becken, gesenktem, aber nach vorn gerichtetem Kopf. Der unendlich fettlose Körper schien mit der Aufgabe der Fortbewegung nicht befreundet, eher nur auf Schmerz zu warten durch die Berührung mit anderen Körpern auf dieser chaotischen Welt. So weit mir später bekannt wurde, war keine körperliche Krankheit für das seltsame Bewegungsmuster der Frau A verantwortlich.

Wovon ich berichten will, ist die Begegnung beim ersten Gespräch, das ich als Vertreterin meiner Kollegin nach deren Abreise mit Frau A führte. Sie saß mir gegenüber und weinte unaufhörlich, oder besser: begleitete ihre leise, sacht und stetig fließende Rede mit Tränen. Ich kann nicht sagen, daß es mir leicht war in ihrer Gegenwart. Sie flößte mir mit feierlichem Befremden und Schauder gemischten Respekt ein, wie vielleicht eine Nonne, die ein exzentrisches Martyrium auf sich genommen hat. Im Licht des heiligen Schreckens erschien mir mein eigenes Dahinleben im Vergleich zu ihrer Mühsal als allzu seicht und bequem und schuldhaft in der Suche nach persönlichem Vorteil und Behagen.

Frau A teilte mit, daß sie sich vollkommen verlassen fühle, und im Augenblick schrecklicher verlassen denn je, weil der Urlaub ihrer Therapeutin sie zu aller Einsamkeit, die sie ohnehin empfinde, furchtbar niederschlage, um so mehr, als sie ihr zufällig noch begegnet sei, als diese am letzten Arbeitstag die Ambulanz verließ, um ins Auto zu steigen. Die Therapeutin habe Frau A nicht angeschaut, und sie, Frau A, habe sofort den Eindruck gehabt, die andere vermeide bewußt den Blickkontakt, um ihr mitzuteilen, daß Frau A nicht mehr von Interesse sei, weil endlich angenehmere Begegnungen mit wichtigeren Menschen, die wirklich etwas zu bieten haben, in Aussicht stünden.

Einsam sei sie, eine Last für jedermann, auch für mich, die ich pflichtgemäß Interesse aufbringen müsse. Sie wolle aber niemanden über Gebühr beschweren und belasten, sei daher – letztlich um meinetwillen und meiner Kollegin willen – auch heute pünktlich zum vereinbarten Termin erschienen; aber der Drang, ihr Leben zu beenden, sei stark wie nie, und sie sei nicht sicher, daß sie ihm noch lange – noch über diesen Tag hin – werde widerstehen können.

Die Stunde endete, ohne daß sich etwas merklich bewegt hätte. Ich war damals sehr bedrückt, fühlte mich hilflos, ratlos und beunruhigt. Schließlich rief ich die Patientin am späteren Abend zu Hause an, in der Hoffnung, zu meiner Entlastung die Lebende zu erreichen, und in der Absicht, ihr ein Zeichen zu geben, daß sie für mich existierte, daß ich an sie dachte, mich um sie sorgte. Als ich von dieser speziellen »Intervention« in der Supervision berichtete, äußerte die Leiterin der Supervisionsgruppe sofort Erstaunen. Wem ich auf diese Weise habe helfen wollen, der Patientin oder mir, fragte sie skeptisch und verlangte zu wissen, wie ich die

Patientin angetroffen und wie sie mein Telefonat aufgenommen habe. Die Telefonepisode soll uns kurz beschäftigen. Frau A kam mein Telefonat nicht sonderlich gelegen, auch wenn sie sich beeilte, mir für den Anruf und für meine Frage, wie es ihr gehe, zu danken und mir darüber hinaus zu versichern, daß sie sich einsam und verlassen fühlte. Das klang ein wenig beteuernd. Sie war damit beschäftigt zu malen, wie sich herausstellte; sie malte gut, wie ich wußte, mit viel Zartheit und Feingefühl, stellte aber häufig – und so auch jetzt – klar, daß ihre Bilder ihr wenig oder nichts bedeuteten.

Ich will nun darlegen, in welcher Weise ich im Nachhinein, nach der Telefonepisode und vor allem nach der Supervision, als reflektierende und beobachtende Therapeutin, die Situation, in die ich verstrickt war und in der ich agierte, zu verstehen und zu erklären versuchte. Mein Anruf brachte Frau A offenbar in Verlegenheit. Sie hatte am Morgen im Gespräch mit mir, der Stellvertreterin, heftig, vor allem unter Einsatz grimmiger Selbstanklagen und Selbstattacken, ein sich entziehendes Liebesobjekt angeklagt, das in ihrer Vorstellung dabei war, sie zugunsten anderer privilegierter Objekte aufzugeben. Sie selbst mußte tatenlos zusehen und sich zu einer Stellvertreterin abschieben lassen. Die in der Kränkungswut mobilisierten Vergeltungsphantasien fanden Ausdruck in der Drohung, ihrerseits das treulose Objekt im Stich zu lassen. Und darum ging es: um ihre eigene Chance und ihre eigene Initiative, dem als treulos erlebten Objekt mit deutlicher Geste den Rücken zu kehren. Sie hatte ein aktives Verlassen realisiert und konnte sich danach ureigensten Angelegenheiten zuwenden. Daher kam ihr mein Anruf ungelegen. Sie erlebte mich als Eindringling in ihre Angelegenheiten. Die folgenden Überlegungen dienen dem genaueren Verständnis ihrer inneren Situation.

Frau A hatte von sich selbst den Eindruck, außerstande zu sein, ein Gegenüber auf gleicher Ebene für sich zu interessieren. Sie unterhielt kaum verläßliche partnerschaftliche Beziehungen, nur einige wenige asymmetrische Betreuungskontakte, wie zum Hausarzt oder einem Pastorenehepaar. Die ambulante Einzelpsychotherapie gehörte in diese Reihe; und das bedeutete, daß die Beziehung ganz ähnlich wie jene wahrgenommen und eingeordnet wurde. Das heißt, Frau A pflegte davon auszugehen, sie sei ein lästiges Anhängsel und persönlicher Beachtung kaum wert, weil sie nichts zu bieten habe, das mit den weit überlegenen Möglichkeiten jener Betreuungspersonen konkurrieren könne. Diese Einstellung verursachte ihr gleichzeitig das Gefühl einer Dauerkränkung und Dauerzurücksetzung, weil sie einer Zurückweisung ihres Anspruchs gleichkam, einen zentralen Platz gerade dort, bei – oder vielleicht auch über – jenen privilegierten Ersatz-Elternfiguren einzunehmen. Die Selbstwahrnehmung als unterlegen und auf einen zweiten Platz verwiesen führte hier also gerade nicht zu einer Haltung der Demut oder der Unterwerfung oder des Sehnsüchtig-sich-Anlehnens, wie das aus anderen vergleichbaren Konfliktlösungsversuchen bekannt ist, sondern letztlich zur verdeckten Auflehnung. Die immer wieder neue Suche nach Ersatzelternfiguren führte zur immer wieder neuen Inszenierung des gleichen Dramas. Kontakt sollte aus der Sicht der Patientin hergestellt werden auf der Basis eines moralischen Appells an die mütterliche Fürsorglichkeit des Gegenübers. Diese sollte ausgelöst werden durch die Augenfälligkeit des Leidens, das sichtbare Ausmaß an ungestillter Bedürftigkeit. Diese Form des Kontaktangebots war nun – ich betone das, um zu verdeutlichen, worauf ich hinauswill – keineswegs eindeutig und keineswegs eindeutig so gewollt, sondern stand im Dienst des Interesses, das Objekt exklusiv für sich zu gewinnen. Das gewählte Mittel, eben der Appell an Fürsorglichkeit, barg nun freilich Probleme. Zwar konnte Frau A bei Elternfiguren mit fürsorglicher Anteilnahme rechnen, zumal bei solchen, die sich professionell der Mütterlichkeit verschrieben hatten. Aber das allein begründete eben keine Aussicht auf exklusive Intimität. Um das Gegenüber stärker an sich heranzuziehen, mußte mehr geschehen. Dieses Mehr bestand im Fall der Frau A in einer Art Versprechen, unendlich viel Wertvolles geben zu können, zum Beispiel Sanftheit, Sensibilität, inneren Reichtum und Fürsorglichkeit. Es bestand aber auch, wie mein mit Schauder gemischter Respekt verriet, in einem sehr erheblichen Aufwand an imponierender Kraft, eingesetzt, um das Gegenüber moralisch zu beeindrucken, zu erschüttern, in Bann zu schlagen. Das elterliche Gegenüber sollte zur Zuwendung bewegt werden über die Moralität der Fürsorge; es sollte sich jedoch in der Beziehung engagieren, weil das »Kind« Qualitäten aufzuweisen hatte, die das elterliche Gegenüber bestimmen müßten, das »Kind« allen anderen wirklichen oder möglichen Liebesobjekten vorzuziehen und sich ihm vielleicht auch demütig unterzuordnen. Dieses Vorgehen war zum Scheitern verurteilt, und es ist leicht einzusehen warum. Frau A scheiterte an der für sie nicht bewältigbaren Kränkungsgefahr, der sie sich zwangsläufig aussetzte. Sie setzte sich der definitiven Überforderung aus, eine – begreiflicherweise unvermeidliche – vorübergehende oder dauerhafte Abwendung des Objekts stets persönlich, als persönliche Niederlage, aufzufassen, was sie um so mehr treffen mußte, als der Aufwand und die Anstrengung, sich imponierend zu zeigen, so ungemein hoch war. Auch erlebte die Patientin sich unter anderem deswegen als so hilflos der Gefahr der Verlassenheit ausgeliefert, weil sie ihr intensives Anliegen, für das Elternobjekt die uneingeschränkt erste Rolle zu spielen, ja nicht offenlegen durfte. Es durfte nicht sichtbar werden, was sie in Wirklichkeit heftig ersehnte, weil sie ihr Anliegen für ungehörig hielt und auch fürchtete, sich der Lächerlichkeit preiszugeben; – es sei denn, der/die mächtige Andere sorge für die Entkräftung des Verbots und die Aufhebung des Unmöglichen.

Wir können uns nun die unbewußte emotionale Situation der Frau A etwas genauer vorstellen. Die Therapeutin trat ihren Urlaub an. Das bedeutete im persönlichen Beurteilungssystem der Patientin, daß jene sie verließ, weil Frau A nicht genug geboten hatte, um sie zu halten, oder daß sie zwar unendlich viel geboten hatte, dies aber ignoriert oder mindestens nicht ausreichend wahrgenommen und geschätzt worden war. ›So viel Mühe, so viel unendliche Anstrengung wieder einmal umsonst‹, könnte man stellvertretend für die gekränkte Patientin, die das nicht bewußt äußern kann, artikulieren. Und weiter: ›Sie hat Besseres vor, als sich mit mir abzugeben; das hätte ich mir denken können. Wenn sie sich um mich gekümmert hat, war es heuchlerisch; es ging ihr nur um ein eigenes gutes Gewissen, sie wollte gut dastehen, sie wollte Erfolg mit mir haben. Jetzt wendet sie sich den Leuten zu, mit denen sie freiwillig etwas zu tun haben will. Und ich werde auf eine Ersatzperson abgeschoben, damit sie ein gutes Gewissen haben kann, mich sozusagen versorgt weiß. Wie sie mich mißversteht: Es geht mir ja gar nicht darum, daß mich jemand versorgt, noch dazu pflichtgemäß. Im Gegenteil, das beleidigt mich.‹

In dieser psychischen Verfassung mußte etwas zur eigenen Stabilisierung geschehen. Der einzig mögliche Weg war, aktiv das herzustellen, was man passiv hat erleiden müssen. Das bedeutete in Frau As Fall, daß sie eine Form des aktiven Weggehens zu finden hatte, die ihrem inneren Drama gerecht wurde. Die Form ihres aktiven Rückzugs gestaltete sich entsprechend komplex: Zum einen war das Objekt ein Stück weit aufgegeben worden und die Identifikation an die Stelle der Besetzung getreten: Sie übernahm Fürsorglichkeitspflichten mir gegenüber, wie sie die Therapeutin ihr gegenüber geübt hatte. Zugleich entwertete sie defensiv das Objekt und die Stellvertreterin durch das Mittel leisen Hohns, weil sie sich nicht ausreichend wertgeschätzt sah. Zum anderen war hier ein moralisches Versagen anzuprangern: Eine Leidende war gedankenlos im Stich gelassen worden. Schließlich war Vergeltung zu üben: Die böse Verlassende soll einmal so um sie bangen, wie sie selbst immer wieder hat bangen müssen.

Diese komplexe Inszenierung war notwendig, um ausreichend Bestrafungslust zu genießen. Die hier weitgehend masochistisch inszenierte Bestrafungslust und Selbstbestrafungslust waren aber nicht das Ziel der Aktion. Ziel der Aktion war die Fähigkeit, aktiv weggehen und sich auf die eigenen Ressourcen, das heißt auf die eigenen Quellen, das subjektiv gegebene Repertoire an Möglichkeiten, aus sich heraus zu leben, besinnen zu können (die psychodynamische Bedeutung der Fähigkeit, aktiv weggehen zu können, wird genauer dargelegt in: Heigl-Evers u. Weidenhammer 1988; Boothe 1990). Betrachtet man die Initiative der Patientin in eben dieser Perspektive, dann ist klar, daß sie zwar zur Demonstration von Fürsorglichkeit und aktivem Engagement ihr Gegenüber verführt – bei gleichzeitig erlebter Ratlosigkeit, vielleicht auch Unwillen –, daß dies aber nicht ihr eindeutiges Befriedigungs- und Beziehungsziel ist. Es geht darum, sich dem Zugriff und der Kontrolle des Objekts zu entziehen. Demonstrierte Fürsorglichkeit als Haltung der therapeutischen Kontaktperson erwies sich als nicht sinnvoll, weil sie nur das identifikatorische

Moment in Frau As innerer Strategie, sich vom verlassenden Objekt zu befreien, ansprach. Das heißt: Frau A nahm in der engagierten Teilnahme der Stellvertreterin deren eigenes Bedürfnis nach Sicherheit und Beruhigung wahr und sah sich folglich in ihrer Identifikation mit einer fürsorglichen Mutterfigur veranlaßt, ihrerseits die auf Hilfe Angewiesene zu versorgen.

Wichtig erscheint mir, daß hier ein für die Psychoanalyse sehr zentrales Konzept von Subjektivität zum Tragen kommt: Subjektivität als das Eigene, das sich entwickelt als Ergebnis der aktiven Abwendung vom Objekt im Sinne eines Entzugs der Kontrolle und des Zugriffs durch den anderen. Subjektivität ist somit das Neue in der Person, das sich nicht berechnen läßt. Aber diese Formulierung könnte leicht mißverstanden werden im Sinne einer Art sittlichen Mahnung, das Anders- und Besonderssein ausreichend und hinlänglich zu würdigen. In einem trivialen Sinn versteht sich das von selbst. In der programmatischen Auffassung der Selbstpsychologen im Gefolge KOHUTs dagegen »stellt das Selbst das organisierende Prinzip dar. Dabei hat das Selbst das imperative Bedürfnis, eine kohäsive Struktur zu bilden und zu erhalten, indem es seine eigene Bedeutung durch ein inneres Programm zum Ausdruck bringt« (WOLF 1989, S. 3). Der in seinem Selbstsein gehinderte Patient kommt in dieser Sicht in psychoanalytische Behandlung in der »Hoffnung, einiges an Potential für kreative Entfaltung zu erlangen und (...) schließlich das zu werden, was man wirklich sein kann und immer schon wünschte zu sein, nämlich ein eigenes Selbst« (WOLF 1989, S. 22). Dies würde ermöglicht durch »die Erfahrung eines empathisch Aufeinandereingestimmtseins (...), die es dem Patienten erlaubt, den Therapeuten als ein Selbstobjekt zu nutzen, das heißt als einen Teil seiner eigenen Selbst-Struktur« (WOLF 1989, S. 10f.).

Was immer das im einzelnen heißt, in diesem Programm scheint das Individuum zu seiner subjektiven Einmaligkeit zu finden durch die sich artikulierende Anwesenheit eines als unverzichtbar gedachten Elternobjekts. Damit erhält das sich in subjektiver Besonderheit und Unverwechselbarkeit realisierende »Selbst« letztlich nichts anderes als den Status des Lieblingskindes; und jenes »persönliche Wachstum«, das zur Sprache der Selbstpsychologen gehört, vollzieht sich im Melo-»Drama des begabten Kindes«. Subjektive Besonderheit, »Selbst« oder »persönliches Wachstum« geraten unter der Hand zu trügerischen Etiketten eines durch Ideologiebildung scheinbar überwundenen Wettbewerbs, indem die Idee suggeriert wird, jeder könne es – nach höchst persönlichem, subjektivem Maßstab – zu beträchtlichen Graden persönlich-subjektiver Vollendung bringen, werde die eigene Subjektivität nur ausreichend vom therapeutischen Gegenüber empathisch wahrgenommen, gespiegelt und gefördert. In diesem Sinne gibt es, zumindest dem Ideal nach, zwischen Therapeut und Patient jeweils eine exklusive, einmalige, sich selbst genügende Paarbeziehung, die im Dienst an der eigenen Vollendung das störende Dritte ausschließt. Hier verkörpert sich anders ausgedrückt die narzißtische Hoffnung auf den ödipalen Triumph (Chasseguet-Smirgel 1981), die Hoffnung, im Fall der Magersucht-Pathologie in der Spiegelung durch abwechselnd oder gleichzeitig beide Partner des grandiosen Elternpaares verharren zu können.

Der Schritt zur Mobilisierung der eigenen Ressourcen, der Entfaltung von Subjektivität, wie er ausgehend vom Beispiel der Frau A erörtert wurde, ist eine sehr spannungsreiche Angelegenheit. Hier ist von einer »Not des Lebens« die Rede, von einer Krisensituation. Ein Liebesobjekt, das unter anderem Züge des Mütterlichen trägt, erweist sich als enttäuschend für die eigenen Wünsche nach Privilegierung, nach Unersetzlichkeit der eigenen Person, weil unübersehbar ein drittes Objekt den Platz einnimmt, den man selbst einzunehmen glaubte oder einzunehmen hoffte. Diese ödipale Zurücksetzung, die sich in unzähligen Varianten vorbereiten und ereignen sowie in unzähligen Varianten verarbeitet werden kann und muß, ist sozusagen ein Scheideweg. Sie birgt in der frühkindlichen Entwicklung generell eine sehr erhebliche Regressionsgefahr im Sinne der Reetablierung alter Abhängigkeits- oder illusionärer Pseudo-Autarkiemuster, aber sie ermöglicht den produktiven Schritt ins eigene Ungewisse, den ›Gang allein in die Wüste‹, um es biblisch zu wenden. Dieser produktive Schritt ins eigene Ungewisse wirkt freilich nicht sonderlich attraktiv. Er ist weder aus der Euphorie geboren, noch bezieht er Schwung aus der Überschätzung der eigenen Person. Im Gegenteil, er folgt auf die ernüchternde Erfahrung, nach aller Anstrengung, sich für das Objekt wertvoll und interessant zu machen, weggeschickt, auf die Seite gestellt worden zu sein, zugunsten eines erfolgreichen anderen. Das Hineinnehmen dieser Erfahrung als Voraussetzung für den ›Gang allein in die Wüste‹ schafft eine wichtige Voraussetzung für jene unvoreingenommene und die Welt der Objekte nicht ausblendende Selbstwahrnehmung, in der Subjektivität in der Beziehung zwischen Analytiker und Patient zur Erfahrung werden könnte.

Literatur

Beresin, E.V.; Gordon, C.; Herzog, G.B. (1989): The process of recovering from anorexia nervosa. In: Bemporad, J.R.; Herzog, D.B. (Eds.), Psychoanalysis and eating disorders. Guilford, New York, S. 103-130.

Binswanger, H. (1944): The case of Ellen West. In: May R. et al. (Eds.), Existence. Basic Books, New York.

Boothe, B. (1990): Trennung – Alleinsein – Aufbruch. Zeitschrift für Psychosomatische Medizin und Psychoanalyse, 36(4), 316–330.

Boris, H.N. (1984): The problem of anorexia nervosa. Intern. Journal of Psycho-Analysis 65: 315-322.

Boris, H.N. (1984a): On the treatment of anorexia nervosa. Intern. Journal of Psycho-Analysis 65: 435-442.

Borkenau, F. (1957): Zwei Abhandlungen zur griechischen Mythologie. Psyche 11: 1-27.

Brémond, C. (1973): Logique du récit. Seuil, Paris.

Bruch, H. (1973): Eating disorders. Basic Books, New York.

Bruch, H. (1977): The golden cage. Open Books, London.

Bruch, H. (1982): Anorexia nervosa: Therapy and theory. American Journal of Psychiatry 139: 1531-1538.

Bruch, H. (1985): Four decades of eating disorders. In: Garner, D.M.; Garfinkel, P.E. (Eds.), Handbook of psychotherapy for anorexia nervosa and bulimia. Guilford Press, New York, S. 7-18.

Buchholz, M.B. (1991): Die Regression der Triade. Zur Bedeutung des Vaters bei der Magersucht. Forum der Psychoanalyse 7: 47-61.

Calasso, R. (1990): Die Hochzeit von Kadmos und Harmonia. Insel, Frankfurt.

Chasseguet-Smirgel, J. (1981): Das Ich-Ideal. Suhrkamp, Frankfurt.

Chernin, K. (1986): The hungry self. Virago, London.

Crisp, A.H. (1967): Anorexia nervosa. Hospital Medicine 1: 713-718.

Crisp, A.H. (1980): Anorexia nervosa: Let me be. Plenum Press, London.

DEUTSCH, H. (1981): Anorexia nervosa (with introduction by Paul Roazen). Bulletin Menninger Clinic 45: 499-511.

DORNBUSCH, S.M.; CARLSMITH, J.M.; DUNCAN, P.D.; GROSS, R.T.; MARTIN, J.A.; RITTER, P.L.; SIEGEL-GORELICK, B. (1984): Sexual maturation, social class, and the desire to be thin among adolescent females. Developmental and Behavior Pediatrics 5: 308-314.

DRUSS, R.G.; SILVERMAN, J.A. (1979): Body image and perfectionism of ballerinas. General Hospital Psychiatry 2: 115-121.

DUNBAR, M. (1987): Catherine. Penguin, Harmondsworth.

FALLON, A.E.; ROSEN, P. (1985): Sex differences in perceptions of desirable body shape. Journal of Abnormal Psychology 94: 102-105.

FINN, S.E.; HARTMANN M.; LEON, G.R.; LARSON, L. (1986): Eating disorders and sexual abuse: Lack of confirmation for a clinical hypothesis. Intern. Journal of Eating Disorders 5: 1051-1059.

FISCHER, G. (1986): Zur traumatischen Wirkung von Doppelbindungen bei der Entstehung von Charakterstörungen. Forum der Psychoanalyse 2: 309-325.

FRENZEL, E. (1983): Stoffe der Weltliteratur, 6. Aufl. Kröner, Stuttgart.

FREUD, S. (1895): Studien über Hysterie. Ges. Werke I.

FREUD, S. (1896): Weitere Bemerkungen über die Abwehr-Neuropsychosen. Ges. Werke I.

FREUD, S. (1896a): Zur Aetiologie der Hysterie. Ges. Werke I.

FREUD, S. (1898): Aus den Anfängen der Psychoanalyse. Briefe an Wilhelm Fliess, Abhandlungen und Notizen. Imago, London, 1950; darin: Brief an Fliess vom 20. Juni 1898.

FREUD, S. (1914): Zur Einführung des Narzissmus. Ges. Werke X.

FRIEDMAN, M. (1985): Survivor guilt in the pathogenesis of anorexia nervosa. Psychiatry 48: 25-39.

GARFINKEL, P.E. & GARNER, D.M. (1982): Anorexia nervosa: A multidimensional perspective. New York: Basic Books.

GARN, S.M.; CLARK, D.C. (1975): Nutrition, growth, development, and maturation: Findings from the Ten-State Nutrition Survey of 1968-1970. Pediatrics 56: 306.

GARN, S.M.; CLARK, D.C. (1976): Trends in fatness and the origins of obesity. Pediatrics 57: 443-456.

GEIST, R.A. (1989): Self psychological reflections on the origins of eating disorders. In: BEMPORAD J.R.; HERZOG D.B. (Eds.), Psychoanalysis and eating disorders. Guilford, New York, S. 5-28.

GOODSITT, A. (1983): Self-regulatory disorders in eating disorders. Intern. Journal of Eating Disorders 2: 51-61.

GOODSITT, A. (1985): Self-psychology and the treatment of anorexia nervosa. In: GARNER D.M.; GARFINKEL P.E. (Eds.), Handbook of psychotherapy for anorexia nervosa and bulimia. Guilford Press, New York, S. 55-82.

GOODSITT, A. (1983): Self-regulatory disorders in eating disorders. Intern. Journal of Eating Disorders 2: 51-61.

GORDON, C.; BERESIN, E; HERZOG D.B. (1989): The parents' relationship and the child's illness in anorexia nervosa. In: BEMPORAD J.R.; HERZOG D.B. (Eds.), Psychoanalysis and eating disorders. Guilford, New York, S. 29-42.

GRANT, M., HAZEL, J. (1980): Lexikon der antiken Mythen und Gestalten. Deutscher Taschenbuchverlag, München.

GÜLICH, E; RAIBLE, W. (1977): Linguistische Textmodelle. Fink, Müchnen.

HEIGL-EVERS, A.; WEIDENHAMMER, B. (1988): Der Körper als Bedeutungslandschaft. Huber, Bern.

HILL, J.O.; HOLLMBECK, G.N. (1987): Familial adaption to biological change during adolescence. In: LERNER, R.M.; FOCH T.T. (Eds.), Biological-psychosocial interactions in early adolescence. Erlbaum, New Jersey, S. 207-223.

HSU, L.K.G.; MILLIONES, J.; FRIEDMAN, L.; HOLDER, D.; KLEPPER, T. (1982): A survey of eating attitudes and behavior in adolescents. Paper presented at the 25th Annual Meeting of the American Academy of Child Psychiatry, Washington, D.C.

HSU, L.K.G. (1990): Eating disorders. Guilford Press, New York.

HUENEMANN, R.L.; SHAPIRO, L.R.; HAMPTON, M.C.; MITCHELL, B.W. (1966): A longitudinal study of gross body composition and body conformation and their association with food and activity in a teenage population. American Journal of Clinical Nutrition 18: 325-338.

HUNGER, H. (1974): Lexikon der römischen und griechischen Mythologie. Rowohlt, Reinbek.

JAWETZ, I.K. (1976): Discussion of S. Ritvo's presentation. Panel on »The psychology of women: late adolescence and early adulthood«, reported by E. Galenson. Journal of the American Psychoanalytic Ass. 24: 640-641.

JOLLES, A. (1930): Einfache Formen. Legende, Sage, Mythos, Rätsel, Spruch, Kasus, Memorabile, Märchen, Witz. Niemeyer, Tübingen, 1974.

JONES, E. (1935): Über die Frühstadien der weiblichen Sexualentwicklung. Intern. Zeitschrift für Psychoanalyse XXI: 331-341.

KALUCY, R.; CRISP, A.H.; HARDING, B. (1977): A survey of 56 families with anorexia nervosa. British Journal of Medical Psychology 50: 381-395.

KENDELL, R.E.; HALL, D.J.; HAILEY, A.; BABIGIAN, H.M. (1973): The epidemiology of anorexia nervosa. Psychological Medicine 3: 200-203.

KERÉNYI, K. (1966): Die Mythologie der Griechen. Bd 1: Die Götter- und Menschheitsgeschichten. Deutscher Taschenbuchverlag, München.

KERNBERG, O. (1980): Melanie Klein. In: KAPLAN H.I.; FREEDMAN A.M.;

SADOCH B.J. (Eds.), Comprehensive textbook of psychiatry III. Williams & Wilkins, Baltimore, S. 820-833.
KLESSMANN, E.; KLESSMANN, H.-A. (1983): Anorexia nervosa – eine therapeutische Beziehungsfalle? Praxis der Kinderpsychologie und Kinderpsychiatrie 32: 257-261.
KOHON, G. (1984): Reflections on Dora: the case of hysteria. Intern. Journal of Psycho-Analysis 65: 73-84.
LÉVI-STRAUSS, C. (1958): Strukturelle Anthropologie. Suhrkamp, Frankfurt, 1978.
LUCAS, A.R.; BEARD, C.M.; O'FALLON, W.M.; KURLAND, L.T. (1988): Anorexia nervosa in Rochester, Minnesota: A 45-year study. Mayo Clinic Proceedings 63: 433-442.
MARCUSE, H. (1955): Triebstruktur und Gesellschaft. Suhrkamp, Frankfurt, 1969.
MASSERMAN, J.H. (1941): Psychodynamics in anorexia nervosa and neurotic vomiting. Psychoanalytic Quarterly 10: 211.
MINUCHIN, S.; BAKER, L.; ROSMAN, B.L.; LIEBMAN, R.; MILMAN, L.; TODD, T. (1975): A conceptual model of psychosomatic illness in children. Archives of General Psychiatry 32: 1031-1038.
OTTE, H. (1980): Überlegungen zur Arzt-Patient-Beziehung bei der stationären Therapie der Anorexia nervosa. Praxis der Kinderpsychologie und Kinderpsychiatrie 29: 243-246.
RANKE-GRAVES, R. (1960): Griechische Mythologie. Rowohlt, Reinbek.
RITVO, S. (1976): Adolescent to woman. Journal of the American Psychoanalytic Association 24: 127-137.
RUSSELL, G.F.M. (1970): Anorexia nervosa: Its identity as an illness and its treatment. In: Price, J.H. (Ed.), Modern trends in psychological medicine, ol. 2. Butterworths, London, S. 131-164.
SAVIN-WILLIAMS, R. (1979): Dominance hierarchies in groups of early adolescents. Child Development 50: 923-935.
SELVINI-PALAZZOLI, M. (1978): Self-starvation: From the intrapsychic to transpersonal approach. Jason Aronson, New York.
SELVINI, M. (1988): The work of Maria Selvini-Palazzoli. Jason Aronson, New York.
SIMMONS, R.G.; ROSENBERG, F. (1975): Sex, sex roles, and image. Journal of Youth and Adolescence 4: 229-258.
SPERLING, M. (1983): A reevaluation of classification, concepts, and treatment. In: WILSON, C.P. (Ed.), Fear of being fat. Aronson, London, S. 51-82.
STROBER, M.; YAGER, J. (1985).: A developmental perspective on the treatment of anorexia nervosa in adolescents. In: GARNER D.M.; GARFINKEL P.E. (Eds.), Handbook of psychotherapy for anorexia nervosa and bulimia. Guilford Press, New York, S. 363-390.
SZMUKLER, G.I.; EISLER, I.; GILLIS, C.; HAYWARD, M.E. (1985): The

implications of anorexia nervosa in a ballet school. Journal of Psychiatric Research 19: 177-181.

THEANDER, S.(1970): Anorexia nervosa: A psychiatric investigation of 94 female patients. Acta Psychiatrica Scandinavica (Suppl. 214), 1-194.

THOMÄ, H. (1961): Anorexia nervosa. Huber, Bern.

TOBIN-RICHARDS, M.H.; BOXER, A.M.; PERSEN, A.C. (1983):. The psychological significance of pubertal change. Sex differences in perceptions of self during early adolescence. In: BROOKS-GUNN J.; PETERSEN A.C. (Eds.), Girls atpuberty. Plenum Press, New York, S. 127-154.

VOGT, R. (1985): Der Mythos. Versuch einer begrifflichen Annäherung. Psyche 39: 769-799.

WALLER, J.; KAUFMAN, M.; DEUTSCH, F. (1949): Anorexia nervosa: A psychosomatic entity. In: KAUFMAN R.M.; HEIMAN M. (Eds), Evolution of psychosomatic concepts. Hogarth, London.

WILLENBERG, H. (1984): Das willkürliche Erbrechen – wie behandeln? Psycho 10: 264-280.

WILLENBERG, H. (1984a): Körpersymbolik – Ein Beitrag zum Verständnis des Selbsterlebens Magersüchtiger. Psychotherapie, Psychosomatik, Medizinische Psychologie 34: 242-245.

WILLENBERG, H. (1986): Die Bedeutung des Vaters für die Psychogenese der Magersucht. Materialien zur Psychoanalyse und analytisch orientierten Psychotherapie 12: 237-277.

WILLIAMS, P.; TARNOPOLSKY, A.; HAND, D. (1980): Case definition and case identification in psychiatric epidemiology: Review and assessment. Psychological Medicine 12: 431-434.

WILSON, C.P. (Ed.) (1983): Fear of being fat. Aronson, London.

WOLF, E.S. (1989): Das Selbst in der Psychoanalyse: Grundsätzliche Aspekte. In: WOLF, E.S.; ORNSTEIN, A.; ORNSTEIN, P.H.; LICHTENBERG, J.D.; KUTTER, P. (Hg.). Selbstpsychologie. Weiterentwicklungen nach Heinz Kohut. Verlag Internationale Psychoanalyse, München, S. 1-26.

Christina von Braun

Von der »virgo fortis« zur modernen Anorexie: Geistesgeschichtliche Hintergründe der modernen Eßstörungen

In den letzten Jahrzehnten sind psychologische oder psychoanalytische Denkmuster zunehmend zu einem Teil des geschichtswissenschaftlichen Arbeitsinstrumentariums geworden – eine Entwicklung, die von vielen Historikern kritisiert oder sogar bekämpft wurde, die aber zweifellos zur Bereicherung historischer Erkenntnismöglichkeiten und zur Einsicht beigetragen hat, daß es nicht nur ein individuelles, sondern auch ein kollektives geschichtsmächtig Unbewußtes gibt, das die Entstehung und Entwicklung sozialer Wirklichkeit mitbestimmt. Mein Aufsatz versteht sich als ein Plädoyer für den umgekehrten Vorgang: die Berücksichtigung kulturgeschichtlicher Hintergründe bei der Entstehung von psychischen »Krankheiten«. Erst ein solcher Blickwinkel offenbart die Geschichtlichkeit – und damit Wandelbarkeit – vieler Krankheitsbilder und eröffnet damit auch neue Perspektiven für die therapeutische Praxis. Die Psychoanalyse rückte die Tatsache ins allgemeine Bewußtsein, daß psychische Krankheiten engstens mit Kultur- und Geistesgeschichte zusammenhängen. Aber die Erkennntis, daß nicht nur die psychisch Kranken sondern auch ihre Therapeuten ein Produkt von Geschichte sind, scheint sich nur sehr zögerlich durchzusetzen. Am Beispiel der Geschichte weiblicher Nahrungsverweigerung sollen einige Zusammenhänge zwischen Religionsgeschichte und psychisch bedingter Symptombildung aufgezeigt werden – wobei dieser Entwurf keineswegs den Anspruch darauf erhebt, das einzige denkbare »Erklärungsmuster« für die Zunahme weiblicher Eßstörungen in der Moderne zu sein.

Wilgefortis

Die Legende der Heiligen Wilgefortis erzählt folgende Begebenheit: Wilgefortis war die siebte Tochter des Königs von Portugal – eines tyrannischen Herrschers, der für seine Grausamkeit gefürchtet war. Als Wilgefortis zwölf wurde, versprach ihr Vater die Hand seiner Tochter einem sizilianischen Sarazenenfürsten. Wilgefortis hatte sich jedoch geschworen, ihr Leben nicht einem Mann, sondern Gott zu weihen – ein Wunsch, der, nach einigen Versionen der Legende zu schließen, mit den »inzestuösen Aufmerksamkeiten« ihres Vaters zusammenhing. Um ihrer Weigerung zu heiraten Nachdruck zu verleihen, unterwarf sich Wilgefortis einer strengen Askese und nahm kaum mehr Nahrung zu sich. Gleichzeitig betete sie zu Gott, er möge sie aller Schönheit berauben. Gott erhörte sie: Er ließ ihr einen Bart wachsen. Der Bräutigam zog sich zurück, verständlicherweise. Wilgefortis' Vater aber ließ seine widerspenstige Tochter ans Kreuz schlagen. Am Kreuz betete sie, daß die Menschen der »Passion gedenken mögen, der alle Frauen unterworfen sind«. (vgl. LACY 1982; s. a. FARMER 1978; HUYSMANS 1903, 273ff., 309ff.).

Die Legende um Wilgefortis muß irgendwann zwischen 700 und 1000 unserer Zeitrechnung entstanden sein. Lange Zeit blieb der Kult auf Portugal beschränkt. Ab 1200 aber – das heißt mit der endgültigen Festigung der Macht der christlichen Kirche – breitete er sich auch auf andere Länder Europas aus. So taucht die Heilige Wilgefortis in einigen Gebieten Deutschlands als Heilige Kümmernis auf, in Spanien als Sankt Liberata und in den Niederlanden als Sankt Ontkommena (GESSLER 1938). Der Name Wilgefortis selbst ist eine Ableitung aus dem Lateinischen: virgo fortis (die starke Jungfrau). Schließlich kam der Kult auch nach England, wo aus Wilgefortis Sankt Uncumber wurde: eine Heilige, zu der Frauen beteten, die mit schwierigen, launischen oder tyrannischen Ehemännern geschlagen waren. Mit Hilfe von Sankt Uncumber, die einem Vater und einem potentiellen Ehemann widerstanden hatte, hofften sie, ihre Freiheit wiederzufinden: »to *un*cumber« hieß das in einer etwas ungewöhnlichen Wortschöpfung. (Englisch *encumber* gleich bedrängen; Französisch *encombrement* gleich Bedrängnis, Enge.) Eine Statue der bärtigen Heiligen Uncumbra ist heute noch in Westminster

Abbey zu besichtigen – in der von Heinrich VII. erbauten *Lady's Chapel.*

Die Legende der Heiligen Wilgefortis ist in mehr als einer Hinsicht interessant: Sie verweist auf ein frühes (aber keineswegs das früheste bekannte) Beispiel einer jungen Frau, die sich durch Nahrungsverweigerung einer Zwangsheirat widersetzt; sie stellt den Zusammenhang zwischen inzestuösen Übergriffen und dem Wunsch her, der Sexualität für immer zu entkommen; sie verweist darauf, daß die Nahrungsverweigerung keineswegs mit dem Wunsch zusammenhängen muß, einem Schönheitsideal zu entsprechen (wie eine der gängigen »Erklärungen« für die Verbreitung der Anorexie in den modernen Industriestaaten unterstellt), sondern eher mit dem Bedürfnis, sich aller Anzeichen weiblicher Anziehungskraft zu *entledigen.* Schließlich deutet diese Legende auch auf die enge und zum Teil paradoxe Beziehung zwischen der weiblichen Nahrungsverweigerung und der christlichen Idealisierung des Martyriums hin: Schon die Tatsache, daß Wilgefortis gekreuzigt wird und von der »Passion aller Frauen« spricht, ist zu entnehmen, daß es sich hier um eine Erlösungsmetapher handelt. Ob mit dieser Metapher die Erlösung von der »Erbsünde«, Frau zu sein, gemeint ist, soll noch dahingestellt bleiben. Ich möchte aber hier schon auf einen prägnanten Unterschied zwischen diesem »Erlösungstod« und dem Tod des christlichen Heilands hinweisen. Der Sohn Gottes opfert sich für die Menschheit: Der Gläubige empfängt die Gnade der Erlösung, indem er beim Meßopfer das Blut trinkt, das aus den Wunden des Heilands fließt.

Im Fall von Wilgefortis (die immer als eine »weibliche Christusgestalt« verehrt wurde) scheint hingegen die »Erlösung« gerade darin zu bestehen, daß das Blut aus der »Wunde« der Frau versiegt: Eine der deutlichsten Folgen weiblicher Nahrungsverweigerung besteht im Ausbleiben der Menarche beziehungsweise dem Versiegen der Menstruation. Dies ist einer von verschiedenen Hinweisen darauf, daß mit der weiblichen Nahrungsverweigerung letztlich die »Befreiung« vom weiblichen Körper gemeint ist – oder genauer: das Entweichen aus den Zuschreibungen, in denen dieser befangen ist.

Daß Eßstörungen unter jungen Frauen nicht neu sind und keineswegs nur mit der Moderne zusammenhängen, das zeigen immer mehr Untersuchungen, die sich mit den fastenden Frauen der Klöster befassen: Frauen, die wegen ihrer asketischen Lebensweise – und dazu gehörte vor allem die Nahrungsverweigerung – als Heilige verehrt wurden (vgl. Borghi 1973; Loudun 1980; Skrabanek 1983; Bell 1985; Jacobs Brumberg 1988; Shorter 1988). Der Historiker Rudolph Bell, der sich vor allem mit den Zeugnissen italienischer Klosterfrauen des 13. Jahrhunderts beschäftigt hat, weist darauf hin, daß fast die Hälfte der weiblichen Heiligen dieser Zeit »anorektische« Verhaltensmuster zeigten. (Er zählte insgesamt zweiundvierzig). Es entstand in diesem Zeitalter ein neues Ideal weiblicher Religiösität, das eng mit der Nahrungsverweigerung zusammenhing (Bell 1985, S. 149).

Bell hat von diesen »Heiligen Anorektikerinnen«, wie er sie nennt, ein sehr klinisches Bild entworfen, das er von den klassischen Lehrmeinungen der Psychologie und Psychiatrie über die Anorexie ableitet. Ich kann mich diesem Bild nur sehr beschränkt anschließen. Aber ich folge durchaus seiner These, daß die Essensverweigerung dieser Heiligen in engem Zusammenhang mit den Rollenzuweisungen an die Frau in der christlichen Gesellschaft zu sehen ist. Tatsächlich zeigt ein Blick in die Chronik der Heiligen, daß die einzige Möglichkeit für Frauen, den »Heiligenstatus« zu erreichen, in einem Verzicht auf Körperlichkeit bestand (entweder durch die Bewahrung der Jungfräulichkeit oder, stellvertretend für die Keuschheit, durch die Nahrungsverweigerung), während männliche Heilige auch durch völlig andere »Taten« – vor allem die Mission – Eingang in die Hagiographien fanden.

Im Fasten ist einer der grundlegenden Unterschiede zwischen männlicher und weiblicher Askese im Mittelalter zu suchen – ein Unterschied, der eng mit den christlichen Lehren zusammenhängt: Während Mönche fasteten, um sich von der Sünde zu »reinigen«, die sich *außerhalb* ihres Körpers befand (mit dieser »Sünde« war alles Weltliche gemeint, vor allem aber die Unreinheit, die der Umgang mit Frauen brachte), fasteten Frauen, um sich vom eigenen, vom weiblichen Körper zu befreien – diesem Körper, den das Christentum zum Ort der Niederlassung der »Sünde« erklärt hatte (WEINSTEIN u. BELL 1982). So gibt es kaum Beispiele eines männlichen Fastens »bis zum Tode«, während der Tod zum eigentlichen Ziel des weiblichen Fastens wurde. Das Fasten bedeutete für den Mönch den »Geist zu stählen für den Kampf zur Verteidigung des Glaubens« (BELL 1985, S. 117). Für die Frauen aber hieß das Fasten einerseits strikte Befolgung christlicher Lehren; andererseits aber beinhaltete es auch die »Erlösung« von diesen Lehren: die letzte Möglichkeit, etwas zu erringen, das wir heute mit dem Begriff der »Autonomie« umschreiben würden. Eine Autonomie, die hier darin bestand, mit Gott in direkte Beziehungen zu treten – unter Umgehung von Vätern, Ehemännern und dem Klerus selbst. Dieses Paradoxon, daß die weibliche Symptombildung zugleich Bejahung und Verneinung darstellen kann, taucht in der Geschichte weiblicher »Eßstörungen« immer wieder auf.

Das bekannteste Beispiel für die »Heiligen Anorektikerinnen« ist das der Caterina von Siena. Mit den Worten »Ich muß Gott dienen, nicht Männern!« verkündete sie ihrem Vater und ihren Brüdern den Entschluß, sich den Heiratsplänen der Familie zu widersetzen und in ein Kloster einzutreten (BELL 1985, S. 42). Schon in frühem Alter begann sie zu fasten.

Die Nahrungsverweigerung symbolisierte für sie und andere Klosterfrauen die Vereinigung mit Gott. In vielen Sprachen und in der Metaphernbildung verschiedener Kulturen ist Essen ein Synonym für Geschlechtsverkehr (vgl. VON BRAUN 1985, S. 381ff.). Es beinhaltet – wie etwa im Wort »vernaschen« – sehr oft die Bedeutung einer Verspeisung des anderen. Auch in der christlichen Eucharistie findet die Vereinigung mit Gott durch einen Akt der Nahrungsaufnahme statt: Hostie und Wein verwandeln sind beim Meßopfer in das Fleisch und das Blut des Herrn (wobei im vorliegenden Kontext von nicht geringem Interesse ist, daß der Ausdruck der »Transsubstantiation« im 12. Jahrhundert aufkam und auf dem 5. Laterankonzil von 1215 – also zeitgleich mit der Verbreitung der Nahrungsverweigung in den Nonnenklöstern – zum integralen Bestandteil der christlichen Lehre erklärt wurde.)

So erstaunt es nicht, daß ausgerechnet die Nahrungsverweigerung zum Ausdruck einer verweigerten irdischen Sexualität und eines Vollzugs der Ehe mit Gott wird. Beim Lesen der Zeugnisse, die die fastenden Klosterfrauen hinterlassen haben, kann man sich aber schwerlich des Eindrucks erwehren, daß Gott für viele von ihnen zu einem »Instrument« wurde, dem Mann das Verfügungsrecht über den weiblichen Körper zu entziehen: ein, ob bewußt oder unbewußt, taktisch klug gewähltes Instrument. Denn die Kirche mußte den Willen Gottes oder Jesu über den des irdischen Mannes stellen. Caterina von Racconigi (die ebenfalls wegen Nahrungsverweigerung zur Heiligen wurde) widersetzte sich mit Erfolg den Anordnungen des Dominikanerordens, dem sie unterstand. Als das Oberhaupt ihres Ordens sie aufforderte, in ihre Heimatstadt (aus der sie vorher vertrieben worden war) zurückzukehren, schrieb sie:

»Vater, ich bin eine gehorsame Tochter, und ich habe mich durch mein Gelübde verpflichtet, bis zum Tode allen Gesetzen meines Ordens zu folgen – aber es gibt Dinge, zu denen mich das Gesetz nicht verpflichtet; und in diesem Fall will ich nicht gehorchen. Da (...) diese Rückkehr gegen den ausdrücklichen Willen Gottes geschähe, der nicht will, daß ich wieder in meiner Heimat lebe, so mögen Sie mir verzeihen, aber ich komme nicht heim.« (Bell 1985, S. 160).

Daß es bei einer solchen Verweigerung kirchlicher Befehle auch um weibliche Selbstbestimmung ging, das zeigt nicht zuletzt die Verehrung der weiblichen Bevölkerung für die asketischen Klosterfrauen, die noch zu Lebzeiten als Heilige verehrt wurden. Als Umiliana de' Cerchi, die sich einer strengen Fastenordnung verschrieben hatte, am 19. Mai 1246 starb, verbreitete sich die Nachricht wie ein Lauffeuer über Florenz. Eine Menschenmenge, die fast nur aus Frauen bestand, versammelte sich vor dem Haus der Verstorbenen und trug sie im Triumphzug zur Kirche Santa Croce. Auf dem Weg wurde die Kleidung und sogar der Leichnam selbst von den gläubigen Frauen in Fetzen gerissen und als »Reliquie« in Gewahrsam genommen. Nur der Kopf der Verstorbenen konnte noch in der Nähe des Altars bestattet werden (Bell 1985, S. 92).

Daß die »Autonomie« (ich komme auf den Begriff später zurück) das eigentliche Ziel weiblichen Fastens darstellte, geht auch aus der unterschiedlichen Funktion des Klosters für Männer bzw. für Frauen hervor. Für den Mann bedeutete das Klosterleben die Verweigerung der umgebenden Kultur, weltlicher Macht und Reichtümer. Der »heilige Einsiedler« war die Idealgestalt vieler Mönchskloster; die »heilige Einsiedlerin« aber gab es nicht. Für die Frau stellte das Kloster einen Ort der Befreiung dar: der Freiheit, geistiger Tätigkeit nachzugehen und sich einem Sozialkodex zu entziehen, der sie der Herrschaft des Mannes unterwarf. Natürlich unterstand die Frau auch im Kloster diesem Sozialkodex, aber im Gegensatz zum Leben »draußen« bestimmte im Kloster sie selbst über die Disziplin, der sie sich unterwarf. Das Kloster war ein Ort, an dem sie sich mit der symbolischen Ordnung des Christentums auseinandersetzte: Um Subjekt zu werden, bedurfte sie des Anderen. Dieser Aspekt ist auch von Bedeutung für die moderne Anorexie: Es gibt keine Nahrungsverweigerung im Vakuum. Das »Nein« bedarf immer der Präsenz eines anderen, an den es gerichtet ist.

Das Fasten als »Kloster im Kopf«

Auch außerhalb der Klöster gab es viele »fastende Frauen«. Für sie wurde die Nahrungsverweigerung in vielleicht noch größerem Maße zu einem Instrument der Erringung von Unabhängigkeit. Denn das Fasten mußte gleichsam die schützenden Mauern des Klosters ersetzen. Bevor der Vater und die Brüder dem Wunsch Caterinas (von Siena), in ein Kloster einzutreten, nachgaben, suchte sie im Fasten und in der Selbstkasteiung einen Ersatz. Ihrem Beichtvater erklärte sie: »Es genügt, dir eine Zelle im Kopf zu bauen, aus der du nie ausbrechen kannst.« (Bell 1985, S. 42) Für die jungen Frauen bot die Nahrungsverweigerung eine Möglichkeit, »Mauern um das Ich zu bauen« – Mauern, die das Ich gegen den eigenen Ausbruch wie auch gegen das Eindringen der anderen schützen sollten. Dieser Aspekt hat ebenfalls viel gemein mit der modernen Magersucht, die zugleich Auflehnung gegen die »feste Burg« Familie *und* die Konstruktion einer Festung um das Ich darstellt.[1]

1 In dieser Hinsicht ist das Bild des »Goldenen Käfigs«, das Hilde Bruch (1980) entwirft, aufschlußreich.

Die Essensverweigerung als Kloster im Kopf, als Ersatz für das Leben hinter schützenden Mauern? Der Eindruck verstärkt sich, folgt man der weiteren Entwicklung. Schon ab dem 14. Jahrhundert verbreitete sich das Fasten immer mehr auf Frauen außerhalb der Klöster. Bis zur Reformation, so schreibt BELL, ging der Anteil an »Anorektikerinnen« unter den weiblichen Heiligen zurück, aber der Einfluß des »anorektischen Modells« (BELL) breitete sich aus: »Die Heilige Anorexie verließ das Kloster und ließ sich in den Häusern nieder – fast die Hälfte aller italienischen Heiligen des 14. und 15. Jahrhunderts sind nie Nonnen gewesen.« (BELL 1985, S. 149) Die »Heilige Anorexie«, so könnte man aber auch sagen, ließ sich in dem Maße in den Häusern nieder, als auch Gott aus der Kirche in das »Herz« des einzelnen wanderte. Genau das – die Verlagerung Gottes »nach innen« – vollzieht sich ja mit der Reformation. (Ich vermute übrigens, daß eine Untersuchung unter dem Aspekt der Religionszugehörigkeit ergeben würde, daß die »säkulare Anorexie« zunächst vorwiegend in protestantischen bzw. reformierten Gegenden auftaucht).

Die Kirche versuchte, der Ausbreitung des Fastens durch strenge Kontrollen Herr zu werden. Verweigerte eine Frau die Nahrung, so hatte sie mehr Chancen, der Besessenheit durch den Teufel beschuldigt wie heiliggesprochen zu werden. Es gab sogar mehrere fastende Frauen, die hingerichtet wurden, weil sie sich des »heimlichen Essens« schuldig gemacht hatten (vgl. SKRABANEK 1983, S. 109).[2] Berühmt wurde der Fall der Anna Lamenittia aus Augsburg im Jahre 1513. Von ihr hieß es, sie habe vom Alter von zwei bis zum Alter von achtzehn Jahren keine Nahrung zu sich genommen. Unter ihren Zeitgenossen galt sie als Heilige. Man glaubte, sie verfüge über Wunderkräfte – und genau das beunruhigte den Klerus. Die Kirche ließ die junge Frau in ein Kloster bringen, das der Schwester des Kaisers Maximilian I.

---

2 1546 wurde zum Beispiel Margarethe Ulmer aus Esslingen hingerichtet, weil sie des »heimlichen Essens« überführt worden war. Zum Tode verurteilt wurde auch die »heilige Jungfrau von Kent«, von der es hieß, daß sie nur von der Hostie lebte. (vgl. SKRABANEK 1983, S. 114). BELL vermutet – und er steht nicht allein –, daß auch Jeanne d'Arc zu den fastenden Mädchen gehörte und daß dies die Aura mitbestimmte, die die »Jungfrau« umgab. (vgl. BELL 1985, Vorwort S. XI; s.a. WARNER 1981).

unterstand. Dort wurde sie Tag und Nacht beobachtet und schließlich des »heimlichen Essens« überführt. Sie gestand und wurde aus Augsburg verbannt. Fünf Jahre später wurde sie in Freiburg als Ehebrecherin ertränkt (vgl. SKRABANEK 1983). Offenbar übte Anna Lamenittia auf ihre Zeitgenossen immer noch eine große Anziehungskraft aus: Eine Aura des Heiligen umgab sie, die nur durch eine Beschuldigung wie die des Ehebruchs – also durch den Vorwurf sexueller Zügellosigkeit – aufzuheben war.

Dank der Verbreitung des Buchdrucks liegen über die Fälle der »fastenden Jungfrauen« des 16. Jahrhunderts eine ganze Reihe von Berichten vor, die die allmähliche Säkularisierung der »Heiligen Anorexie« deutlich machen (vgl. LENTULUS 1604; GRÜNEWALD u. WEYSS 1542; PORTIUS 1551; WIERUS 1577; ROLLIN 1587). Diese Schriften zeigen, daß sich neben dem kirchlichen Interesse am weiblichen Fasten auch ein medizinisches Interesse am Phänomen zu regen beginnt. An den medizinischen Schriften ist auffallend, daß hier schon einige der Grundmuster auftauchen, die auch für den ärztlichen Umgang mit der modernen Anorexie bezeichnend sind. Vielen Ärzten des 16. Jahrhunderts ging es vornehmlich darum, nachzuweisen, daß die »fastenden Jungfrauen« Betrügerinnen seien und heimlich Nahrung zu sich nähmen (das galt besonders für Johannes Weyer). Sie verfolgten dabei ein anderes Ziel als der Klerus, der dem Auszug des Heiligenstatus aus dem hortus conclusus des Klosters Einhalt zu gebieten versuchte. Den Ärzten ging es darum nachzuweisen, daß kein Mensch von Luft oder von der Hostie leben könne. Auf diese Weise sollte der Glaube an Wunderkräfte zerschlagen werden, auf dem nicht nur die Aura dieser Mädchen, sondern auch die Macht der Kirche beruhte. Es handelte sich also um eine Variante des Machtkampfs zwischen Glauben und Wissen, zwischen Kirche und Aufklärung, wie er sich im 18. Jahrhundert noch sehr viel deutlicher zeigen wird. Dieser Machtkampf wurde unter anderem auf dem Territorium des Körpers der »fastenden Frauen« ausgetragen. Doch das Verhältnis zum weiblichen Körper an sich war sehr ähnlich bei Klerus und Ärzteschaft: Sowohl die Träger der transzendenten wie die der säkularen »Heilslehre« zeigten ein tiefes Mißtrauen gegenüber dem weiblichen Fasten – und dieses Mißtrauen hat sich bis heute gehalten.

Die Vorstellung, daß sich hinter der Nahrungsverweigerung von Frauen eine Form von »Verlogenheit« verbergen könnte, zeigte sich an den scharfen Prüfungen, denen die »fastenden Mädchen« von Kirchenmännern oder Ärzten unterworfen wurden. Heute zeigt sie sich an Aussagen wie dieser: »Es ist eine wohlbekannte Tatsache, daß Magersüchtige selten, wenn überhaupt die ganze Wahrheit sagen,« so schreibt eine sehr bekannte italienische Anorexie-Therapeutin (SELVINI PALAZZOLI 1982, S. 26). Ich denke, hinter diesem Vorwurf der »Verlogenheit« verbirgt sich ein Schema, das eng mit der Vorstellung jedes Zeitalters von »Andersartigkeit« – und das hieß eben in erster Instanz: Weiblichkeit – zusammenhängt. Ihr, die fastenden Frauen, so besagt dieses Deutungsmuster, verweist auf eine unwahre Form von »Andersartigkeit«, auf ein »falsches Sein«, das nicht der »wahren Weiblichkeit« entspricht. Das heißt, die Tatsache, daß hinter der Nahrungsverweigerung zunächst die »Unehrlichkeit« vermutet wird, deutet auf ein Paradoxon hin: Es wird zwar nicht bestritten, daß in der Nahrungsverweigerung von Frauen etwas spezifisch Weibliches zum Ausdruck kommt – aber dieses spezifisch Weibliche wird zugleich als »Unwahrheit« abgelehnt.

Auf diese Weise kann die Frage nach einer »weiblichen« Motivation für die Nahrungsverweigerung umgangen werden. Tatsächlich sind sowohl in der Vergangenheit wie auch heute nur sehr unbefriedigende Erklärungen dafür zu finden, warum das Fasten (sowohl das »heilige« der mittelalterlichen Nonnen wie das »kranke« der heutigen Anorektikerinnen) weit mehr Frauen und Mädchen betrifft als Männer und Knaben. Die Ärzte der Vergangenheit erklärten sich diese Tatsache mit der vom Corpus Hippocraticum getroffenen »Feststellung«, daß »das Fasten für Knaben schwieriger ist als für Mädchen«. (zit. nach SKRABANEK 1983, S. 115) Heute werden oft vage Vorstellungen über das Schlankheitsideal oder das Modediktat, dem sich Frauen angeblich so leicht unterwerfen, als Erklärung für weibliche Eßstörungen herangezogen. Oder aber es ist die Rede davon, daß sich hinter der Nahrungsverweigerung junger Mädchen die »Angst erwachsen zu werden« oder die »Ablehnung der Frauenrolle« verberge (vgl. THOMÄ 1961; SOMMER 1955/56). Fragt man danach, warum in unserem Zeitalter die »Angst, erwachsen zu werden,« oder die Verweigerung der Frauenrolle so auffallend zugenommen haben soll, so ist von der »Ich-Schwäche« der jungen Frauen oder gar von Selbstzerstörungswünschen die Rede (vgl. z. B. SCHWARTZ et al. 1982; WOOLEY u. WOOLEY 1980; GARNER et al. 1982). Ein solches Erklärungsmuster entspricht aber einem Ideal von weiblicher »Abhängigkeit« und »Anfälligkeit«, das überhaupt erst im 19. Jahrhundert entstand, ließe sich also auch als Wunschbild unseres Zeitalters interpretieren; darüber hinaus steht das Bild magersüchtiger »Ich-Schwäche« in völligem Widerspruch zur allgemeinen Charakterisierung der »typischen Anorektikerin«. In den Lehrbüchern ist zu lesen, daß sich die Magersüchtigen durch besondere Willensstärke, Energie, Leistungsfähigkeit, Intelligenz, geistige Regheit auszeichnen (vgl. SELVINI PALAZZOLI 1982, S. 48, 92). Sie werden als Menschen von »starker, explosiver, untergründiger Vitalität« umschrieben. Es wird ihnen eine »leidenschaftliche, wenn auch unterdrückte Liebe zum Leben« nachgesagt (vgl. HILTMANN u. CLAUSER 1961, S. 173; SELVINI PALAZZOLI 1982, S. 87) – Beschreibungen, die sich schwerlich mit »Ich-Schwäche«, dem Selbstzerstörungswunsch oder den Selbstzweifeln in Deckung bringen lassen.

Schließlich sind die modernen Erklärungsmuster, die auf Ansätzen der Ich-Schwäche beharren, aber auch unbefriedigend, weil der geistesgeschichtliche Hintergrund der Symptombildung aus dem Blickfeld verschwindet. Allein die Tatsache, daß *ein* Zeitalter das weibliche Fasten in den Bereich der Heilslehre, das *andere* aber in den Bereich der »Krankheit« verweist, sollte jedoch nachdenklich stimmen und den Blick von der Symptombildung auf die Interpreten richten helfen.

Auch die Tatsache, daß dieser Wandel der Umkehrung entspricht, die sich mit der Sexualität selbst vollzogen hat, sollte zu denken geben: Wurde geschlechtliche Lust im Christentum mit dem Stigma der »Sünde« behaftet, so wird sie heute mit »Gesundheit« und »Normalität« gleichgesetzt, gerade bei Frauen, die am deutlichsten unter dem Druck der sexuellen Leistungsgesellschaft stehen. Auf einen sozial- und kulturgeschichtlichen Hintergrund deutet schließlich auch die Tatsache hin, daß die Anorexie in den Industrieländern auftauchte, die allesamt aus der Tradition des Christentums hervorgegangen sind; wie auch die Tatsache, daß die moderne Magersucht zur selben Zeit ihren Einzug hält wie der Hungerstreik, der im 20. Jahrhundert zu *der* Waffe der innenpolitischen Auseinandersetzung geworden ist (vgl. von Braun 1991).

Überhaupt sind die Parallelen zum Hungerstreik auffallend: nicht nur weil die ersten großen kollektiven Hungerstreiks von den Suffragetten durchgeführt wurden, also von Frauen im Kampf um das Stimmrecht. An ihnen wurde auch, ebenfalls zum ersten Mal in der Geschichte des Abendlandes, die Zwangsernährung praktiziert. Es gibt noch einen anderen Zusammenhang zwischen Anorexie und Hungerstreik: Der Hungerstreik kann nur in einer Gesellschaft wirksam werden, die sich selbst als »Übermutter« begreift, mit all jenen Funktionen von Kontrolle und Fürsorge, die damit einhergehen. Bis zur Aufklärung blieb diese Rolle der Kirche vorbehalten. Mit der Säkularisierung aber wird die »Mutter Kirche« abgelöst vom »Mutter Staat«. Es entsteht eine »Übermutter«, die (anders als die Kirche) das *leibliche* Wohl der Bürger ins Zentrum ihres Interesses stellt und die eben deshalb auch keine leibliche Mutter neben sich duldet. So weist sie der einzelnen Frau die Rolle einer überfürsorglichen Mutter zu. Auf diese Zuweisung reagieren viele Frauen mit der Weigerung, Kinder in die Welt zu setzen. Die Frauen aber, die tatsächlich die Rolle der »fürsorglichen Mutter« übernehmen, werden wiederum für die psychischen Störungen ihrer Kinder (und damit auch für die Eßstörungen ihrer Töchter) verantwortlich gemacht. Die Protagonisten dieses *mother blaming* – Sozialarbeiter, Psychiater, Lehrtätige, aber zum Beispiel auch viele, die in den Medien arbeiten – sind zugleich die »sozialen Mütter« der Gesellschaft: die Agenten des »Mutter-Staats«, der auf diese Weise an die Stelle der leiblichen Mutter rückt und zur »eigentlichen Bezugsperson« wird.[3] (Schon die Erfindung des Begriffs »Bezugsperson« ist in dieser Hinsicht aufschlußreich).

Der kulturgeschichtliche Hintergrund der modernen Anorexie ist, so möchte ich im folgenden darstellen, unter anderem in der Geschichte christlicher Vorstellungen über die Frau zu su-

---

3 Zur These, daß die Mutterrolle, die mit der Moderne der Frau zugewiesen wird, eigentlich (unbewußt) dem Zweck dient, das Band zwischen Müttern und ihren Kindern zu durchschneiden vgl. von Braun 1985, S. 210ff..

chen *und* – paradox genug – in tradierten Verhaltensmustern weiblicher Auflehnung *gegen* diese Vorstellungen. Dabei unterstelle ich nicht, daß es neben diesen religionsgeschichtlichen Hintergründen nicht auch *andere* kulturgeschichtliche gäbe. (So besteht zum Beispiel eine enge Beziehung zwischen der Geburt der Photographie und der Entstehung der modernen Eßstörungen, auf die ich hier nicht eingehen kann.) Ebensowenig bestreite ich die Existenz einer individualpsychologischen Prädisposition zur Magersucht. In dieser Darstellung will ich mich jedoch auf die christlichen Hintergründe weiblicher Nahrungsverweigerung beschränken.

Historischer Überblick

Der Medizinhistoriker Petr Skrabanek (1983) unterscheidet drei Hauptphasen in der Geschichte weiblicher Eßstörungen:

1. Die christliche Periode, die vom 5. bis 13. Jahrhundert dauert. Beispiele aus der Spätzeit dieser Phase habe ich schon vorgestellt. Es gab aber auch sehr viel frühere. So ist uns ein Brief des Heiligen Hieronymus aus dem 4. Jahrhundert erhalten, in dem er an sein Mündel Eustochium, eine junge Frau aus wohlhabendem Hause, schreibt: »Laß deine Kameraden Frauen sein, die blaß und dünn sind vom Fasten, so daß Du Dir jeden Tag mit wirklicher Aufrichtigkeit sagen kannst: ›Ich begehre zu sterben und mit Christum zu sein‹«. Eustochiums Schwester Blessila, die ebenfalls unter der Vormundschaft des Heiligen stand, starb an dieser Empfehlung (zit. nach Warner 1981). (Dafür wurde sie aber auch heiliggesprochen).
2. Eine Phase, die sich vom 16. bis 18. Jahrhundert erstreckt. In ihr vollzieht sich allmählich die Säkularisierung der weiblichen Nahrungsverweigerung.
3. Jener Abschnitt, der mit der späten Aufklärung beginnt, im Verlauf der Industrialisierung an Bedeutung gewinnt und das 20. Jahrhundert zu *dem* »großen Zeitalter« der Anorexie werden läßt.

Diese historische Abfolge der weiblichen Eßstörungen entspricht ziemlich genau den großen Etappen christlich-abendländischer Geschichte:

1. Christianisierung, Ausbreitung und Festigung der Macht der christlichen Kirche.
2. Renaissance, Reformation und Neuordnung der Welt unter einem Christentum, das über die weltlichen Gesetze bestimmt und selber weltlich zu werden beginnt.
3. Aufklärung und Säkularisierung – wobei ich in diesem Kontext die Säkularisierung nicht als *Überwindung* des Christentums verstehe, sondern als *Verweltlichung* christlicher Heilslehren umschreiben möchte.

Rudolph Bell schließt aus der Entstehung und Ausbreitung der säkularen Anorexie, daß sich um die Zeit der Renaissance ein Bild der Frau durchzusetzen beginnt, das weibliche »Heiligkeit« als die Konsequenz von Opferbereitschaft *und* Willensstärke der Frau betrachet:

»Die heiligen Frauen konnten nicht mehr als passives Gefäß göttlicher Gnade betrachet werden, das der männlichen Führung bedurfte. Das Bild der Frau als Objekt, das über keine innere Spiritualität verfügt, wurde vom Bild der Frau als Subjekt ersetzt, als Herrin ihres Schicksals. Eine lebendige, mächtige Alternative zu den beiden Marias, die Jungfrau und die konvertierte Prostituierte, hatte sich durchgesetzt.« (Bell 1985, S. 150)

So sehr ich Bells Deutungen der »Heilige Anorexie« für das 12. und 13. Jahrhundert folgen mochte, so wenig überzeugt mich diese Interpretation der säkularen Anorexie. Die Verbreitung des »anorektischen Modells« scheint mir weniger einer neuen Akzeptanz weiblicher Spiritualität und Autonomie zu entsprechen als Ausdruck einer Verweltlichung und Verinnerlichung christlicher Lehren zu sein. Nicht weibliche Opferbereitschaft und Willensstärke werden anerkannt, sondern die Opferbereitschaft war *zu einem Teil des weiblichen Willens geworden*. So wie mit der Renaissance und der Reformation »Gott nach innen genommen« wurde, hatte auch die Opferbereitschaft das weibliche Selbstbild zu prägen begonnen.

Um diese These zu verdeutlichen, muß ich kurz ausholen (ausführlicher VON BRAUN 1992a, b): Eine der Begleiterscheinungen des sich zunehmend verweltlichenden Christentums bestand in der Säkularisierung der Idee der »Erlösung«. Das zeigt sich auf vielen Ebenen: etwa im »Opfertod«, den der Soldat im Krieg auf dem »Altar« des Vaterlandes bringt – ein Opfertod, dem eine Sakralisierung der Nation, des Staates, der Partei oder anderer politischer Gemeinschaften vorausgegangen war (vgl. HOFFMANN-CURTIUS 1991). Die Verweltlichung des Opfertodes zeigt sich aber auch an der Rolle, die der Frau in der säkularen Gesellschaft zugewiesen wird. (Ich benutze das Wort »Opfer« nicht im heute üblichen Sinne einer Gegenüberstellung von »Täter« und »Opfer«, sondern beziehe mich ausdrücklich auf die christliche Tradition des »Blutopfers«, das die »Erlösung« beinhaltet.)

Um etwa 1800, also mit der Durchsetzung des Säkularisierungsprozesses, taucht in der Literatur und den bildenden Künsten eine Fülle von Frauengestalten auf, die ELISABETH BRONFEN (1987) so treffend mit dem Begriff der »Schönen Leiche« umschrieben hat. Es sind Frauengestalten, die eine frappierende Ähnlichkeit mit der Gestalt des Erlösers aufweisen: Frauen, die geopfert werden oder die sich selbst opfern, damit ein Mann die Erlösung findet. Im christlichen Kontext bedeutet »Erlösung« aber Erringung der Unsterblichkeit – und eben diese Vorstellung nimmt mit der Säkularisierung weltlichen Charakter an. Erlangt der Christ durch den Opfertod des Heilands Anrecht auf das Ewige Leben, so erwirbt der Postchrist durch den Tod der Geliebten eine *irdische* Unsterblichkeit: als Dichter, Künstler oder Wissenschaftler.

In dieser Rolle des »Selbstopfers« liegt der entscheidende Un-terschied zwischen dem Opfertod des »Helden« und dem der »Geliebten«: Während der gefallene Soldat durch seinen Opfertod *für sich* die Unsterblichkeit erringt, verschafft der weibliche Opfertod einem anderen, dem Geliebten, die Erlösung, das heißt das Anrecht darauf, unsterblich zu werden.[4]

4 KLAUS THEWELEIT (1989) hat dargestellt, wie viele Frauenopfer das Werk verschiedener Schriftsteller, Wissenschaftler und Künstler gefordet

Mit anderen Worten: Die Gestalt des Heilands, der sich für die anderen opfert (das Konzept eines göttlichen »Selbstopfers«, das der christlichen Heilsbotschaft zugrundeliegt, unterscheidet die christliche von allen anderen Religionen) und dessen Keuschheit und jungfräuliche Geburt ihn ohnehin androgyn oder ungeschlechtlich erscheinen läßt, nimmt mit der Säkularisierung zunehmend weibliche Züge an. (Ein Vorgang, der erneut die Paradoxie der Heiligen Wilgefortis aufscheinen läßt: Diese »weibliche Christusgestalt« scheint die Verweiblichung des Opfers vorwegzunehmen; gleichzeitig handelt es sich nicht um ein »Selbstopfer«, das zur Erlösung der anderen dargebracht wird, sondern um eine Gestalt, die als Hüterin des »weiblichen Selbsts« verehrt wird). Der Vorgang der Verweltlichung und Verweiblichung des »Selbstopfers« vollzieht sich auf verschiedenen Ebenen – metaphorischen, psychischen und realen – von denen einige skizziert werden sollen.

Die symbiotische Liebesbeziehung als Opfer und Erlösung

Es entsteht um 1800 ein neues Ideal der Zweisamkeit, das von Begriffen wie »Symbiose« und »Harmonie« definiert wird – also gerade in der Aufhebung der Zweiheit besteht und die Verwandlung von Zweisamkeit in Einsamkeit beinhaltet. Dieses neue Ideal der Symbiose zeigt sich unter anderem an der Forderung nach der »Liebesehe« und der Ablehnung der »Vernunftehe«. Ehe und Liebesbeziehung werden als ein »Wir« konzipiert, als eine »feste Burg«, in der es kein »Du« mehr gibt. (Ich erinnere hier an das Fasten als »Kloster im Kopf«, sozusagen als Burg in der Burg).

Das neue Liebesideal findet seine Entsprechung in einem literarischen Topos, der in den literarischen Werken des 19. Jahr-

---

hat, und er fügt hinzu, dieses Werk hätte auch ohne den (physischen oder psychischen) Tod der betroffenen Frauen entstehen können. Wahrscheinlich stimmt das, aber THEWELEIT unterschätzt, so meine ich, die Bedeutung des Opfertodes als Mittel der Sakralisierung eines Werkes: Mag sein, daß in den Augen dieser Künstler ihr Werk nur dann der Zeit widerstehen (ihnen also die Unsterblichkeit verschaffen) wird, wenn auch ein Opfertod damit verbunden ist.

hunderts zunehmend an Bedeutung gewinnt: der Topos einer inzestuösen Liebesbeziehung zwischen Bruder und Schwester. In der Literatur vor 1800 taucht das Motiv kaum auf – und wenn, dann als »Fluch«, der auf einer Beziehung lastet. Nun aber erscheint die Vereinigung von zwei Gleichen wie die höchste, die perfekteste Form »wahrer Liebe« – keiner Liebe, die Verzicht auf Sexualität bedeutet, sondern ganz im Gegenteil: Der Inzest wird zum Ausdruck der letzten Erfüllung, einer Erfüllung, die jenseits der Grenzen des Ichs führt und die in den literarischen Vorlagen fast immer mit dem Tod der Schwester/Geliebten endet.

Daß ausgerechnet der Inzest zum Inbegriff des weiblichen Liebestodes wird, hängt wiederum eng mit christlichen Traditionen zusammen, die nun aber weltlichen Charakter annnehmen. Dabei spielt die Vorstellung von »Reinheit« eine wichtige Rolle: Das Blut des Opfers muß rein sein, soll es zur Erlösung führen. Das Blut des Heilands ist rein, weil er in Keuschheit gezeugt wurde – genauer: ein Sohn Gottes ist. Das Blut der Schwester aber ist »rein«, weil es identisch ist mit dem Blut des Geliebten und somit keine »Vermischung« mit »fremdem« Blut erfahren hat. Mit der Säkularisierung vollzieht sich also eine Verweltlichung des Konzeptes der »Reinheit« des Blutes, das sich von einer transzendenten auf eine physiologische Ebene verlagert (Daß diese verweltlichte Vorstellung von »Reinheit« wiederum engstens mit dem Aufkommen der antisemitischen Rassentheorien zusammenhing, kann hier nur angedeutet werden.) Nur wenn das Blut der Geliebten »rein« ist, kann ihr »Selbstopfer« aus Liebe auch die »Erlösung« bringen. Der Inzest beinhaltet den Opfertod aber auch auf psychischer Ebene: Keine andere Liebesbeziehung setzt so wie diese die völlige Aufgabe des Ichs und der Autonomie voraus; keine andere bringt so wie diese das Spiegelbild zum Verschwinden, das die Sicherheit fremder und eigener Andersartigkeit in sich trägt. Das heißt, der Inzest stellt die völlige Vereinnahmung und damit das »Selbstopfer« in jedem Sinne des Wortes dar: auch im Sinne einer Aufhebung weiblichen Anders-Seins.

Ich kann an dieser Stelle nicht auf die zahlreichen literarischen Stellen eingehen, in denen der Topos der Liebesbeziehung zwischen Bruder und Schwester auftaucht (vgl. VON BRAUN 1989a). Wie eng jedoch das Ideal einer inzestuösen Liebesbeziehung mit christlichen Heils- und Opfervorstellungen verwoben ist, läßt sich besonders deutlich am Beispiel des Dichters GEORG TRAKL darstellen. TRAKL verband eine nicht nur imaginäre, sondern auch reale inzestuöse Liebesbeziehung mit seiner Schwester Grete. »Karfreitagskind«, nennt er sie in seinem Gedicht *An die Schwester*, und im Dramenfragment *Offenbarung und Untergang* schreibt er:

»O, die Schwester singend im Dornbusch und das Blut rinnt von ihren silbernen Fingern. Schweiß von ihrer wächsernen Stirn. Wer trinkt ihr Blut?«[5]

Viele Frauen haben die Rolle, in ihren Liebesbeziehungen für den Opfertod des Heilands einzustehen, bereitwillig übernommen, ja ihrerseits erotisch besetzt. Die Anziehungskraft dieser Rolle ist nicht schwer zu verstehen, impliziert sie doch eine mythische Aufwertung des Weiblichen, dem bis dahin im Christentum höchstens die Keuschheit – also der Verzicht auf eine Liebesbeziehung zum »anderen« – als Ideal zugewiesen worden war. Die Erotisierung spiegelt sich deutlich in der von Frauen geschriebenen Literatur des 19. und 20. Jahrhunderts wider, in der die Vermischung von Liebe und Selbstauslöschung eine zentrale Rolle spielt. KAROLINE VON GÜNDERODE schrieb in einem ihrer Liebesgedichte: »Eins im Andern sich zu finden/ Dass der Zweiheit Gränzen schwinden/ Und des Daseins Pein.« (VON GÜNDERODE 1979, S. 90) Mit 28 Jahren nahm sie sich das Leben. Eine solche »weibliche Literatur«, die sich an einigen der großen Dichterinnen und Schriftstellerinnen exemplarisch wiederholen wird – von den Brontë-Schwestern über Virginia Woolf bis zu Sylvia Plath oder Ingeborg Bachmann – eine solche »weibliche Literatur« läßt sich einerseits als ein verzweifeltes Gegen-den-Tod-Anschreiben interpretieren, wie BRONFEN (1987) zu Recht schreibt; aber gerade die zentrale Bedeutung der Thematik Tod in den Schriften dieser Frauen und nicht zuletzt

5 An einer anderen Stelle in demselben Dramenfragment heißt es: »Tochter, weiße Stimme im Nachtwind, gerüstet zu purpurner Pilgerfahrt; o du Blut von meinem Blute, Pfad und Träumende in mondener Nacht.«

das gewaltsame Ende, das jede von ihnen fand, muß auch als Hinweis darauf begriffen werden, daß die Todeszuweisung als übermächtig, ja sogar als Eros erfahren wurde.

Die Anorexie als Verweigerung des Opfertodes

Nun wäre es einfach, zu sagen, die Magersucht, die sich in dieser Zeit (der dritten »Phase« der weiblichen Eßstörungen) in großem Maße auszubreiten beginnt, wäre nichts anderes als die Aneignung der neuen weiblichen Rolle, die der Frau in der Liebesbeziehung den Untergang zuweist. Tatsächlich ist die Sache aber komplizierter. Denn wenn in der Anorexie eines zum Ausdruck kommt, so die Weigerung, eine weltliche Liebesbeziehung einzugehen, die Liebesbeziehung zu einem Mann aus Fleisch und Blut. Hinter der Nahrungsverweigerung der »Heiligen Anorektikerinnen« verbarg sich, wie ich vorher darzustellen versuchte, der Kampf um Autonomie.[6] Um eine solche »Selbstdefinition« geht es in der heiligen wie in der modernen Anorexie: Die Heiligen Anorektikerinnen widersetzten sich ihrer Vereinnahmung oder dem Verschwinden ihrer Andersartigkeit durch den Dialog mit Gott – dem Anderen schlechthin. Die säkulare Anorektikerin aber, für die es den Ausweg über Gott nicht mehr gibt, vollzieht eine Spaltung des Ichs: dem sichtbaren, körperlichen Selbst wird ein idealisiertes, körperloses Ich gegenübergestellt, das gleichsam an die Stelle Gottes rückt. War Gott mit der Säkularisierung zunehmend »nach innen« genommen worden, so spaltet sie ihn als Ich-Ideal wieder ab. In beiden Fällen geht es darum, den Bezug zu einem »Du« zu erhalten, das dem Ich die notwendige Seinsbestätigung liefert.

Es mag paradox erscheinen, daß ausgerechnet die Anorexie zum Ausdruck eines weiblichen »Neins« zum »Opfertod« wer-

---

6 Mit dem Begriff der »Autonomie«, das möchte ich an dieser Stelle präzisieren, ist eine Form von »Selbstdefinition« gemeint. Diese Autonomie bedeutet nicht: völlige Unabhängigkeit vom »anderen«, sondern die Bestimmung der eigenen Andersartigkeit in Abgrenzung gegen einen anderen, dessen Dasein aber eben deshalb auch als existentiell notwendig erfahren wird (von Braun 1985).

den soll, beinhaltet diese Form der Verweigerung doch in vielen Fällen den realen Tod. Aber – und das ist das Entscheidende – der Tod der Magersüchtigen ist kein Opfertod und kein Selbstopfer: Er bringt den anderen keine Erlösung. Im Gegenteil: Er löst Entsetzen aus. Tausende von Familien, eine Armee von Therapeuten werden mobilisiert, ihn zu verhindern. Tatsächlich gibt es kaum eine andere Krankheit, die ihre Umwelt derartig beunruhigt und in Bewegung setzt, keine andere Symptombildung, die so tiefe Veränderungen in der Familienstruktur herbeizuführen vermag wie die Magersucht. In der Magersucht drückt sich also nicht so sehr die Weigerung aus, »Frau zu werden« als vielmehr die Weigerung, die der Weiblichkeit zugeschriebene Rolle des »Selbstopfers« zu übernehmen oder erotisch zu besetzen. Eine Weigerung – ich komme auf dieses Bild zurück –, die in der Metaphorik des Blutes selbst einen merkwürdig beredten Ausdruck findet: Der Gläubige trinkt das Blut, das aus der Wunde des Heilands fließt, um gerettet zu werden; das deutlichste Symptom der Anorexie und anderer Eßstörungen besteht aber darin, daß das Blut der Frau versiegt. Die Magersüchtige, so scheint diese Symptombildung zu sagen, weigert sich, ein Liebesverhältnis einzugehen, das die Selbstauslöschung beinhaltet, und sie weigert sich, ihr Leben – oder genauer: ihre Sterblichkeit – zur »Erlösung« der anderen herzugeben. Bei der Bedeutung, die dem weiblichen Blut in der säkularen Religion beigemessen wird – dem »reinen« und »geopferten« Blut der »Schwester« – können solche Symptombildungen auch als Körper gewordene Sprache begriffen werden.

Die Magersüchtige und das Ideal der symbiotischen Familie

Die Magersüchtige verweigert aber auch in einer anderen Hinsicht das »Selbstopfer«. Edward Shorter weist darauf hin, daß die ersten Fälle einer neuen weiblichen Nahrungsverweigerung, die die Aufmerksamkeit der ebenfalls neu geborenen psychiatrischen Wissenschaft auf sich ziehen, Anfang des 19. Jahrhunderts auftauchen – lange bevor das Schlankheitsideal für Frauen eine

Rolle spielt.[7] Von seinen Arbeiten über die Geschichte der modernen Familie ausgehend, sieht SHORTER einen Zusammenhang zwischen der Geburt der Magersucht und der Entstehung eines neuen Familientypus im 19. Jahrhundert:

»Ich glaube, daß die sentimentale Familie des 19. Jahrhunderts über eine ganz eigene emotionale Dynamik verfügte, und daß diese Dynamik eine neue Art von Konflikten bei dem Kampf um psychische Trennung und persönliche Autonomie hervorgebracht hat. In dem Maße, in dem junge Frauen eine größere emotionale Autonomie anstrebten, bedurfte es neuer Hebel, mit denen autoritäre oder überprotegierende Eltern in Bewegung gesetzt werden konnten. Einen solchen Hebel mochte der freiwillige Hungertod darstellen.

(...) Eine Drohung mit freiwilliger Selbstzerstörung durch den Hungertod erscheint nur glaubwürdig in einem Familienklima, in dem die verschiedenen Familienmitglieder durch Gefühle und Zärtlichkeiten aneinander gekettet sind. Im traditionellen Familienleben wäre die Drohung, nichts zu essen, entweder mit einem Gähnen aufgenommen worden, oder sie hätte einen Besuch beim örtlichen Priester zur Folge gehabt, um die »Dämonen« auszutreiben. Im Kontext der modernen Familie des 19. Jahrhunderts können wir die Anorexie vielleicht als eine der neuen »Neurosen der Intimität« betrachten.« (SHORTER 1988, S. 83f.)

Die Anorexie als Mittel zur Sprengung der Familienketten? Die These ist nicht neu, eher schon die historische Sicht auf diesen Zusammenhang. Ich würde hinzufügen, daß es weniger die Familienbande an sich sind, die verweigert werden, als die Künstlichkeit der Gefühle, die dieses neue Familienharmonie-Ideal begleiten. Wenn die neue Familienliebe als Einschränkung emotionaler und geistiger Autonomie empfunden wurde, hätten eigentlich die Söhne ebenso darunter leiden und ähnliche »Hebel« in Bewegung setzen müssen wie die Töchter. Die Tatsache, daß nur die Töchter »anorektische Hebel« in Bewegung setzten, scheint mir damit zusammenzuhängen, daß auch die neue Idee der »Familie« – ähnlich der Liebesbeziehung zwischen den Geschlechtern – zutiefst geprägt war von einem Weiblichkeitsideal, in dem der Frau die Rolle der »Erlöserin« zugewiesen

7 Erst gegen Ende des 19. Jahrhunderts berichten einige Ärzte über Fälle von Essensverweigerung, die die Mädchen oder Frauen mit dem Gefühl, »zu dick« zu sein, begründeten (vgl. SHORTER 1988).

wurde. Das zeigt sich besonders deutlich am Kern dieser Familie, dem Ideal der »sich aufopfernden Mutter«, das mit der Aufklärung entstand und das für die Pädagogen und Ärzte des 19. Jahrhunderts zum Leitbild eines neu entdeckten »Mutterinstinkts« wird (vgl. SIMMEL 1980; BADINTER 1981; VON BRAUN 1985).

Bei dieser neuen Mutterliebe handelte es sich um ein *psychisches* »Selbstopfer«. Denn tatsächlich beinhaltet die Zuweisung des »Opfertodes« an die Frau ein Paradoxon, das mit der Verweltlichung des Opfertodes selbst zusammenhängt: In der transzendenten Vorstellung des Opfertodes gibt es nur *einen* Tod, nämlich den des Heilands; mit dem säkularen Opfertod aber ist jede einzelne Frau gemeint. Das Paradoxon besteht nun darin, daß die Frau einerseits sterben muß, um dem anderen die »Erlösung« zu bringen, daß sie andererseits als Verschiedene aber nicht mehr verschieden (im Sinne von: anders) ist. Durch ihre physische Inexistenz kann sie nicht mehr die Trägerin einer Andersartigkeit sein, die an sie delegiert wurde: die Andersartigkeit, sterblich zu sein, die den Mann seinerseits zum *Un*sterblichen macht. Wenn die Frau aber einen *symbolischen* Tod stirbt, so läßt sich das Paradoxon lösen, daß sie einerseits den Opfertod verkörpern soll, andererseits als Tote aber nicht »verkörpern« kann. Eben diesen symbolischen Tod stirbt sie in den neuen Modellen von Familien- und Liebesbeziehungen, die das 19. Jahrhundert zeitigt.

Daß es sich bei diesem neuen Ideal einer symbiotischen Liebe und einer symbiotische Familie in hohem Maße um die Zuschreibung des Opfertodes an die Frau handelt, das zeigt sich auch an einem anderen Phänomen, das ebenfalls der Moderne vorbehalten blieb: Fast alle Worte, mit denen das Weiblichkeitsideal der bürgerlichen Familie umschrieben wird, sind Synonyma für den Tod: Passivität, Schweigen, Unwissen, Blaßheit – Begriffe, die im Schönheitsideal der schwindsüchtigen Frau ihren sichtbaren Ausdruck fanden. Das Schema »Bürgerliche Familie« und der Sozialkodex, in den es die Frau einbindet, lösen den Widerspruch, den die Verweltlichung des weiblichen Opfertodes nicht zu lösen vermag: den Widerspruch, daß die Frau nur auf Kosten ihrer körperlichen Existenz den Tod verkörpern kann – also eben nicht verkörpern kann. In der bürgerlichen Familie, und in den symbiotischen Liebesbeziehungen wird ihr aber der

Tod als soziale Rolle zugewiesen. Sie stirbt den sozialen Tod – eine Erscheinung, die sich keineswegs nur in der Rollenzuweisung innerhalb der Familie widerspiegelt, sondern etwa auch an der Tatsache abzulesen ist, daß in den Industrieländern die große Mehrheit der Menschen, die unter der Armutsgrenze leben, Frauen sind.

Die Anorexie erscheint nun einerseits wie das Spiegelbild der Rolle, die der Frau in der Familie zugewiesen wird. Andererseits – und hier komme ich auf SHORTERS »Neurose der Intimität« zurück – richtet sich das Nein der Magersüchtigen aber gegen die engen Familienbande, gegen die »feste Burg« Familie. Vor dem Einsetzen der Eßstörungen, so heißt es, sei das anorektische Mädchen oft überangepaßt, konfliktunfähig, ja sie wird sogar als Trägerin der Familienharmonie beschrieben (z. B. MINUCHIN et al. 1978). Mit dem Beginn der Eßstörungen aber setzen Konflikte ein, die die gesamte Familienstruktur in Frage stellen – Konflikte, die nicht mit Worten, sondern mit dem Körper ausgetragen werden. In vielen Lehrbüchern wird die Auflehnung der Mädchen auch als eine Auflehnung gegen die Mutter interpretiert, die als Kern der »festen Burg« Familie betrachet wird. Ich möchte dagegen die These aufstellen, daß es sich nicht um eine Auflehnung gegen die Mutter, sondern um eine Auflehnung gegen die »geopferte Mutter«, die Ich-lose Mutter handelt: gegen dieses Konstrukt der aufopfernden Mutter, das mit der Säkularisierung entstand und allmählich zur weiblichen »Natur« erklärt worden war. Eine ganze Reihe von Untersuchungen zeigen, daß die Magersucht besonders häufig in solchen Familien auftaucht, in denen erstens eine besonders rigide Vorstellung von »Familienharmonie« vorherrscht und zweitens die Ehefrau zu Beginn der Ehe auf jedes Eigenleben, insbesondere den Beruf, verzichtet hatte. Und zwar mit Widerwillen verzichtet hatte (SELVINI PALAZZOLI 1982, S. 279). Die französischen Psychoanalytiker KESTEMBERG et al. (1972, S. 126f.) schreiben, daß die Mütter der von ihnen beobachten magersüchtigen Mädchen auf die Anforderungen des Familienlebens mit »märtyrerhafter Anpassung«, »Selbstverwirklichung durch Verblassen« und »totaler Hingabe, die sich in Intoleranz, Perfektionismus und Ritualen ausdrückt,« reagieren. Dieses »Verblassen« der Mutter (das selber schon wie eine Karikatur des »Selbstopfers« erscheint und damit auch als Verweigerung interpretiert werden kann) greifen die magersüchtigen Töchter auf und verstärken es durch ihre Symptombildung. Durch die Magersucht versucht sich die Tochter also nicht gegen die Mutter abzugrenzen, sondern das *Verblassen der Mutter* sichtbar zu machen; sie weigert sich nicht, erwachsen zu werden, sondern zur »toten Frau« zu werden wie die Mutter. Man könnte – entgegen den landläufigen Thesen über das Verhältnis zwischen Töchtern mit Eßstörungen und ihren Müttern – sogar die Behauptung aufstellen, daß die magersüchtige Tochter eine Art von Solidaritätskampf mit der Mutter oder einen Unabhängigkeitskampf für die Mutter führt. Tatsächlich gehört zu den tiefgehenden Umwälzungen, die die Magersüchtigen oder deren Therapie in den Familien herbeiführen, sehr oft die, daß die Mutter ihren eigenen Weg zu suchen beginnt. Ein ähnliches Paradoxon gilt aber auch für die Familie selbst: Indem die Magersüchtige ihre Mutter zwingt, zu einer »lebendigen Frau« zu werden, verwandelt sich die Familie in einen Nukleus, der sich dem übermächtigen Zugriff des »Mutter-Staats« widersetzt.

Daß die engen Familienbande allein noch keine befriedigende Erklärung für die Entwicklung von Eßstörungen bieten, darauf verweisen auch Erkenntnisse, die bei einer transkulturellen Betrachtung zutage treten. Ich möchte nur eine andeuten: Wenn die Anorexie tatsächlich eine »Neurose der Intimität« darstellte, dann müßte sie unter orthodoxen jüdischen Familien in der Diaspora besonders verbreitet sein. Diese Familien erfüllen – in geradezu idealtypischer Form – alle Kriterien, die in den Lehrbüchern als typische Voraussetzungen für die Entwicklung von Eßstörungen beschrieben werden: enge, manchmal auch als erdrückend beschriebene Familienbande, mit einer Mutter im Zentrum, zu deren wichtigsten Aufgaben die Erziehung der Kinder und die Kontrolle der Ernährungsgewohnheiten gehört. Nach den Kriterien der Lehrbücher müßten orthodoxe jüdische Familien geradezu reihenweise Töchter mit Eßstörungen produzieren. Das ist aber nicht der Fall. Es gibt eine ganze Reihe von Untersuchungen, die gezeigt haben, *daß* es Formen psychischer Störungen gibt, die in jüdischen Familien häufiger vorkommen (z. B. Angstneurosen) oder seltener sind (z. B. Alkoholismus) als in anderen Familien (vgl. u. a. SHILOH u. COHEN SELAVAN 1973/

74; GOODMAN 1979; GOODMAN u. MOTULSKY 1979; ROTHSHILD 1981). Ich habe aber in keiner dieser Untersuchung einen Hinweis auf Eßstörungen finden können. Auch in der Literatur taucht das Thema nicht auf. In den Erzählungen und Romanen von jüdischen Frauen, die Anfang dieses Jahrhunderts mit ihren Familien aus Ost-Europa in die USA emigrierten und dort, gerade als Frauen, mit einer völlig neuen Lebenswelt konfrontiert wurden, spielt die Thematik der Emanzipation aus der »festen Burg« Familie, die Ablehnung der traditionellen Frauenrolle und die damit einhergehenden Konflikte mit der Mutter eine wichtige Rolle. Auch die Verwerfung der Speisegesetze wird thematisiert (vgl. ECKER 1991, 1992). An keiner Stelle taucht aber die Magersucht als Metapher für diesen Konflikt auf. Mir scheint, daß hier ein (gewiß hypothetischer, aber nicht ganz zu verwerfender) weiterer Hinweis darauf zu sehen ist, daß die heutigen weiblichen Eßstörungen mit einer »Neurose der Intimität« zusammenhängen, die nicht allgemein, sondern christlich-säkularen Ursprungs ist. Eine »Neurose«, die weniger mit den einzelnen Familienmitgliedern als mit der synthetischen Struktur der modernen Familie zu tun hat. Dieser Eindruck wird noch durch die Tatsache verstärkt, daß inzwischen – im Gegensatz zu den jüdisch-orthodoxen Familien – eine ganze Reihe von Untersuchungen über Eßstörungen in afro-amerikanischen Familien vorliegen, in Familien also, in denen christliches Gedankengut vorherrschend geworden ist (s. a. HSU 1987; PUMAREGIA et al. 1984; ROBINSON u. ANDERSEN 1985; SILBER 1984; LACEY u. DOLAN 1988). Dasselbe gilt auch für Japan, das für säkular-christliches Gedankengut offenbar ebenso sehr empfänglich gewesen ist wie für die »Heilslehren« der modernen Wirtschaft (vgl. z. B. SUEMATSU et al. 1985; NOGAMI u. YABANA 1977).

Zwei Arten von Autonomie

Der Theorie, daß enge, erdrückende Familienbande am Ursprung anorektischer Verhaltensmuster seien, steht mittlerweile auch eine völlig andere Theorie gegenüber, die die Eßstörungen als Reaktion auf die im 20. Jahrhundert an Frauen herangetragene Forderung, »autonom« zu sein, interpretiert. Statt von der

Verweigerung, bevormundet zu werden, ist hier also von der Verweigerung, Selbstbestimmung zu üben, die Rede. Als Beispiel für diese Theoriebildung sei etwa auf die Arbeiten von TILMAN HABERMAS (1990) verwiesen sowie auf eine von CATHERINE STEINER-ADAIR (1990) zitierte Untersuchung unter amerikanischen College-Studentinnen. Laut dieser Untersuchung waren die Frauen, die einem Weiblichkeitsideal von Erfolg und Unabhängigkeit nacheiferten (»Super Women« genannt) für Eßstörungen anfälliger als die »Wise Women«, die sich von diesem Ideal distanzierten. STEINER-ADAIR bezieht sich bei der Interpretation der Untersuchung auf die Thesen von CAROL GILLIGAN (1980), der zufolge die Bedürfnisse der weiblichen Psyche eher nach Einbindung in ein Beziehungsgeflecht als nach individueller Autonomie verlangen. So deutet sie die Eßstörungen der »Super Women« als Anpassung an das moderne Ideal der unabhängigen Frau – eine Anpassung, die den weiblichen Bedürfnissen entgegenliefe und auf die viele Frauen deshalb mit Eßstörungen reagierten. Das Verhalten der »Wise Women« aber interpretiert sie als Folge einer gelungenen Integration in das soziale Beziehungsgeflecht und als Fähigkeit, an »eigenen, mit den anderen in Widerstreit liegenden Werten« festzuhalten. Nun möchte man ihr entgegnen: Worin besteht Autonomie, wenn nicht gerade darin, die Existenz des anderen – und damit auch die eigene Abhängigkeit – zu akzeptieren und am eigenen Urteil auch dann festzuhalten, wenn die umgebenden Wertvorstellungen anders sind? Noch wichtiger aber erscheint mir folgendes:

Diese Theoriebildung offenbart, daß heute zwei völlig gegensätzliche Vorstellungen von »Autonomie« miteinander konkurrieren. Eben diese Konkurrenz scheint mir aber den Schlüssel zur Frage zu bieten, warum in der einen Theoriebildung die Eßstörungen als Reaktion auf *mangelnde Autonomie*, in der anderen aber als *Verweigerung der Autonomie* interpretiert werden können.

Meine These in wenigen Worten: Mit der einen Autonomie ist das gemeint, was ich vorher als Selbstdefinition umschrieben habe. Eine Autonomie also, die die Existenz des anderen akzeptiert und in ihr auch die für das Ich notwendige Seinsbestätigung findet. Dieser Autonomie steht heute eine andere gegenüber, die ich als *fremddiktierte Autonomie* umschreiben möchte. Oder anders gesagt: Das Ideal von Harmonie und Symbiose in den zwischengeschlechtlichen Beziehungen (ein Ideal, dies sei noch einmal betont, das in enger Beziehung zur Zuschreibung eines verweltlichten Opfertodes an die Frau steht), spiegelt sich nicht nur in der Rolle der »verblassenden« Frau wider. Es zeigt sich auch an seinem Gegenbild: der »emanzipierten Frau«, die zum Weiblichkeitsideal des 20. Jahrhunderts geworden ist. Eben dieses lebendige, fleischliche Gegenbild verdeutlicht erst recht, warum ausgerechnet Eßstörungen zu *der* »Frauenkrankheit« der Moderne wurden.

Fast gleichzeitig mit dem Ideal der »verblassenden« oder »geopferten« Frau entsteht im 19. Jahrhundert ein neuer Weiblichkeitsentwurf, der in den Gestalten von Carmen, Lulu oder Salome seinen Prototyp findet. Es entsteht ein Frauentypus, der mit den Begriffen von Leidenschaft, Lust, Lebendigkeit umschrieben werden kann – also genau dem Gegenteil von Sterblichkeit. (Daß auch diese Frauen alle abgemurkst werden, ist freilich ein Hinweis darauf, daß sich dahinter dasselbe Schema verbirgt). Es ist ein Weiblichkeitsideal, das aus »heißem Blut« und »unersättlichem Fleisch« gemacht ist. Nicht durch Zufall entstand dieses Weiblichkeitsideal jedoch in den Köpfen von männlichen Literaten und Künstlern (vgl. VON BRAUN 1989b). In den Texten der Schriftstellerinnen, die um die Selbstdefinition von Frauen kämpften, taucht es nicht auf. Dieser Typus von Frau, der sich nicht nur durch seine »Leidenschaftlichkeit« auszeichnet, mit dem vielmehr auch die erfolgreiche, die »emanzipierte« Frau gemeint ist, eine Frau, die sich von niemandem etwas sagen läßt und die in keiner Abhängigkeit steht, schon gar nicht von einem Mann (in diesem Bild tritt also auch die von STEINER-ADAIR zitierte »Super Woman« zum Vorschein) – dieser Frauentypus hat heute normativen Charakter gewonnen für jede Frau, die eine »echte Frau« sein will. Das bedeutet aber, daß die Frau nur dann zu einer weiblichen Person aus Fleisch und Blut werden kann, wenn sie sich in die »Kopie« einer imaginären Frau verwandelt, die in Männerköpfen entstanden ist (und die letztlich ein Phantasma »männlicher Weiblichkeit« darstellt; vgl. VON BRAUN 1989c). Weibliche Selbstdefinition verschwindet also auch in einem Kontext, in dem der Frau nicht die Rolle des Opfertodes zugewiesen wird, sondern die, »Lebendigkeit« zu verkörpern.

In der Symptombildung der Magersüchtigen kommt aber die

Weigerung zum Ausdruck, den Körper zur »Kopie« werden zu lassen. Die Anorektikerin wehrt sich dagegen, wie Carmen (die zeitgleich mit der Photographie geboren wird) »reproduzierbar« zu werden. In den Eßstörungen der Moderne drückt sich der Versuch aus, Schöpfer des eigenen Körpers zu bleiben. Bei der Anorexie, so schreibt SELVINI PALAZZOLI, geht es um die »Beherrschung der Triebe«, um die »Unterwerfung des Körpers«. (SELVINI PALAZZOLI 1982, S. 102) Die Eßstörungen als Versuch, die Fleischwerdung der falschen – oder: phallschen – Frau im eigenen Körper zu verhindern?[8] So gesehen, bekommen die Worte, mit denen die Therapeutin SELIVINI PALAZZOLI den innersten Trieb ihrer anorektischen Patientinnen umschreibt, einen völlig neuen Sinn: »Diese Form der Unfleischlichkeit«, so schreibt sie, »ist kein Todeswunsch – ganz im Gegenteil. Sie ist im wesentlichen eine irreale Spannung und eine Ablehnung der Existenz qua Leben und Sterben im Körperlichen.« (SELVINI PALAZZOLI 1982, S. 102) In den Eßstörungen kommt also der verzweifelte Versuch zum Ausdruck, den eigenen Körper der »Fremddefinition« zu entziehen.

Inzest und Magersucht

Daß es sich bei der Magersucht um eine Auflehnung gegen das symbiotische Liebesideal der Moderne handelt – und mit diesem symbiotischen Liebesideal ist auch die Forderung gemeint, daß Frauen zu Kopien männlicher Entwürfe werden –, zeigt sich nicht zuletzt an der engen Beziehung, die immer wieder zwischen Inzest, sexuellem Mißbrauch einerseits und Eßstörungen andererseits hergestellt wird. Der sexuelle Mißbrauch stellt die Vereinigung aller »Opfertode« dar, die weiter oben beschrieben wurden: Erstens des Selbstopfers in der symbiotischen Liebesbeziehung; zweitens des Selbstopfers in der »harmonischen« Familie. Der Inzest beinhaltet drittens aber auch das Phantasma der Verwandlung der Frau in eine »Kopie« männlicher Entwürfe: ein

8 In der Anorexie, so SELVINI PALAZZOLI (1982, S. 94) wird der Körper mit der »Lüge« gleichgesetzt, während der magere Körper als Beweis von »Echtheit« gesehen wird.

Phantasma, das im Verkehr mit der »selbsterzeugten Frau« (der Tochter) seine Realisierung und Erfüllung findet.

Wie verbreitet Inzest und sexueller Mißbrauch in der Vergangenheit gewesen sind, wird sich nie in Erfahrung bringen lassen. So wird auch niemand feststellen können, ob die Zunahme weiblicher Eßstörungen mit einer Zunahme »inzestuöser Übergriffe« in einen direkten Zusammenhang zu bringen ist. Aber es gibt indirekte Hinweise: An den schon erwähnten literarischen Beispielen, ebenso wie an den Schlagzeilen der Massenblätter, läßt sich sehr wohl ablesen, daß das Inzestverbot in den letzten zweihundert Jahren eine Aufweichung erfahren hat. Mehr noch: daß der Inzest im allgemeinen Denken an erotischer Anziehungskraft gewann. Das heißt, nicht nur hat sich der »Fluch«, der einst auf dem Inzest lag, verflüchtigt, darüber hinaus verdeutlichen die Präsenz und die Darstellung der Inzestthematik in der Literatur und den Medien, daß für das Begehren eine neue »Norm« entstanden ist. Dabei ist es gleichgültig, ob sich dieses neue Begehren offen als Lust am Inzest ausdrückt (vgl. von Braun 1989d) oder hinter pseudomoralisierenden Anklagen gegen die »Täter« versteckt.

Das entscheidende Merkmal dieses neuen Begehrens besteht darin, daß es seine Erfüllung im Untergang des »anderen« – beziehungsweise umgekehrt im eigenen Untergang – sucht. Die Magersucht stellt aber eine Reaktion auf die Zuschreibung des »Selbstopfers« an die Frau dar. Das heißt – und auch das widerspricht dem gängigen Erklärungsmuster, daß die Anorexie eine Auflehnung gegen die Mutter darstellt – hinter den weiblichen Eßstörungen verbirgt sich letztlich eine Abweisung des (realen oder imaginären) Vaters: jenes Vaters, der im »kollektiven Imaginären« mit Inzest und sexuellem Mißbrauch gleichgesetzt wird. Dabei kann die Mutter durchaus eine wichtige Rolle spielen – etwa dann, wenn sie dem eigenen »Tod« zu entgehen versucht, indem sie die Tochter als Opferersatz anbietet, also zur schweigenden Komplizin des sexuellen Mißbrauchs wird.

Mir scheint es vor allem wichtig, zu erkennen, daß es heute nicht nur den realen sexuellen Mißbrauch gibt, sondern daß der Inzest als »sexuelle Norm« erfahren wird. Anders ausgedrückt: Es geht nicht nur darum, ob eine Frau mit ihrem Bruder/ Vater/ Onkel schläft, sondern auch darum, daß sie an ein Liebesideal glauben lernt, das den Inzest zur gültigen Form erfüllten Begehrens erhebt. Im einen wie im anderen Fall wird sie Liebe als Opfertod und Begehren als Sehnsucht nach Untergang erfahren. Im einen wie im anderen Fall spürt sie, daß eine »erfüllte Sexualität« ihren Tod, den Verlust ihrer Andersartigkeit fordert. Kann es unter diesen Umständen erstaunen, daß viele Frauen die »sexuelle Erfüllung« nicht suchen? Ist es verwunderlich, daß dieses Zeitalter eine weibliche Sexualverweigerung hervorgebracht hat, die in der Nahrungsverweigerung ihren deutlichsten Ausdruck findet? Das symbiotisch-inzestuöse Liebesideal der Moderne hat kannibalischen Charakter; die Anorexie aber verwandelt den zu verspeisenden Frauenkörper in ein karges Gericht. Wer aus dem »Gott-Essen« ein »Frau-Essen« macht, der darf sich nicht wundern, wenn ihm der Bissen im Halse stecken bleibt.

Literatur

BADINTER, E. (1981): Die Mutterliebe. Geschichte eines Gefühls vom 17. Jahrhundert bis heute. München/Zürich.

BELL, R.M. (1985): Holy Anorexia. Chicago/London.

BRAUN, C. VON (1985): Nicht-ich. Logik Lüge Libido. Frankfurt, S. 381-384.

BRAUN, C. VON (1989a): »Die Blutschande« – Wandlungen eines Begriffs: Vom Inzesttabu zu den Rassengesetzen. In: VON BRAUN, C.: Die schamlose Schönheit des Vergangenen. Frankfurt, S. 81ff.

BRAUN, C. VON (1989b): Von Liebeskunst zur Kunst-Liebe: Don Juan und Carmen. In: VON BRAUN, C.: Die schamlose Schönheit des Vergangenen. Frankfurt, S. 37ff.

BRAUN, C. VON (1989c): Männliche Hysterie, weibliche Askese – Zum Paradigmenwechsel der Geschlechterrollen. In: VON BRAUN, C.: Die schamlose Schönheit des Vergangenen. Frankfurt.

BRAUN, C. VON (1989d): Nada Dada Ada – Oder die Liebe nach dem Jüngsten Gericht. In: VON BRAUN, C.: Die schamlose Schönheit des Vergangenen. Frankfurt, S. 143ff.

BRAUN; C. VON (1991): Die Angst der Satten. Über Hungerstreik, Hungersnot und Überfluß. Filmessay, Köln.

BRAUN, C. VON (1992a):Zur Bedeutung der Sexualbilder im rassistischen Antisemitismus. In: SCHILLING, S.; STEPHAN, I.; WEIGEL, S. (Hrsg.): Jüdische Kultur und Weiblichkeit in der Moderne. Köln.

Braun, C. von (1992b): »Der Jude« und »Das Weib« – Zwei Stereotypen des »Anderen« in der Moderne. In: Heid, L.; Knoll, J. (Hrsg.): Deutsch-jüdische Geschichte. Von der Aufklärung bis zur Gegenwart. Bonn/Stuttgart.

Bronfen, E. (1987): Die schöne Leiche. In: Berger, R.; Stephan, I. (Hrsg.): Weiblichkeit und Tod in der Literatur. Köln/Wien.

Bruch, H. (1980): Der Goldene Käfig. Das Rätsel der Magersucht. Frankfurt a. M.

Borghi, A. (1973): Evoluzione Storica delle Conoscenze sul Problema della Cosidetta Anoressia Psicogena. Episteme 7: 243ff.

DeSalvo, L. (1990): Virginia Woolf. Die Auswirkungen sexuellen Mißbrauchs auf ihr Leben und ihr Werk. München.

Ecker, G. (1991): The Body in Transition – The Body in Translation. Cultural and Sexual Difference in Texts bei Jewish-American Women. Unveröffentl. Vortragsmanuskript.

Ecker, G. (1992): Einzug in das *Promised Land* oder *Lost in Translation?* Ostjüdinnen auf dem Weg vom »shtetl« zum »American dream«. In: Schilling, S.; Stephan, I.; Weigel, S. (Hrsg.): Jüdische Kultur und Weiblichkeit in der Moderne. Köln.

Eliade, M. (1978): Histoire des Croyances et des idées religieuses, Bd. II: De Gautama Bouddha au triomphe du christianisme. Paris.

Farmer, D.H. (1978): Oxford Dictionary of Saints. London.

Garner D.M.; Garfinkel, P.E.; Bernis, K.M. (1982): A multidimensional psychotherapy for anorexia nervosa. International Journal of Eating Disorders I: 24.

Gessler, J. (1938): La vierge barbue. Brüssel/Paris.

Gilligan, C. (1980): Die andere Stimme. München.

Goodman, R. M. (1979): Genetic Disorders among the Jewish People. Baltimore.

Goodman, R. M.; Motulsky, A. G. (1979): Genetic Diseases among Ashkenazi Jews. New York.

Grünewald, L.; Weyss, M.: Das Wundermädchen von Roth, 1542.

von Günderode, K. (1979): Die eine Klage. In: Karoline von Günderode: Die Schatten eines Traums, Gedichte, Prosa, Briefe, Zeugnisse von Zeitgenossen, herausgegeben von Christa Wolf, Darmstadt.

Habermas, T. (1990): Heißhunger. Historische Bedingungen der Bulimia nervosa. Frankfurt a. M.

Hiltmann, H.; Clauser, G. (1961): Psychodiagnostik und aktiv-analytische Psychotherapie Jugendlicher, dargestellt an der Pubertätsmagersucht. Praxis der Psychotherapie, S. 173.

Hoffmann-Curtius, K. (1991): Opfermodelle am Altar des Vaterlandes seit der Französischen Revolution. In: Kohn-Waechter, G. (Hrsg.): Schrift der Flammen, Opfermythen und Weiblichkeitsentwürfe im 20. Jahrhundert. Berlin, S. 57ff.

HSU, L.K.G. (1987): Are the eating disorders becoming more common in blacks? Int. J. Eating Disorders 6: 113-124;

HUYSMANS, J.K. (1903): De Tout, 9.Aufl. Paris.

JACOBS BRUMBERG, J. (1988): Fasting Girls. The Emergence of Anorexia Nervosa as a Modern Disease. Cambridge,Mass./London.

KESTEMBERG, E.; KESTEMBERG, J.; DÉCOBERT J. (1972): La faim et le corps. Paris.

LACY, J.H. (1982): Anorexia nervosa and a bearded female saint. British Medical Journal 285: 1816ff.

LACEY, J.H.; DOLAN, B.M. (1988): Bulimia in British Blacks and Asians. Brit. J. Psychiatry 152: 73-79.

LENTULUS, P.: Historia admiranda de prodigiosa Apolloniae Schreierae, viriginis in agro Bernensis, inedia (Bern 1604).

LOUDUN, I.S.L. (1980): Chlorosis, anaemia, and anorexia nervosa. British Medical Journal 281: 1669ff.

MINUCHIN S.; ROSMAN, B.; BAKER, L. (1978): Psychosomatic Families: Anorexia Nervosa in Context. Cambridge Mass.

NOGAMI, Y,; YABANA, F. (1977): On kibarashi-gui (binge eating). Folia Psychiat. Neurol. Japon, 31: 159-166

PARRY-JONES, W.L. (1985): Archival Exploration of Anorexia Nervosa. Journal of Psychiatric Research 19: 95ff.

PORTIUS, S.: De puella germanica, quae fere biennium vixerat sine cibo, potuque, Florenz 1551.

PUMAREGIA, A.J.; EDWARDS, P.; MITCHELL, C.B. (1984): Anorexia nervosa in black adolescents. J. Amer. Acad. Child. Psychiat. 23: 111-114.

ROBINSON, P.H.; ANDERSEN, A. (1985): Anorexia nervosa in American blacks. J. Psychiat. Res. 19: 183-188.

ROTHSHILD, H. (1981): Diseases of the Jews. In: ROTHSHILD, H.: Biocultural Aspects of Disease. New York.

ROLLIN, P.: Histoire mémorable d'une fille d'Anjou, laquelle a étée quatre ans sans user d'aucune nourriture, que d'un peu d'eau commun, Paris 1587.

SCHWARTZ, D.; THOMPSON, M.; JOHNSON, C. (1982): Anorexia nervosa and bulimia, the socio-cultural context. International Journal of Eating Disorders 1: 20-36.

SELVINI PALAZZOLI, M. (1982): Magersucht. Stuttgart.

SHILOH, A.; COHEN SELAVAN, I. (Hrsg.)(1973/74): Ethnic Groups of America: Their Morbidity, Mortality and Behavior Disorders, Bd. I: The Jews. Springfield,Ill.

SHORTER, E. (1988): The First great Increase in Anorexia Nervosa. Journal of Social History, Summer 1988, S. 69ff.

SILBER, T.J. (1984): Anorexia nervosa in black adolescents. J. Nat. Med. Assn. 76: 29-32.

SIMMEL, M. (1980): Erziehung zum Weibe. Mädchenbildung im 19. Jahrhundert. Frankfurt a. M.

SKRABANEK, P. (1983): Notes towards the History of Anorexia Nervosa. In: Janus, Révue Internationale de l'Histoire des Sciences, de la Médecine, de la Pharmacie et de la Technique, Tome LXX: 109ff.

SOMMER, B. (1955/56): Die Pubertätsmagersucht als leib-seelische Störung einer Reifungskrise. Psyche 9: 307ff.

STEINER-ADAIR, C. (1990): The Body Politic. Normal Female Adolescent Development and the Development of Eating Disorders. In: GILLIGAN, C.; LYONS, N. P.; HANMER, T. J. (Eds.): Making Connections. The Relational Worlds of Adolescent Girls at Emma Willard School. Cambridge, Mass./London.

SUEMATSU, H.; ISHIKAWA, H.; KUBOKI, T.; ITO,T. (1985): Statistical Studies on Anorexia Nervosa in Japan: Detailes clinical data on 10011 patients. Psychother. Psychosom. 43: 96-103.

THEWELEIT, K. (1989): Das Buch der Könige. Frankfurt a. M.

THOMÄ, H. (1961): Anorexia Nervosa, Geschichte, Klinik und Theorien der Pubertätsmagersucht. Bern/Stuttgart.

TRAKL, G. (1947): Offenbarung und Untergang. In: Die Prosadichtung. Salzburg.

WARNER, M. (1981): Joan of Arc: the image of female heroism. London.

WEINSTEIN, D.; BELL, R.M. (1982): Saints and Society: The Two Worlds of Western Christendom, 1000-1700. Chicaco.

WIERUS, J.: De lamiis liber, item de commentitiis jejuniis (1577). In: WIERI, J.: Opera omnia, Amsterdam 1660.

WOOLEY S.C.; WOOLEY, O.W. (1980): Eating Disorders, Obesity and Anorexia. In: BRODSKY, A.; HARE-MUSTIN, R. (Eds.): Women and Psychotherapy. New York.

Günter H. Seidler

Zwischen Skylla und Charybdis: Die unumgängliche Scham der anorektischen Frau

»Wenn andere sich ein Bild von mir machen, muß ich sterben ... Ich muß dann nämlich dieses Bild sein, wenn ich es nicht mehr bin, bin ich für andere nicht mehr erreichbar.«
(magersüchtige Patientin)

Ob es sich bei den Patientinnen und Patienten, die mit der Diagnose »Anorexia nervosa« zusammengefaßt werden, um eine nosologisch einheitliche Gruppe handelt, wird kontrovers gesehen. Engel und Meyer (1991) schreiben ganz entschieden: »Bei der Therapie der Anorexia nervosa kann nicht von einem einheitlichen Krankheitsbild ausgegangen werden«, und kommen zur Forderung, in der Therapie » ... daher auch unterschiedliche Problembereiche zu bearbeiten.« (S. 244). Vorsichtiger, wenngleich auch mit einer Tendenz, die in diese Richtung weist, äußern sich Buchholz und Dümpelmann sowie Reich in ihren Arbeiten in diesem Band zu dieser Frage. Blickt man aber nicht auf die definitorisch möglicherweise heterogene Krankenpopulation, sondern auf den Umgang mit den einzelnen Patientinnen und Patienten im klinischen Alltag in Einrichtungen auch verschiedener therapeutischer Ausrichtung, fällt eine Tendenz zur Gleichförmigkeit ihnen gegenüber auf, die zu denken gibt: So werden, häufig in Anlehnung an erste Behandlungskonzepte überhaupt, die in diesem Zusammenhang entwickelt wurden, auch in psychoanalytisch orientierten Kliniken speziell für diese Krankengruppe »Eßprogamme« in den Therapieplan integriert, es wird die »strikte Führung« propagiert (Engel u. Meyer 1991), und es wird, in gelegentlich konkretistisch anmutender Weise, der Geschlossenheit des »Teams« besondere Beachtung geschenkt. Was ist bei dieser Klientel anders als bei anderen, daß sie derart eine Veränderung eines ansonsten propagierten Therapiestiles bewirken können? Und – so ließe sich fragen – wem dienen solche Veränderungen: dem »Team« oder den Patientinnen beziehungsweise Patienten? Die erwähnte Tendenz zur Gleichförmigkeit, auf die aufmerksam gemacht werden soll, besteht also in der Bereitschaft zur Abweichung vom ansonsten realisierten Therapiekonzept, oder: in der Bereitschaft, induzierten Handlungsbereitschaften nachzugeben. Das könnte auch für dyadische Arzt-Patient-Verwicklungen gelten, die sich eindrucksmäßig im Kontakt zu diesen jungen Frauen (und Männern) häufiger und intensiver einstellen als es sonst der Fall zu sein scheint. Aus diesen Beobachtungen ließen sich interessante Forschungsfragen ableiten: So könnte eine systematische Auswertung von Krankenakten ergeben, daß über sie häufiger in diffamierend-distanzierender Wortwahl geschrieben wird. Gelten sie nicht als raffinierte Irreführer, ist es nicht so, daß ihnen nicht zu trauen ist? Und machte sich jemand daran, zu untersuchen, mit welcher Häufigkeit in Balintgruppen von anorexiekranken Frauen die Rede sei: Vom Eindruck her öfter, als es ihrem Anteil an der Klientel der Gruppenteilnehmer entspräche.

Nimmt man statt der Behandlungsrealität das riesige Literaturkorpus in Augenschein, das seit etwa Anfang der sechziger Jahre entstanden ist, mag sich Resignation einstellen, wenn die Frage, welche behandlungsrelevanten Ergebnisse denn nun gewonnen seien, weitgehend unbeantwortet bleiben wird, wenn wirklich behandlungsleitende Erkenntnisse angemahnt werden. Auch hier tut sich eine interessante Forschungsthematik auf, nämlich die Untersuchung des Topos »Anorexia nervosa« in der wissenschaftlichen Literatur der letzten 30 Jahre. Ist es nicht, neben der Schizophrenie, diese Patientinnengruppe gewesen, der die Entwicklung der Familientherapie ihren ersten Impetus verdankt (vgl. Boszormenyi-Nagy u. Spark 1973; Buchholz 1990; Sperling et al. 1982; Stierlin 1975) – übrigens zeitgleich zur Entwicklung der Narzißmußtheorien, eine Parallele, die nach meiner Übersicht noch ihrer Aufarbeitung, also der Herausstellung ihres Sinnes, bedarf?

Bei der Durchsicht der Literatur fällt auf, daß differenzierte Arbeiten zum Übertragungs- und Gegenübertragungsgeschehen im therapeutischen Umgang mit diesen Patientinnen und Patienten weitgehend fehlen – die Arbeit von DIEBEL-BRAUNE in diesem Band stellt eine seltene Ausnahme dar –, auch dieses ein Befund, der zu denken gibt. Sollte dieses Konzept unbrauchbar sein, wenn es gilt, die hier aktualisierte Beziehungsdynamik zu beschreiben? Oder aber – fast sträubt sich die Feder, so einen Gedanken zu Papier zu bringen – sollte die landauf, landab realisierte Behandlungspraxis, sollte gar die theoretische Antwort in Form der wissenschaftlichen Literatur Ausdruck eines agierten Wechselverhältnisses sein, an dem beide Seiten, Klientel und therapeutische und/oder wissenschaftliche »Teams«, Anteil haben, zum je-eigenen Vorteil?

Der zuletzt genannten Thematik des Wechselspieles zwischen therapeutischer und/oder forschender Öffentlichkeit und der Singularität der erkrankten Frau gelten die folgenden Ausführungen. Die zu diskutierende Frage läßt sich in etwa folgendermaßen präzisieren: Wird etwa im öffentlichen Umgang mit dieser Gruppe von Patientinnen und Patienten deren innere Dynamik ausgestaltet? Handelt es sich um eine quasi latente Vereinbarung zwischen Klientel und Forschung sowie Behandlung Realisierenden mit dem ebenfalls latenten Ziel, einer dann beiden Seiten zu unterstellenden Veränderungsnotwendigkeit letztendlich eher auszuweichen, wobei diese dann aber anderswo zu lokalisieren wäre als da, wo beide Teilhaber dieser Interaktion gemeinsam den Fokus ihrer Aufmerksamkeit hinlenken?

Mit welcher Methodik läßt sich aber nun eine solche Fragestellung bearbeiten? Einen »archimedischen Punkt« gibt es im Rahmen von Beziehungsdiagnostik nicht – der es etwa erlaubte, ohne eigenes Involviertsein »von außen« auf ein Geschehen zu blicken, und die klassische Analyse von Übertragung und Gegenübertragung nähert sich, wie ich meine, ihrer Grenze, wenn es um den Versuch des Verstehens überpersonaler Wechselspiele geht. Dagegen scheinen zumindest zwei Vorgehensweisen geeignet, an so einer Stelle weiterzuführen: die phänomenologische Analyse der Situation – präzise, zergliedernd, »analytisch« – und die Veranschaulichung durch Bilder, die dem Mythos entnommen sind – komplex, gestalthaft, intuitiv-«synthetisch«. Beide Wege werde ich im folgenden beschreiten: Zunächst geht es, unter Bezugnahme auf Ergebnisse und Konzepte der Affekttheorie und Objektbeziehungstheorie, um eine phänomenologische

Analyse der »anorektischen Interaktions-Situation«, einerseits die Innenwelt der Patientin betreffend, andererseits auf ihre Vernetzung mit dem Außen bezogen. Danach werde ich die Gestalten der Skylla und Charybdis heranziehen, um das von mir als zu erfassend Gemeinte zu veranschaulichen.

Die empirische Grundlage für die entwickelten Überlegungen wird gebildet aus einer großen Anzahl anorektischer Frauen sowie einer kleineren Anzahl anorektischer Männer, die ich in verschiedenen Einrichtungen einzel- und/oder gruppentherapeutisch behandelt habe, sowie Patientinnen und Patienten, die ich indirekt kennenlernte, dadurch, daß ich ihre Therapie supervidierte.

Affekte, Subjekte und Objekte: Blick, Wider-Blick und die Scham

Nach meiner Erfahrung gibt es in den Behandlungen von Frauen und Männer mit Anorexie folgende Reihung von Affekten, mit denen Therapeut und Patientin im Beziehungsgeschehen in Berührung kommen: Zunächst Verachtung, Entwertung, dann Wut/Haß/Rache, und als letztes, vor einem »Neuanfang«, Scham/Verzweiflung. Schon die zweite Schicht der destruktiv-nachtragenden Affekte ist in ihrer Wucht mitunter schwer auszuhalten, und ich habe den Eindruck, daß eine ganze Reihe von Behandlungen allenfalls in den Vorhof dieser Hölle kommen. Dabei ist nach dem hier vertretenen Verständnis eine Einbeziehung der Scham – und der damit verbundenen Verzweiflungsthematik in den Prozeßverlauf der Behandlung für die Initiierung einer wirklichen Veränderung unabdingbar. Das zugrundegelegte Schamkonzept wird an anderer Stelle ausführlich dargestellt (vgl. SEIDLER, im Druck). Es soll nur soweit in einigen zentralen Gedanken vorgestellt werden, wie es für die Entwicklung dieser Überlegungen hier unerläßlich ist.

In meinem Verständnis des Schamaffektes weiche ich an einer ganz zentralen Stelle von dem der meisten anderen Autoren, die sich mit ihm beschäftigt haben, ab. WURMSER geht zum Beispiel davon aus, daß Scham erlebt wird im Zusammenhang mit einer »... charakteristischen Trias von Schwäche, Schmutzigkeit und

Defekt ...« (1990, S. 297). Ich meine dagegen, Scham manifestiert sich in der Situation der *Be*-urteilung, nicht: *Ver*-urteilung, also *vor* jeder inhaltlichen Qualifizierung des Urteils in Gut oder Böse. Der Schamaffekt selbst ist dabei das affektive Korrelat einer Objektivierung, die mit Subjektivierung wechselt. Das Subjekt bedarf zu seiner Manifestation des Objektes: Nur wenn es durch dieses erfaßt, definiert, in Modifikation des BIONschen Konzeptes vom »Halten« »angehalten« wird, wird es es selbst, kann es sich in seiner Ich-Haftigkeit erleben. Interaktionell geschieht diese Subjektkonstituierung durch den Blick des anderen, der sich ein Bild vom Subjekt macht, wobei dieses sich dann diesen Blick zu eigen macht. In meinem Verständnis führt dieser letzte Schritt zur Herausbildung des Selbsts, verbunden mit einer Differenzierung von Ich und Selbst, was dann über die Stufen der Selbswahrnehmung, Selbstbeobachtung und Selbstbeurteilung zur Herausbildung der Struktur des Über-Ich führt. »Blick« ist hier mehr als »Objektrepräsentanz«; das Konzept des »Anderen » trägt dessen eigener Subjekthaftigkeit Rechnung. Das hier entscheidende, worauf ich aufmerksam machen möchte, ist die Realität beider Pole in diesem Prozeßgeschehen: Objektivierung und Subjektivierung. Reine Objektivierung ist Verachtung, der Angeblickte wird zu einer Sache, wird verdinglicht, reine Subjektivierung ist der liebende Blick. Damit ist die Scham situiert an dieser Schnittstelle, darüber hinaus an der Umschlagfalte zwischen innen und außen; der Blick des anderen ist zunächst äußerlich, das Subjekt macht ihn sich zu eigen, wird auf sich selber zurückgebogen, hält reflexiv inne und wird seiner selbst gewahr. Phänomenal handelt es sich um eine »Drei-Punkte-Konfiguration«: »So ist die Scham eine zusammenfassende Erfassung von drei Dimensionen: ›*Ich* schäme mich *meiner* vor *anderen*‹. Verschwindet eine dieser Dimensionen, verschwindet auch die Scham.« (SARTRE 1943, S. 250, eigene Übersetzung; Hervorhebung von SARTRE). In objekttheoretischem Verständnis bedarf der Schamaffekt zu seiner Manifestation der Verfügbarkeit eines »dritten Objektes«: Das Schamsubjekt ist in seiner Intentionalität ausgerichtet auf die Erreichung eines Zieles; es zu erreichen, würde affektiv als »Freude« oder »Glück« erlebt werden (TOMKINS 1963). Ein hinzutretendes »drittes Objekt« unterbricht diesen Ablauf, relativiert ihn: Sei es als Maßstab, sei es als

Hindernis. Das Schamsubjekt wird auf sich selber zurückgeworfen, das ursprüngliche Ziel entwickelt sich intrapsychisch zum Ich-Ideal, das hinzutretende Objekt gerät an die Stelle einer (beurteilenden) Ichfunktion, das ursprüngliche Subjekt mit seinem unreflektierten »Verlauf« an die Stelle der psychischen Selbst-Struktur.

Warum nun diese Abstrahierung von Biographisch-historischem, warum dieser scheinbare Verzicht auf eine psychoanalytisch-objektbeziehungstheoretische Sichtweise im herkömmlichen Sinne? Auf diese Frage gibt es zwei Antworten:

1. Der Schamaffekt läßt sich, wie ich meine, nicht nur als Übertragungsphänomen verstehen. Es kommt mir darauf an, seine Entstehung nicht nur in der Lebensgeschichte eines Individuums beschreibend begreifen zu können, sondern auch seine je-aktuelle Manifestation als jeweils punktuelle Mini-Neugenese zu konzeptualisieren, ihm insofern ständig Identität generierende Funktion zuschreiben zu können.
2. Nach meiner Auffassung ist die herkömmliche Objektbeziehungstheorie revisionsbedürftig. Sie trägt der Wechselseitigkeit von Interaktionsprozessen nicht ausreichend Rechnung. Das Subjekt wird zwar in seiner Bezogenheit auf das Objekt erfaßt. Es kann aber nicht konzeptualisiert werden, daß es seinerseits bereits durch das Objekt konstituiert ist und ohne dieses gar nicht gedacht werden kann.

Diese Wechselseitigkeit ist eigentlich in der »anorektischen Situation« unübersehbar, sie wird aber, wie oben dargestellt, ausgesprochen selten Gegenstand der Reflexion. Der prüfende Blick der Anorexiekranken, ihre aktive Objektivierung, wird selten wahrgenommen: Obwohl eine junge Therapeutin, am Beginn ihrer Laufbahn, in einer Supervision erklärte: »Ich fühle mich von der Patientin durchschaut ... sie packt mich mit ihren Augen, ich fühle mich machtlos.« Dagegen wird die Externalisierung dieses Blickes oft genug präreflexiv aufgegriffen: Der Zeiger der Waage, der die Gewichtsveränderung anzeigen soll, wird zum Indikator für die Gesundheit der Patientin. Auf beiden Seiten wird zu einer Reihe von triangulierenden Hilfsobjekten gegriffen: Auf seiten der Therapeuten wird über ein »Eßprogramm«

mit der Patientin verhandelt, es werden – scheinbar gemeinsam – Therapiepläne aufgestellt, es werden Verträge geschlossen. Aber auch auf seiten der Patientin gibt es vergleichbare Vorgänge: Ich meine, es entspricht den verzweifelten Bemühungen, einen »unvermittelten« Kontakt zu vermeiden, wenn sie zu doppelten Wahrheiten greift (»Lügen«), wenn sie sich als depersonalisiert beschreibt, etwas neben sich stehend, wenn sie gelegentlich ein Verstehen-Werden zu vermeiden scheint, und wenn sie etwas induziert, was oft genug als »Spaltung des Teams« beschrieben wird. Dabei dürfte es sich eher um den Versuch handeln, Übereinstimmungen zu vermeiden, als um eine »Spaltung« im objektbeziehungstheoretischen Sinne. Diese Tendenz der Patientin zu »doppelten Wirklichkeiten« liegt, wie ich meine, auch dem zugrunde, was ich gerne als »Haar-Riß« in der Identität behandelter Patientinnen bezeichne: Lernt man eine Anorexiekranke nach Abschluß einer »erfolgreichen« Therapie kennen, fällt häufig genug in ihrer Selbstdarstellung und in ihrem Selbstverständnis eine Schichtung ihres Strukturgefüges auf: Auf einer mitunter nur schwer zu erkennenden, offenbar ihr unmittelbar eigenen Schicht hat sich eine antherapierte, gelegentlich altklug erscheinende Schicht gebildet, mit der sie sich darstellt, die sie vielleicht auch als eigene Identität erlebt, die aber trotzdem nicht ganz synton mit anderen Seiten ihrer Persönlichkeit ist. Und im Rahmen der hier entwickelten Überlegungen frage ich mich, ob nicht groß angelegte Forschungsprojekte, die sich mit der Anorexie beschäftigen, aus dieser Externalisierung der Selbstbeurteilung dieser Gruppe von Patientinnen mit entstanden sind: Die »Gegenübertragungsfaszination«, von der SCHEPANK spricht (1991, S. 215), könnte hier eine ihrer Wurzeln haben, in dem Sinne, daß der Faszinierte einerseits der durch das Erblickte Gebannte, Objektivierte ist (vgl. WURMSER 1990; SEIDLER, im Druck), andererseits der, der mit seinem Blick feststellt, fixiert. Damit trifft er die Anorexiekranke in einer ausgesprochen vulnerablen Stelle. Die Patientin, von der das Leitzitat dieses Aufsatzes stammt, konnte nicht anders als dem Bild zu entsprechen, von dem sie meinte, daß andere es von ihr gebildet hätten. Fühlte sie Regungen in sich, die damit unvereinbar waren, konnte sie diesen nicht nachgehen, weil sie befürchtete, andere würden dann den Kontakt zu ihr verlieren, indem sie nämlich an das Bild von ihr gebunden wären. Andererseits war es für sie (fast) genauso unerträglich, zu wissen, daß sie für nicht einschätzbar galt: Damit verbunden war ihr angstvoll getöntes Erleben, von anderen nicht wahrgenommen, nicht bemerkt zu werden. Das kleidete sie in die Worte: »Keiner weiß, wie ich wirklich bin«.

Folgt man diesen Überlegungen, kommt man zu dem Schluß, daß auf beiden Seiten das Erleben der Scham umgangen wird, auf seiten der Klientel und auf seiten der therapeutischen und/oder wissenschaftlichen Teams. Was könnte es damit auf sich haben? Eine vordergründige Antwort könnte besagen: Der Schamaffekt ist oft genug als »negativer« bezeichnet worden (TOMKINS 1963; WURMSER 1990; JACOBY 1991; LEWIS 1992) – und zwar aufgrund seiner Nähe zur negativen Selbstbeurteilung, zur Selbstentwertung. Was aber in den bisherigen Ansätzen zum Verständnis dieses Affektes weitgehend außer acht gelassen worden ist, ist seine Beziehung zur Sexualität, obwohl diese allein vom Wort her in vielen Sprachen naheliegt, und vom Erlebenszusammenhang her spätestens seit dem Alten Testament gewußt wird (vgl. SEIDLER, im Druck). Denn versucht nicht die anorektische Frau, gerade diese Art von Schamthematik in die Beziehung einzubringen? Was ihr gelegentlich in agierten Beziehungen ja sogar gelingt. Auf dieser Ebene verstanden, entspricht der – nicht erlebte – Schamaffekt der Ergänzungsbedürftigkeit, der Triangulierungsnotwendigkeit auf einem genitalen Niveau, und mitunter entsteht der Eindruck, daß wiederum beide Seiten einer anorektischen Interaktion durch eine Sprachlosigkeit gekennzeichnet sind, und sich zum Beispiel eher mit – scheinbarer – Oralität als mit Genitalität beschäftigen. Ist die Behandlung einer Patientin bis zu dieser Stelle der Schamanalyse gelangt, bestimmen nach meiner Erfahrung historisch-biographische Erlebensmuster die Therapie, und die Patientin hat die Möglichkeit, eine ihr eigene weibliche, bezogene, weil triangulierte Identität zu entwickeln.

Verschlingen oder Ergriffen-werden, oder: Ohne Scham kein Zeitvektor

Im folgenden möchte ich das von mir Gemeinte kurz an einer Interaktionsfigur des Mythos veranschaulichen, dann herausstellen, daß ich den Umgang mit Nahrung als Ausdruck und als charakteristischen Lösungsversuch der geschilderten Konfliktkonfiguration betrachte und als Drittes kurz antippen, in welcher Weise sich Anmutungen von Zeitlosigkeit bei den anorektischen Patientinnen – mitunter persistierende Symptomatik, der Anschein fortwährenden (Prä-)Pubertät (vgl. den Beitrag von BOOTHE, BECKER-FISCHER u. FISCHER in diesem Band) – mit meinem Vorschlag in Verbindung bringen läßt, Schamphänomene in der Therapie anorektischer Frauen stärker zu berücksichtigen.

Skylla und Charybdis werden dem Leser bekannt sein aus dem Zwölften Gesang der Odyssee von Homer. Odysseus ist mit seinen Gefährten auf der Heimfahrt von Troja. Er wird dabei durch eine Reihe von Abenteuern geführt, wobei die Rolle des Poseidonzornes als Motor des Geschehens umstritten ist (LESKY 1957/58). Seine Irrfahrt führt ihn hindurch zwischen zwei Felsen, wobei der eine bewohnt wird von der Skylla, der andere von der Charybdis.

Hinsichtlich der Skylla gibt es zwei unterschiedliche Zusammenhänge, in denen diese mythologische Gestalt auftaucht. Ovid identifiziert die Personen gleichen Namens miteinander und ich orientiere mich an seinen Angaben (Metamorphosen, liber XIV, und an RANKE-GRAVES 1955 a,b). Danach war Skylla eine junge, schöne Sterbliche gewesen, in die sich der Meergott Glaukos verliebt hatte. Kirke, eifersüchtig auf die Liebe des Meergottes, hatte daraufhin die Nebenbuhlerin in ein Monster verwandelt: Unterhalb der Hüften bestand sie aus winselnden Hunden! Nach einer anderen Version ist es Poseidon, der die Skylla begehrt, und es ist hier seine Ehefrau, welche die Nebenbuhlerin so hart bestraft. Sie wird dann verbannt auf einen der Felsen der Meerenge von Messina. Kommt ihr ein Schiff zu nahe, schnappt sie sich Seeleute, bricht ihnen die Knochen und frißt sie auf. Auf der anderen Seite dieser Meerenge saß das Ungeheuer Charybdis, die Tochter der Mutter Erde und des Poseidon. Sie war eine gefräßige Frau, vom Blitz des Zeus ins Meer geschleudert worden und sog dreimal am Tage ungeheure Mengen Wassers in sich hinein, um es gleich wieder auszuspeien.

Mit Blick auf die hier zur Darstellung kommenden Objektbeziehungen fällt folgendes auf:

- Es sind nur dyadische Interaktionen dargestellt: Charybdis saugt das Wasser ein und speit es wieder aus, Skylla ergreift die Seeleute und frißt sie auf.
- Zwischen Skylla und Charybdis ist von keiner Beziehung die Rede. »Schräg« verbunden sind sie allenfalls durch die Person des Poseidon; Charybdis ist seine Tochter, Skylla seine Geliebte.
- Obwohl sie keine objektale Beziehung zueinander haben, profitieren sie voneinander: Die Angst vor der jeweils anderen Seite treibt ihnen die Beute zu.
- Es gibt keine Richtung, keine Entwicklung: Beide sitzen sie ewig auf ihren Felsen, Charabdis saugt das Wasser ein und speit es wieder aus, eine vektorhafte Entwicklung mag man allenfalls darin sehen, daß Skylla ihre Beute auffrißt. Diese Statik ist in dieser Ausprägung auch bei mythologischen Figuren nicht selbstverständlich; in der Regel gibt es wenigstens in Episoden gefaßte Handlungen, auch wenn diese sich dann als solche vom Muster her immer wiederholen.
- In ihrer Wirksamkeit sind beide keine eigentlichen Alternativen; jede ist für sich totbringend, und nur durch ihr Zusammenspiel ist die jeweils andere überhaupt wirksam. Die »Wahl« für denjenigen, der die Passage sucht, besteht nur zwischen zwei Übeln; einen »dritten Weg«, nämlich die ausbalancierte Passage zwischen beiden, erschien so unmöglich, daß es Odysseus vorbehalten bliebt, diesen Balanceakt zu schaffen.

Das Bild dieser mythologischen Interaktionsfigur stellte sich übrigens in der Behandlung einer anorektischen Patientin ein; sie sprach es dann aus, um ihre ausweglos erscheinende Situation zu kennzeichnen, nämlich entweder in der Beziehung zu einem Mann sich zu verlieren, ausgelöscht zu werden, oder aber ihn als Gegenüber zu verlieren, wenn sie ihn »zu dicht an sich heranließe«.

Ich möchte jetzt die These aufstellen und diskutieren, daß die anorektische Frau mit ihrem Eßverhalten eine je subjektive Antwort auf diese bedrohliche Art der Objektbeziehung gefunden hat, nämlich auf die Gefahr, vom Gegenüber ausgelöscht zu werden, oder ihrerseits das Gegenüber zu vernichten. Diese Art der »Lösung«, diese Art von Antwort, von Bewältigungsversuch stelle ich mir dabei als geschichtsabhängig vor, jedenfalls deren Ausgestaltung. Als andere, ebenfalls geschichtsgebundene Bewältigungs- oder Ausgestaltungsmöglichkeit hat CHRISTINA VON BRAUN in ihrer Arbeit in diesem Band das Leben im Kloster beschrieben. Eine finalisierende Betrachtungsweise, etwa in dem Sinne, die anorektische Frau äße nicht, um nicht weiblich zu werden, bedient sich, wie ich meine, kurzschlüssig einer von vielleicht einigen Patientinnen geäußerten Rationalisierung, verstellt sich aber den Zugang zu deren basaler Angst und führt insofern häufig therapeutisch nicht weiter. In meinem Versuch, altbekannte Pfade des Verständnisses zu verlassen, fühle ich mich ermutigt, wenn ich bei GERLINGHOFF, BACKMUND und MAY (1988) hinsichtlich der Magersucht lese: »Das Konzept ›Krankheit‹ mit allen zugehörigen Fragen nach Ursache, Verlauf, Prognose hat seine Chance in der Forschung gehabt. Die Ergebnisse sind nicht gerade überwältigend. Eine Rückbesinnung und Neuorientierung erscheint dringend geboten.« (S. 114), und hinsichtlich der Wertigkeit sexueller Hypothesen-Phantasien über anorexiekranke Frauen erscheint mir die Meinung von HILDE BRUCH zutreffend: »Ein Ansatz, der die *Anorexia* zu perpetuieren statt zu lösen scheint, ist die zielstrebige Erforschung unbewußter Konflikte, oraler Bedürfnisse nach Abhängigkeit und der Inkorporierung kannibalistischer Phantasien – eine Erforschung mit dem Ziel, Ängste vor oraler Schwangerschaft aufzuspüren.« (1988, S. 49, Hervorhebung von BRUCH). Solche Phantasien werden im übrigen fast regelhaft von männlichen Generatoren erzeugt; warum wird so wenig darüber nachgedacht, was es damit auf sich hat und was dabei herauskommen kann, wenn gegengeschlechtlich (wissenschaftliche) Konstrukte gebildet werden?

Grundlage des sich in der Pubertät manifestierenden Krankheitsbildes bildet in meinem Verständnis die gekennzeichnete Objektbeziehung. Im Hinblick auf die Gefahr ihres Mißverständnisses dahingehend, daß sie doch typisch sei für die ganze

Gruppe der Patientinnen und Patienten, die als »Frühgestörte« gekennzeichnet werden, möchte ich an dieser Stelle einen ganz wesentlichen Unterschied herausstellen, der es ermöglicht, die Manifestation des Krankheitsbildes in der Pubertät zu verstehen. Wichtig scheint mir nämlich zu sein, daß die anorektische Frau an zwei »Objekten« den beschriebenen Objektbeziehungsmodus erfahren hat: in der Regel an der Mutter und am Vater, in der Weise, daß ihr der Vater nicht als schützendes Objekt zur Verfügung stand, sondern ihr in derselben Weise begegnete wie die Mutter. Konkret sieht das in den Biographien häufig so aus, daß sie wie ein Ping-Pong-Ball zwischen der Beziehung zur Mutter und zum Vater hin- und herspringt, ohne daß dieses Beziehungsdreieck als dritten Schenkel den der Beziehung zwischen Vater und Mutter im direkten Kontakt aufweisen würde. An dieser Stelle lohnt es sich wieder, auf die Veranschaulichung durch Skylla und Charybdis hinzuweisen: Sie findet beim »dritten Objekt« nicht den Schutz, den sie brauchte, um sich vor der Auflösungsgefahr in der Primärbeziehung zu schützen, sondern findet hier denselben Beziehungsstil. Buchholz und Dümpelmann sowie Boothe, Becker-Fischer und Fischer haben in ihren Beiträgen in diesem Band auf diese Konstellation ebenfalls aufmerksam gemacht. Folgt man dieser Hypothese, ergeben sich für das Niveau der Objektbeziehung Konsequenzen: Der Patientin ist die Differenzierung in Mann und Frau bekannt, sie bewegt sich insofern auf einem Ganz-Personen-Beziehungsniveau, sie realisiert aber jeweils einen Beziehungsmodus, der die Auslöschung des Gegenübers oder der eigenen Person impliziert. Quasi nebenbei sei bemerkt, daß aus dem Umstand, daß sie häufig als »Botin« zwischen Vater und Mutter eingesetzt wird, resultiert, daß sie sich weniger als Produkt dieser Beziehung erleben kann, sondern eher als deren Erzeugerin. Möglicherweise liegt hierin das häufig altklug anmutende Erscheinungsbild mancher Anorexie-Patientinnen begründet. Nutzt man zum Verständnis dieser Patientinnen eher Übertragungsparadigmen, könnte der von mir oben erwähnte »Haar-Riß« in diesen Identifizierungen beschlossen liegen, die untereinander keine Verbindung aufweisen, und auch die diesen Patientinnen zugeschriebene Eigenschaft, »Spaltungen« zu induzieren, könnte in dieser häufig fehlenden direkten Beziehung zwischen Vater und Mutter begründet liegen. Allerdings erscheint es mir dann auch in diesem Paradigma plausibler, diese scheinbaren Spaltungen nicht als solche zu bezeichnen, denn auch hier geht es um die Wiederholung der Herstellung von Nicht-Übereinstimmung zwischen ganzen Objekten. Ich meine nun, daß durch die Möglichkeit einer sexuellen Beziehung in der Pubertät dieser latente Objektbeziehungsmodus mit all seinen Gefahren – und Befriedigungsmöglichkeiten – aktualisiert wird, nämlich dann, wenn in der Beziehung zu einem andersgeschlechtlichen Partner die Gefahr durchschimmert, ganz aufgesogen zu werden oder ihn durch Vereinnahmung als Gegenüber auszulöschen.

Dieser Gefahr wird durch den eigenen Umgang mit Objekten begegnet. Die Einengung auf das Objekt »Nahrung« dürfte dabei durch eine ganze Reihe von Faktoren bestimmt sein; lapidar ließe sich sagen, sie verweigert die Nahrung, um nicht vernascht zu werden. Auch Überlegungen in die Richtung, daß dieses Objekt von verschiedenen Menschen begehrt werden kann, ohne daß diese untereinander eine Beziehung aufweisen müßten, bleibt etwas an der Oberfläche und greift sicherlich zu kurz. Aber es spricht ja nichts dagegen, Anregungen aufzugreifen, wie etwa die von SCHEPANK (1992), der auf erbgenetische Zusammenhänge verweist, deren Würdigung möglicherweise durch die erwähnte »Gegenübertragungsfaszination« häufig genug verwehrt wird. Auf jeden Fall bündelt die anorektische Frau im Umgang mit Nahrungsmitteln ihre Konfliktdynamik und gestaltet diese damit in zwei Richtungen: einerseits hinsichtlich des Objektes, andererseits hinsichtlich der Interaktionsmöglichkeiten über dieses Objekt. Es bekommt einen interaktiven Stellenwert. Außerhalb von Sozialkontakten ist mir eine anorektische Frau nicht vorstellbar; sie bedarf der (männlichen) Öffentlichkeit in dem Maße, wie diese eine Gefahr für sie darstellt, denn: über die Nahrungsverweigerung bringt sie ihren inneren Konflikt äußerlich, im interaktionellen Raume zur Darstellung. In den ständigen Auseinandersetzungen um »strikte Führung« oder »Eßprogramm« bleibt *ihr* Thema in der Diskussion: Wer wird vom wem vereinnahmt? Bekanntlich wird diese Auseiandersetzung häufig so lärmend geführt, daß die Konfliktthematik, die das manifeste Krankheitsbild angestoßen hat, dann in der therapeutischen Beziehung keinen Platz mehr findet – es sei denn, im theoretischen Diskurs oder in der beidseits agierten Darstellung – obwohl sie mitunter in der karikaturhaft dargestellten Gestalt einer femme fatale doch noch versucht, ihr Anliegen – nämlich als Frau wahrgenommen zu werden, ohne aufgefressen zu werden – »an den Mann zu bringen«. Das von mir vorgeschlagene Symptomverständnis verzichtet auf Paradigmen, die mit dem Konzept der Oralität als primär gestörter Modalitätsebene zu tun haben, denn ich meine, daß es sich um die Frage des Verhältnisses zwischen Mann und Frau handelt. Schwer fällt es mir, einem Symptomverständnis zu folgen, das gelegentlich Sinnfreiheit zuschreibt, etwa in der Formulierung: »Das Symptom hat sich verselbständigt.« Ich meine, es geht um die ständig aufs neue interaktiv gestaltete Thematik der Objekt- und Selbstgenerierung, im Unterschied zur Bulimie, von der ich meine, daß es um die Objekt- und Selbsterhaltung ginge, und zwar jeweils auf einem sexuell differenzierten Ganz-Personen-Niveau. Diese Verbindung von »frühem« Objektbeziehungsmodus mit einem »reifen« Differenzierungsniveau der »Objekte« fällt in der Tat etwas aus dem Rahmen herkömmlicher Konstruktbildung. Solange keine andere theoretische Sprache zur Verfügung steht, dürfte es aber unumgänglich sein, gelegentlich etwas seltsam anmutende theoretische Verknüpfungen herzustellen, wenn es darum geht, Krankheitsbilder zu beschreiben, die mit dem Geschlechterverhältnis zu tun haben, für deren Konzeptualisierung unsere traditionelle Theoriesprache wenig Möglichkeit bietet.

Wie angekündigt, möchte ich zum Abschluß dieses Teiles der vorliegenden Arbeit das Phänomen der »ewigen Jugend« kurz antippen und in den Zusammenhang der für relevant erachteten Schamthematik stellen. Ich habe an anderer Stelle ausgeführt (Seidler, im Druck), daß die Manifestation des Schamaffektes im Alten Testament den Übergang der Urgeschichte zur historisierenden Geschichtsschreibung des Volkes Israel markiert. Alles, was »vor« der Scham stattfindet, ist zeitlich und örtlich (!) nicht lokalisiert, es findet statt in fiktiver Zeit und in einem fiktiven Raum, der prinzipiell außerhalb der historisierenden Geschichtsschreibung (des Volkes Israel) steht. Die Aneignung des Schamaffektes und seine Verfügbarkeit kennzeichnet dort das Ende eines Prozesses, der inhaltlich bestimmt ist durch die Übernahme der trennenden, »scheidenden«, Funktionen Gottes durch den Menschen. Dieser letzte Entwicklungsschritt ist gleichbedeutend, aufgrund seiner Implikationen und Konsequenzen, mit der Vertreibung aus dem Paradies – das ist nämlich der fiktive Ort –, der Einführung des Todes und (damit) der Sexualität. Diesen Entwicklungsschritt versucht die anorektische Frau sich zu ersparen. In diesem Sinne verstehe ich die intrinsische Notwendigkeit zur Persistenz ihrer Symptomatik: Die Einführung, die Verfügbarkeit des Schamaffektes würde bedeuten, daß Sexualität und damit Endlichkeit, Getrenntheit ihr zueigen werden, was aufgrund der beschriebenen Gefahrenkonstellation nicht realisierbar ist. Erst die Passage durch die Scham, anders formuliert, die Verfügbarkeit eines »dritten Objektes« führt die Perspektive ein, die im Sinne gerichteter Zeit Entwicklung möglich macht, eine Entwicklung, die fortlaufend mit dem Pulsieren von Vereinigung und Trennung verbunden ist. Erlebensnäher formuliert: Solange eine Veränderung im Eßverhalten und eine Gewichtszunahme als »Aufgefressen-werden« erlebt werden muß, darf beides nicht geschehen, oder aber die anorektische Frau ist gezwungen, ihren Kampf um die Möglichkeit zur Selbst- und Objektgenerierung an einer anderen Stelle zu führen.

Ich erinnere mich an eine kachektische Patientin auf einer neurologischen Intensivstation. Sie wurde hochkalorisch durch Infusionen ernährt. Der Infusionslösung wurde ein Vitamin-B-Präparat zugefügt, und als die Patientin sah, daß der Inhalt der Infusionsflasche eine gelbliche Farbe annahme, schrie sie, wie in Lebensgefahr: »Ich will keine Erbsensuppe, ich will keine Erbsensuppe!« Am frühen Morgen des nächsten Tages gelang es ihr, sich den Venenkatheter zu ziehen. Vor den Augen des entsetzten und ohnmächtigen Pflegepersonals faltete sie die Hände auf ihrer Brust und verstarb mit einem friedlichen und doch triumphierenden Lächeln auf den Lippen. – Die tragische Aporie: Sich selbst zu behalten geschah um den Preis des physischen Lebens.

Wenn es stimmt, daß die herausgearbeitete Triangulierungsstörung oder, erlebensnäher formuliert, der Versuch, weibliche Identität zu gewinnen und zu bewahren und sich als Frau nicht vereinnahmen zu lassen, im Zentrum der Psychodynamik steht, entsteht die Frage danach, wie dieses »dritte Objekt« strukturbildend in die Therapie eingeführt werden kann. Dieser Frage sollen die Ausführungen des nächsten Abschnittes nachgehen.

Schamanalyse und historische Übertragung: Überlegungen zur Therapie

Die zentrale therapeutische Aufgabe sehe ich darin, der Patientin dabei behilflich zu sein, die strukturellen Bedingungen dafür zu entwickeln, die Passage zwischen Skylla und Charybdis hindurch realisieren zu können, anders formuliert: Ihren Objektbeziehungsmodus verläßlich zu triangulieren. Dabei hatte ich versucht herauszuarbeiten, daß ganz basal jede Subjekt-Objekt-Differenzierung eines dritten Objektes zur Abgrenzung und als Maßstab bedarf und daß die ödipale Dreiecks-Konfiguration als biographische Ausgestaltung dieser basalen, ubiquitären Grundkonfiguration anzusehen sei. Der basalen, durch phänomenologische Analyse zugänglichen Verfassung eignet ein Schamaffekt – geschehen außerhalb jeder Übertragungsdynamik; der Schamaffekt manifestiert sich in der Begegnung mit dem Fremden, konkret bei der Integration des Blickes des Gegenübers. Über die Stufen der Selbstwahrnehmung, Selbstbeobachtung und Selbstbeurteilung führt dieser strukturbildende Prozeß zu Vorstufen des Über-Ichs (Seidler 1991). Ist basal eine solche Objektbeziehungsverfassung verläßlich, werden seelische Konflikte, auch ödipale, internalisiert ausgestaltet und können später in der Übertragung dargestellt werden. Schamerleben, das sich aus einer solchen Ganz-Personenbeziehung auf historisch-biographisch trianguliertem Niveau ableiten läßt, wiederholt sich unter entsprechenden Bedingungen dann auch im Übertragungs-Gegenübertragungs-Geschehen.
Entsprechend der vorgeschlagenen Berücksichtigung beider Seiten – der der Patientin und der des Therapeuten beziehungsweise Wissenschaftlers – geht meine Anregung dahin, auf beiden Seiten des Interaktionsgeschehens Triangulierungen zu ermöglichen. Hinsichtlich der therapeutischen und/oder wissenschaftlichen Seite beinhaltet das, Alternativen gelten zu lassen. Wie dargestellt, gibt es im Umgang mit anorektischen Frauen häufig »Spaltungen«, also Herausbildungen von scheinbar unversöhnlichen Standpunkten, die der triangulierenden Vermittlung bedürfen.

Der aufgezeigten polaren Gefahrenkonstellationen anorektischer Frauen – Verlust der Selbstrepräsentanz versus Verlust der

Objektrepräsentanz – muß die therapeutische Haltung Rechnung tragen, um nicht im realisierten therapeutischen Vorgehen unreflektiert und/oder unreflektierbar sie im Extrem zu perpetuieren, sie jedenfalls aufzugreifen und mitzugestalten, ohne verändernd in sie eingreifen zu können. Wie ich meine, wird der eine Pol dieser Gefahren tendenziell im klassischen Vorgehen einer deutenden Interventionsweise realisiert, der andere – Gefährdung der Selbstrepräsentanz der Patientin – in jenen Konzepten, die in »Eßprogrammen« oder Konzepten von »strikter Führung« formalisiert sind. Deutende Interventionen sind dann in dieser Gefahr, wenn die Patientin aufgrund ihrer Triangulierungsstörung/Strukturschwäche mit einer Deutung nicht in einem inneren Konflikt erreicht wird, sondern die Aktivität des Deutenden von ihr als Übergriff oder als Eingriff erlebt werden muß. Der Deutende fällt gewissermaßen in sie hinein, wird als »Gegenüber« nicht spürbar. Wird innerhalb der beschriebenen Objektbeziehungskonstellation deutend interveniert, wird der verbale Gehalt einer Deutung in der Regel als Angriff erlebt, den die Patientin als Selbstvorwurf ausarbeitet, und eine mögliche Wirksamkeit leitet sich eher von der Deutungsaktivität als solcher ab: Der Intervenierende wird allenfalls als eigenes Aktivitätszentrum wahrgenommen. Den anderen Pol möglicher Interventionsweisen bilden, wie bereits mehrmals erwähnt, mehr oder weniger konzeptualisierte und formalisierte Regelsetzungen. Die Patientin kann sich innerhalb solcher Regeln in ihrer subjektalen Existenz massiv bedroht fühlen und es dürfte nicht selten sein, daß sie sich unterwirft. Sind solche strukturierende Verhaltensverschreibungen eingearbeitet in ein beziehungstheoretisches Konzept, kann die Verabredung eines »Vertrages« als Etablierung eines »dritten Objektes« erlebt werden, um dessen Erhalt dann gekämpft wird, und eine mögliche therapeutische Wirksamkeit könnte in der Einführung von Verbindlichkeiten liegen. Häufig genug scheint aber zum Beispiel die Einhaltung eines »Eßprogrammes« Selbstzweck zu werden; die Verbindlichkeit, die ihren Sinn ableiten könnte durch die Einbindung in eine Wertehierarchie, innerhalb derer es um die Erhaltung des physischen Lebens der Patientin ginge, wird durch Prinzipientreue persifliert.

Beide Extremvarianten therapeutischen Handelns machen es allenfalls möglich, »über« Scham zu sprechen. Im deutenden

Setting kann sich Übertragungsscham entfalten; die therapeutische Situation als unmittelbar Scham-Generierende wird gerade durch die Nutzung des Konzeptes der Übertragung nicht reflektierbar. Die Scham induzierenden Verhaltensverschreibungen aktualisieren zwar Scham im Hier und Jetzt; da die Beziehung selbst in der Regel aber nicht als das wirksame Agens konzeptualisiert wird, ist der Schamaffekt hier eher hinderlich und ist vom Konzept hier nicht in seiner strukturbildenden Funktion nutzbar.

Auf der Grundlage der bisherigen Überlegungen ergibt sich die Notwendigkeit, ein Therapiesetting zu realisieren, das der Patientin ein »drittes Objekt« verfügbar macht, grenzsetzend und maßstabeinführend, und das einerseits die jeweils aktuelle Scham-Identität fördernd in zuträglichen Dosen erlebbar macht und darüberhinaus die Voraussetzungen schafft, Scham-Wiederholungen einer Übertragungsanalyse zugänglich zu machen.

Aufgrund eigener Einschätzung und Erfahrung hat sich für den Beginn einer Therapie hierzu ein psychoanalytisch-interaktionelles Vorgehen bewährt, wie es etwa von Rudolf (1993) vorgeschlagen wird, oder im Sinne der interaktionell-antwortenden Interventionsweise, wie sie von Heigl-Evers und Heigl (1987, 1988) und Heigl-Evers und Nitzschke (1991) ausgearbeitet worden ist. Der Grundgedanke bei diesem Vorgehen ist, daß der »antwortende« Therapeut seine eigene Affektivität bezogen, das heißt in Ausprägung und Qualität selektiv-authentisch mitteilt, sich dadurch aus der narzißtischen Vereinnahmung löst und als konkretes Gegenüber der Patientin wahrnehmbar wird. Die gemeinsame Umhüllung wird dabei zunehmend zur Struktur des Ich-Ideals, wird als »verlorenes narzißtisches Paradies« intrapsychisch verfügbar. Bei diesem Vorgehen tastet der Therapeut oder die Therapeutin sich an der Alteritätstoleranz der Patientin entlang; die Nutzung des »Taktes«, einem Scham-Derivat, ist Grundlage des »Kon-Taktes«. Das Gewahrwerden seiner Alterität durch die Patientin führt unmittelbar zu Mini-Situationen konkreten Schamerlebens, und geht einher mit seelischer Strukturbildung auf ihrer Seite.

An dieser Stelle könnte ein ausführliches Fallbeispiel stehen, das aber aus dem Thema immanenten Gründen nicht ausführlich wiedergegeben werden kann. Es handelt sich, in groben Zügen, darum, daß eine Patientin nach ungefähr dreimonatiger stationärer Therapie, etwa in der 25. Einzelsitzung, dem Therapeuten gegenüber Verliebtheitsgefühle äußerte und ihn fragte, ob er anderen Teammitgliedern davon erzählen würde. Sinngemäß äußerte er, im Sinne einer »antwortenden« Interventionsweise, daß er ihre Gefühle nicht als Geheimnis betrachte, daß er sie aber als des Schutzes wert erlebe. In der nächsten Stunde erlebt die Patientin ihn an einer ganz bestimmten Stelle der Sitzung als mimisch abweisend, sie fühlte sich bloßgestellt, der Lächerlichkeit preisgegeben. Dem Therapeuten gelang es, den subjektivierenden, liebevollen Blick der Patientin aufzunehmen und ihn mit dem objektivierenden, sie auch verdinglichenden zu verbinden. Auf der Grundlage einer zunehmend personaler sich gestaltenden therapeutischen Beziehung wurden der Patientin zunehmend Verzweiflungsgefühle zugänglich, etwa in der Formulierung, »reine Liebe« würde sie auf dieser Welt wohl nie finden. – Innerhalb eines anderen konzeptuellen Rahmens hätte man von dem Eindringen analer, anubischer Elemente in die Welt des Narzißmus sprechen können.

Innerhalb des von mir vorgeschlagenen therapeutischen Vorgehens wird nicht auf die Eßsymptomatik zentriert, wobei im übrigen bei anderen psychoneurotischen Störungen in der Regel ja auch nicht die jeweilige Symptomatik frontal angegangen wird, denn dynamisch dürfte es ja so sein, daß gerade an dieser Stelle der Widerstand am vehementesten organisiert ist. Klinische Eindrücke sprechen dafür, daß ein solches Vorgehen geeignet ist, die Eßsymptomatik für die Patientin überflüssig zu machen. Die Fortsetzung der Therapie kann dann, zum Beispiel nach einer initialen stationären Zeit, durchaus so sein, daß sich eine klassische Psychoanalyse anschließt, innerhalb derer dann historische Übertragungskonfiguration zur Bearbeitung kommen können, als Wiederholungen aus der Biographie der Patientin.

Abschließende Überlegungen

Der Frage, ob das Krankheitsbild der Anorexia nervosa ein einheitliches sei, bin ich expressis verbis nicht nachgegangen. Implizit hingegen habe ich versucht, mich auch an dieser Frage zu orientieren. Dabei habe ich versucht herauszuarbeiten, daß ein Diskurs-Sujet gleichen Namens wirksam sei, auf das bezug genommen werde, wenn es um die Behandlung konkreter einzelner Frauen (und Männer) mit einer Magersucht ginge – deren konkrete, leibhaftige Alterität dabei oft genug von diesem Phantom erdrückt wird.

Die Herausbildung dieses Konstrukt-Phantoms läßt sich, wie ich meine, verstehbar machen als Ergebnis der Interaktion mit Anorexie-kranken Frauen. Es ist Ausdruck der von SCHEPANK (1991) herausgestellten »Gegenübertragungs-Faszination«. Diese wiederum begreife ich als Kompromißbildung auf beiden Seiten, auf seiten des therapeutischen und/oder wissenschaftlichen Teams und auf seiten der Patientin. Der Diskussion dieses Zusammenspiels gilt dieser Artikel. Als zentrale, polar ausgeformte Gefahrenkonstellation anorexiekranker Frauen wird einerseits die Auslöschung des Gegenübers oder andererseits der Verlust der eigenen Subjekthaftigkeit beschrieben. Dabei habe ich zur Beschreibung der basalen Konfigurationen einen phänomenologischen Ansatz gewählt, das Gemeinte habe ich an einer mythologischen Interaktionsfigur veranschaulicht. Treten historisch-biographische Konfliktmuster ins Erleben der Patientin und werden für die Interaktion bestimmend, ist ein herkömmlicher psychoanalytischer Ansatz weiterführend, der sich der Konzepte von Übertragung und Gegenübertragung bedient.

Die beschriebene Kompromißbildung ist in ihrer Herausbildung Ausdruck eines Interagierens. Der »Gewinn« liegt auf beiden Seiten: Die Scham-Thematik, die ich als interaktionelle Ausgestaltung des unbewußten gegengeschlechtlichen Gegenübers versucht habe herauszustellen, wird dabei beidseits umgangen. In diesen Zusammenhang habe ich den Wegfall von Entwicklungsperspektiven, positiv formuliert: das Auf-der-Stelle-Treten im Rahmen des Prozeßgeschehens einer Therapie gestellt. Mit dem Neglect der Scham geraten Endlichkeit, Sterblichkeit und Sexualität aus dem (gemeinsamen) Blickfeld.

Im Rahmen eines kleinen Exkurses zur eigenen Schamtheorie habe ich versucht deutlich zu machen, daß ich die Scham einerseits als je-aktuelles, identitätsstiftendes Geschehen verstehe, andererseits meine, daß sie auch in (Übertragungs-) Wiederholungen biographisch-historischer Schamerfahrungen begründet liegen kann, deren phänomenales Muster dann allerdings wieder objektbeziehungstheoretisch ahistorisch konfigurational beschreibbar ist. Aus diesem Verständnis habe ich meine Vorschläge zur Therapie abgeleitet. Wenn es darum geht, ein triangulierendes »drittes Objekt« der Patientin interpsychisch verfügbar zu machen, was in meinem Verständnis mit der Aneignung der Schamfähigkeit einhergeht, erscheint eine psychoanalytisch-interaktionelle Therapie als die gedeihlichste. Im klassischen, deutenden Interventionsstil ist der Analytiker in der Gefahr, als Gegenüber verloren zu gehen, in verhaltenstherapeutisch orientierten Therapiearrangements ist die Patientin in der Gefahr, in ihrer Subjekthaftigkeit sich aufzugeben. Theoretisch ist der rote Faden der vorgelegten Arbeit eine modifizierte Objektbeziehungstheorie; das Symptom »gestörtes Eßverhalten« wird auf dieser Grundlage als Versuch verstanden, sowohl der Gefährdung der Selbst- als auch der der Objekt-Repräsentanz zu begegnen.

Literatur

Boszormenyi-Nagy, I.; Spark, G. M. (1973): Invisible loyalties. Reciprocity in Intergenerational Family Therapy. Harper u. Row, New York.

Bruch, H. (1988): Das verhungerte Selbst. Fischer, Frankfurt a. M., 1990.

Buchholz, M. B. (1990): Die unbewußte Familie. Springer, Berlin.

Engel, K.; Meyer, A.-E. (1991): Therapie schwer erkrankter Anorexie-Patienten. Z. psychosom. Med. 37: 220-248.

Gerlinghoff, M.; Backmund, H.; May, N. (1988): Magersucht. Auseinandersetzung mit einer Krankheit. Psychologie VerlagsUnion, Weinheim.

Heigl-Evers, A.; Heigl, F. (1987): Die psychoanalytisch-interaktionelle Therapie – Eine Methode zur Behandlung prä-ödipaler Störungen. In: Rudolf, G.; Rüger, U.; Studt, H. H. (Hg.), Psychoanalyse der Gegenwart. Vandenhoeck u. Ruprecht, Göttingen, S. 181-197.

Heigl-Evers, A.; Heigl, F. (1988): Zum Prinzip »Antwort« in der psychoanalytischen Therapie. In: Klussmann, R.; Mertens, W.; Schwarz, F. (Hg.), Aktuelle Themen der Psychoanalyse. Springer,: Berlin, S. 85-97.

Heigl-Evers, A.; Nitzschke, B. (1991): »Deutung« und »Antwort« in psychoanalytischer Therapie. Z. psychosom. Med. 37: 115-127.

Homeri opera: T.III, Odysseae libros I-XII, ed. altera. Oxford University Press: 17. Nachdruck der 2. Auflage Oxford 1990

Jacoby, M. (1991): Scham-Angst und Selbstwertgefühl. Walter, Olten.

LESKY, A. (1957/1958): Geschichte der griechischen Literatur, 3. Aufl. Francke, Bern, 1971.

LEWIS, M. (1992): Shame. The exposed Self. Free Press, New York.

Ovidius Naso (1958; Hrsg.: H. BREITENBACH): Metamorphosen. Epos in 15 Büchern. Lateinisch und Deutsch, 2. Aufl. Artemis, Zürich, 1964.

RANKE-GRAVES, R. v. (1955a): Griechische Mythologie, Bd. 1. Rowohlt, Reinbek, 1979 (rde 113).

RANKE-GRAVES, R. v. (1955b): Griechische Mythologie, Bd. 2. Rowohlt, Reinbek, 1979 (rde 115).

RUDOLF, G. (1993): Psychotherapeutische Medizin. Ein einführendes Lehrbuch auf psychodynamischer Grundlage. Enke, Stuttgart.

SARTRE, J.-P. (1943): L'étre et le Néant. Tel gallimard Saint-Amand (Sher), 1991.

SCHEPANK, H. (1991): Anmerkungen zum Faszinosum »Anorexia nervosa«. Z. psychosom. Med. 37: 215-219.

SCHEPANK, H. (1992): Genetic determinants in Anorexia nervosa: Results of studies in twins. In: HERZOG, W.; DETER, H.-C.; VANDEREYCKEN, W. (Hg.), The course of eating disorders. Springer, Berlin, S. 241-256.

SEIDLER, G. H. (1991): Die Bedeutung des »Scham-Affektes« im diagnostischen Prozeß. – Vortrag, gehalten am 16. September 1991 anläßlich des 15. Internationalen Kongreßes für Psychotherapie (16.-20. September 1991) in Hannover.

SEIDLER, G. H.: Scham und Geschlecht. Die Analyse eines Affektes. Vandenhoeck u. Ruprecht: Göttingen (im Druck).

SPERLING, E. et al (1982): Die Mehrgenerationen-Familientherapie. Vandenhoeck u. Ruprecht, Göttingen.

STIERLIN, H. (1975): Von der Psychoanalyse zur Familientherapie: Theorie, Klinik. Klett, Stuttgart.

TOMKINS, S. S.(1963): Affect Imagery Consciousness. Vol. II: The negative affects. Springer, New York.

WURMSER, L. (1990): Die Maske der Scham. Springer, Berlin.

Eva Diebel-Braune

»Und bist du nicht willig, so brauch' ich Gewalt« – Eine Form der Spaltung bei der Anorexie und ihrer Behandlung

Im Erstgespräch schilderte mir eine bedrohlich abgemagerte Anorexiepatientin mit einem gewissen Stolz, wie sie in der vorangegangenen analytisch orientierten stationären Psychotherapie die offensichtlich notwendig gewordenen Gewichtszunahmen jedesmal zunichte machte. Unter Androhung der Sonde nach Verlegung auf eine internistische Station erreichte sie mit Normalkost rasch das erwünschte Gewicht, »indem ich mir innerlich schwor: Das nimmst du sofort wieder ab, wenn du hier rauskommst!« Auch das verbesserte Entlassungsgewicht nach neunmonatiger Einzel- und Gruppenbehandlung hatte sie in wenigen Wochen wieder deutlich unterschritten und suchte jetzt therapeutische Hilfe in einem körperlichen Zustand, der wesentlich ungünstiger war als der zu Beginn der vorherigen Behandlung.

Die Behandlung des Symptoms – oder: Ist Zwang unvermeidlich?

Vor allem Kollegen, die sich für die Nachbehandlung auch schwer erkrankter Anorexiepatientinnen zuständig fühlen, werden dieses Dilemma kennen. Einerseits kann einen die Patientin von der erneuten langfristigen Aussichtslosigkeit mehr oder weniger erzwungener Auffütterung überzeugen. Meine Patientin wirkte auf mich sthenisch genug, sich noch weitere Male aus einer »Klinik rauszufressen« (Petzold 1979), und ich sah in dieser trotzigen Entschlossenheit auch Persönlichkeitsanteile, die mich für ihre weitere Persönlichkeitsentwicklung etwas hoffnungsvoll stimmten. So erschien mir die in einigen Kliniken übliche Form der Delegation der Körperbehandlung an eine andere Einrichtung zwecks forcierter Aufütterung kontratherapeutisch. Andererseits sah ich bei der Patientin trotz der Schwere ihrer psychischen und somatischen Störung eine ausreichende Therapieeignung, was sich durch den späteren Behandlungserfolg langfristig bestätigte. Ich entschloß mich deshalb in lockerer Zusammenarbeit mit einem Internisten, die Fürsorge für ihren körperlichen Zustand und Fragen der Ernährung vollständig in die Psychotherapie mit einzubeziehen. Wie auch in diesem Fall machte ich häufig die Erfahrung, daß Internisten ein Untergewicht bei Anorexiekranken in stärkerem Ausmaß zu tolerieren bereit sind als die behandelnden Psychotherapeuten. Ein Drängen nach Auffütterung geht nach meinem Eindruck häufiger von Psychotherapeuten aus. Um so erstaunlicher ist es doch, daß dieser Bestandteil der Behandlung von uns Psychotherapeuten bislang so wenig auf seine möglicherweise auch unbewußten Motive hin kritisch untersucht wurde.

In jüngster Zeit stellen noch einmal Engel und Meyer (1991) in Anlehnung an das Vorgehen von Frahm (1966) die sogenannte »strikte Führung« als das zentrale Element in der Anfangsphase stationärer Anorexietherapie dar. Dies wird durch die schlechte Motivation schwer erkrankter Anorexiepatientinnen und die potentielle oder akute Kachexie gerechtfertigt. Hier wird also eine verhaltenstherapeutische Technik in psychoanalytischen Einrichtungen an zentraler Stelle in die Therapie integriert. Mein Beitrag möchte diese Behandlungsinteraktion, ihre unbewußten Komponenten und die Implikation für das Erleben der Patientin reflektieren.

Engel und Meyer (1991) erläutern, wie in ihrer Klinik mit dem Prinzip der »strikten Führung« der gewünschte Gewichtsanstieg erreicht wird. Die Patientin wird zunächst durch die Verordnung von Bettruhe, Besuchsverbot und andere Einschränkungen sozial isoliert. Das internistische Programm sieht Sondenernährung und Ruhigstellung durch ein Neuroleptikum vor. In günstigeren Fällen wird lediglich eine hochkalorische Diät verabreicht. Der anorektische Lebensstil wird im Sinne negativer Verstärkung als unsozial bezeichnet, wo hingegen die Normalisierung der Eßgewohnheiten und des Gewichts durch Lockerung der Isolierung verstärkt wird. Zu dieser »führenden Hand«

gesellt sich im weiteren Therapieverlauf die »unterstützende Hand« (ENGEL u. MEYER 1991) in Form eines emotional entlastenden Gesprächsangebots. Konfliktbearbeitende Psychotherapie ist für die Schlußphase der stationären Behandlung vorgesehen. Kurz gesagt, man bemüht sich zunächst auf recht invasive Weise, das Eßverhalten und den körperlichen Zustand der eßgestörten Frau zu normalisieren, um ihr dann gegebenenfalls Gelegenheit zur Aufarbeitung dieser Erfahrung zu geben.

Dagegen hat es sich in meiner Arbeit mit in der Regel stationär vorbehandelten anorexiekranken Frauen als entwicklungsfördernd und erfolgreich herausgestellt, sich auf die bizarren Eßgewohnheiten einzustellen. Im Sinne einer Ich-Stärkung unterstützte ich sie sogar darin, sich gegen Versuche der Familie, der Freunde und der Ärzte, sie zu normalisieren, mit der Behauptung ihrer Eigenart zur Wehr zu setzen. Meine hier beschriebene Patientin stellte mit mir einen Ernährungsplan auf, der gute, für sie akzeptable Nahrungsmittel von schlechten, beunruhigenden trennte. Es kostete sie zunächst einige Überwindung, mich in ihre Spaltungs- und Projektionsmechanismen einblicken zu lassen, zumal diese Eßgewohnheiten in der Vorbehandlung als »Magersüchtigenessen« disqualifiziert wurden. So unterstützte ich über die allgemeine Behandlungsstrategie hinaus auch im Eßverhalten ihre Ich-Grenzen, ihre vorläufige, wenn auch noch so normabweichende Individualität, wenn sie nur ihre körperliche Existenz ausreichend sicherte. Auch wenn somatische Krisen vorkamen, habe ich in meinen Behandlungen bisher noch nicht die Notwendigkeit invasiver und forcierter Maßnahmen gesehen, obwohl ich dies im kritischen Fall einer vitalen Bedrohung natürlich auch für gerechtfertigt hielte. Da sich aber viele Kliniken nicht auf diese kritischen Momente beschränken, sondern das Auffüttern und die Normalisierung der Eßgewohnheiten zum Bestandteil des therapeutischen Konzeptes erklären, halte ich eine eingehendere Reflexion darüber für notwendig. Auch finde ich es auffallend und nachdenkenswert, wie sich zu dem Therapieziel der vitalen Stabilisierung das des »normalen Essens« hinzugesellt hat, da es ja doch mit dem existentiell notwendigen Gewichtsanstieg nicht begründet werden kann. Da man weiß, wie weit verbreitet unter adoleszenten Mädchen Unzufriedenheit mit dem Gewicht und Diäten (CRISP 1977) sind und daß die Vernachlässigung körperlicher Fürsorge und eine asketische Haltung auch als normale Durchgangsphänomene in der weiblichen Adoleszenzentwicklung beschrieben werden (Blos 1973), könnte man doch auch die in der psychoanalytischen Neurosenbehandlung sonst übliche Toleranz gegenüber dem Symptom hier erwarten. Ich möchte deshalb die Frage aufwerfen, ob sich unter den rational begründeten Vorgehensweisen und Zielsetzungen dieser somatischen Therapie unbewußte Motive verbergen, deren Aufklärung auch zum Verständnis der Anorexie beitragen könnte. Dazu möchte ich zunächst überlegen, wie diese beiden konträren therapeutischen Vorgehensweisen – das forcierte Aufffüttern auf der einen und die weitestgehende Toleranz gegenüber anorektischen Eßgewohnheiten auf der anderen Seite – im Sinne der herkömmlichen, stark von dem durch Ich-Psychologie und Entwicklungspsychologie beeinflußten Verständnis der Psychodynamik der Magersucht zu interpretieren sind.

Kann Unterwerfung zur Gesundung führen? Wie verarbeitet die Patientin die somatische Behandlung?

Im Zuge der Ich-Psychologie, der Betrachtung früher Entwicklungsphasen und dabei fast ausschließlich der frühen Mutter-Kind-Interaktion rückte in der Nachkriegsliteratur die Identitätsstörung von Anorexiekranken in Folge einer gescheiterten frühen Individuation in den Vordergrund. Danach ist die symbiotische Bindung an die Mutter zu stark und jeglicher Versuch von Eigenständigkeit so von Objektverlust bedroht, daß mit der anorektischen Symptomatik eine die soziale und die Körperintegration bedrohende Form der Identitätssicherung gewählt wird. Hierbei kommt dem narzißtisch hochstilisierten Selbstbild (Boothe 1991; Bruch 1982) und einer spezifischen Form der Spaltung zwischen Körper und Selbst (Selvini-Palazzoli 1984) eine zentrale Bedeutung zu. Ersteres – das narzißtische Selbstbild – dient sowohl der Abgrenzung als auch der Selbstwertregulierung. Exzessives Hungern als herausragende Leistung und Besonderheit hat hier einen zentralen Stellenwert. Erzwungener Verzicht auf diese Selbstabgrenzung und Selbsterhöhung, wie es eine forcierte Nahrungszufuhr darstellte, müßte – so könnte man aus der konsequenten Weiterführung der Psychodynamik schlußfolgern – die fragile Identität bedrohen und als narzißtische Kränkung erlebt werden. Ein solchermaßen invasives Objekt bietet zwar Sicherheit und Versorgung (die »führende Hand«, ENGEL u. MEYER 1991), aber keinen Respekt vor den Autonomiewünschen. Den »Test bei der Inszenierung eines Ablösungskonfliktes« (BOOTHE 1991) kann der Therapeut schwerlich bestehen, da er im Umgang mit dem Symptom der Patientin als Ausdruck einer letzten Insel der Selbstbestimmung nicht abwartend und Autonomie fördernd verfahren ist. Daß meine eingangs erwähnte Patientin einen »inneren Schwur« leistet, um sich dem Reglement unterwerfen zu können, zeigt ihre Not, die Selbststilisierung und die soziale Isolation unter dieser Bedrängnis noch zu verschärfen, etwas heimliches Inneres, etwas »Heiliges« gegen die Bedrohung ihrer Autonomie aufzubauen. Der oft beklagte Machtkampf, der mit der anorektischen Patientin um ihre Gewichtsregulierung nun entsteht, stellt für sie wahrscheinlich ein vertrautes Interaktionsmuster dar. Der Aufforderungscharakter ihrer Symptomatik hat dazu beigetragen, auch im therapeutischen Bereich diesen Kampf um Unterwerfung zu inszenieren. Ihr wird nun Halt gewährt zu dem Preis, daß sie überwältigende, vereinnahmende bis hin zu sadistisch erlebten Beziehungsformen zuläßt, nämlich jene Beziehungsformen, denen ihre narzißtische Abwehr galt (BOOTHE 1991).

Der Weg, den meine Patientin wählte, nämlich sich letztlich im Innersten nicht zu unterwerfen, ist nur eine vorstellbare Verarbeitung forcierter Auffütterung. Eine andere Variante habe ich bei Patientinnen beobachtet, bei denen die narzißtische Selbstregulation mit Hilfe der anorektischen Symptomatik im Vordergrund stand. Dort entwickelte sich eine Verlagerung der narzißtischen Idealbildung aus dem Bereich des Hungerns in einen anderen, zum Beispiel den intellektuellen Leistungsbereich, und zwar in so exzessiver Weise, daß die ohnehin gestörten sozialen Beziehungen nun weitgehend bedeutungslos wurden. Studiert man die Ausführungen FRAHMS (1966), der ja die hier zur Diskussion stehende somatische Behandlung detailliert beschrieben hat, wird unmittelbar deutlich, daß hier der Patientin der narzißtische Gewinn genommen werden soll – zum Teil auf eine moralisierende und abwertende Art und Weise. Nun möchte ich Skepsis anmelden, ob eine narzißtische Restitution nach einer solchen Niederlage eine günstige Entwicklung darstellt. Nach meiner Erfahrung war die Kontaktstörung dieser Patientinnen extrem, vor allem, wenn man die nun fast völlig fehlende innere Besetzung von Objekten betrachtet. Dabei können die körperliche Heilung und der extreme Leistungs- und Arbeitswille eine Gesundheit vortäuschen, die in unserer Kultur unauffällig bleibt. Man könnte überlegen, ob die Verfestigung einer solchen narzißtischen Charakterpathologie psychodynamisch gesehen nicht einen Rückschritt darstellt. Kommt nämlich die Patientin mit einer anorektischen Symptomatik zur Therapie, drückt sie doch darin auch noch einen Behandlungswunsch aus, und sei es nur der nach Wiederauflage einer Unterwerfungsbeziehung, die sie jetzt aber durch den Aufforderungscharakter ihrer Symptome aktiv mitgestaltet. Darin steckt auch ein Entwicklungspotential, das sich dem innerlich narzißtisch isolierten Menschen nicht mehr eröffnet. Beide Verarbeitungsformen einer gegen den Willen der Patientin eingeführten Auffütterung sind mir in meinen Nachbehandlungen am deutlichsten aufgefallen.

Denkbar wäre noch eine alternative Entwicklung, die vielleicht noch das günstigste Veränderungspotential beinhaltet. Es wäre nämlich vorstellbar, daß das forcierte Vorgehen die sadomasochistischen Ängste und Wünsche so mobilisiert, daß eine therapeutische Bearbeitbarkeit möglich wird. Günstige Voraussetzung hierfür ist, daß der Aggressor der andere – der Arzt – ist, gegen den nun legitimerweise Wut empfunden werden kann. Über diesen Umweg könnte unter ansonsten optimalen therapeutischen Bedingungen die Konfrontation mit der abgewehrten Aggression und deren Integration beginnen. Allerdings müßte die Patientin dazu strukturelle Voraussetzungen mitbringen, die mehr Ich-Grenzen und Individuation beinhalten, als es üblicherweise der Anorexie zugesprochen wird. Nun spricht mittlerweile einiges dafür, daß es auch Anorexien auf reiferem Persönlichkeitsniveau gibt (Sours 1974; Becker 1980), und es könnte sich möglicherweise hieraus einmal eine differentielle Indikationsstellung für die Körperbehandlung ergeben.

SELVINI-PALAZZOLI (1984) arbeitete noch einen anderen Aspekt in der Psychodynamik der Anorexie, mit den überwältigenden Seiten des zentralen mütterlichen Objektes umzugehen, heraus. Danach wird der eigene Körper der Magersüchtigen mit diesen negativen Aspekten des Objektes identifiziert. Indem der Körper nun abgespalten wird vom Erleben des Selbst, um auf diese Weise durch das Hungern unter Kontrolle gebracht zu werden, wird seine überwältigende Macht – die Macht des schlechten primären Objektes – in Schach gehalten. Solange der Körper beherrscht und reduziert werden kann, verschwinden bei der anorektischen Frau Gefühle von existentieller Hilflosigkeit und Niedergeschlagenheit. Die Überlegungen von SELVINI-PALAZZOLI (1984) haben die Aufmerksamkeit auf die Besonderheiten im Körpererleben der anorektischen Frauen gelenkt und lassen uns den Kampf, den sie gegen ihren dissoziierten Körper führen, besser verstehen. Mir scheint, daß die von ihr dargestellten Fälle, anders als etliche weniger maligne wirkende pubertätsmagersüchtige Mädchen in HILDE BRUCHS Klientel (1982), besonders schwere Persönlichkeitspathologien aufweisen. Dies spiegelt sich auch in ihren psychodynamischen Überlegungen wider, die ja eine besondere Form von Spaltungsmechanismen ins Zentrum der Persönlichkeitspathologie stellen. Auch wenn wir von einem gewissen Spektrum an Pathologie bei der Anorexie ausgehen können, werden doch diese schwergestörten Patientinnen in dem hier interessierenden stationären Programm wahrscheinlich überrepräsentiert sein. Was passiert mit ihrer psychischen Organisation, wenn ihre Kontrolle über den Körper unterlaufen wird? Folgt man SELVINI-PALAZZOLIS (1984) Überlegung, müßte sich gerade bei diesen Patientinnen ein extremes Erleben existentieller Ohnmacht und Hilflosigkeit angesichts dieser körperlichen Auslieferung einstellen. Die Schilderung latenter Suizidalität unter dem Einfluß der beschriebenen somatischen Behandlung (GRIES, HEIGL-EVERS, TOELLER 1987) spräche für eine schwere Form der Depression. Diese strukturell schwerstgestörten Anorexiepatientinnen müßten nun einer Psychose näher sein als zu Zeiten ihrer anorektischen Symptomatik, die nach SELVINI-PALAZZOLI (1984) ein Versuch intrapersonaler paranoider Abwehr darstellt.

Anders als beim forcierten Auffüttern erwarte ich bei einer psychotherapeutischen Bearbeitung und bei weitreichendem

Akzeptieren der eigentümlichen Eßgewohnheiten eine Stärkung der Ich-Grenzen und des Identitätsgefühls der Magersüchtigen. Gerade auch unter dem Aspekt der Spaltung zwischen Körper und Selbst wird es langfristig integrationsfördernder sein, die Kontrolle über den Körper der Patientin zu überlassen; ja sie sogar darin zu bestärken, allerdings ohne zuzulassen, daß sie ihn völlig aushungert. Wenn dieser Kompromiß gelingt, kann sich die Angst vor der Überwältigung durch das projizierte Objekt mildern. Eine meiner Patientin träumte von einer Herde wilder Tiere in Käfigen, die eine ganze Stadt bedrohten. In der Therapie entwickelte sie die Lösung, zunächst die Tiere zu füttern, bevor man ihnen die Freiheit gibt. Durch eine kontrollierte Zuwendung zum Körper reduzieren sich die gefährlichen Züge des Objektes, und ansatzweise kann der Körper libidinös besetzt werden. Im übrigen wiederholt sich nach meiner Erfahrung dieser Entwicklungsschritt später in den meisten Therapien bei der Aufnahme erster sexueller Kontakte und der Entwicklung eines reifen, sexuellen Körperbildes: Mit einem nicht überwältigenden Mann, häufig einem sexuell eher ängstlichen, unsicheren Partner, können der eigene Körper und seine Wünsche angstfrei wahrgenommen werden.

Leider ist man weitgehend auf psychodynamische Hypothesen und kasuistische Einzelerfahrungen angewiesen, wenn man sich über den Umgang mit dem Symptom und dem Körper der eßgestörten Frau Gedanken macht. In meinen Literaturrecherchen konnte ich nur die fast völlige Vernachlässigung dieses Behandlungsaspektes unter psychodynamischen Gesichtspunkten feststellen, obwohl er doch sicher im Erleben der Patientin nicht unerheblich ist. Persönlich erlebte ich bei einigen psychotherapeutischen Kollegen deutliche Ressentiments, das Vorgehen der forcierten Auffütterung überhaupt unter psychodynamischen Gesichtspunkten zu diskutieren. Eine systematische Untersuchung des Erlebens und der Verarbeitung durch die Betroffenen steht selbstredend noch aus. Eine solche Ausblendung müßte doch hellhörig stimmen!

Der Vater in der Psychodynamik der Anorexie – ein vernachlässigtes Introjekt

Der Vater der Magersüchtigen hat lange unter dem zeitgemäßen Primat der »frühen Mutter« ein Schattendasein als schwach und unbedeutend geführt. Die These vom schwachen Vater der Magersüchtigen (SPERLING u. MASSING 1970; SELVINI-PALAZZOLI 1984), der den überwältigenden Einfluß der dominanten Mutter nicht relativieren kann, gilt mittlerweile als empirisch widerlegt (BONENBERGER u. KLOSINSKI 1988). Überbesorgtes Verhalten der Mutter kann als krankheitsdependente Reaktion gesehen werden (BECKER 1980), ist zum Teil kulturbedingt und ubiquitär (ENGEL u. HÖHNE 1989). Wenn in empirischen Untersuchungen symbiotische Bindungen an die Mutter beschrieben werden, gehen diese mehrheitlich auf Drängen der Tochter zurück und werden von der Mutter als belastend erlebt (BONENBERGER u. KLOSINSKI 1988). Die Bindung an die Mutter hat auch einen schuldgefühlhaften ödipalen Aspekt (BECKER 1980). Manche Autoren sehen im Vater, sofern er überhaupt betrachtet wird, ein zweites symbiotisches Objekt, das den Mangel in der Mutter-Tochter-Beziehung ausgleichen möchte (SPRINCE 1988) oder die Konflikte im Umgang mit Dominanz und Spannung zwischen den Geschlechtern in dieser Familie regressiv abwehrt (BUCHHOLZ 1991). In der Untersuchung langfristiger Therapieprozesse kann erst erhellt werden, welch bedrohlichen Charakter das Abgewehrte hat. BONENBERGER und KLOSINSKI (1988) und BECKER (1980) beobachten, wie sich im Laufe der Behandlung das Vaterbild der Anorexiepatientin verändert und vermuten, daß sich hinter zunächst altersadäquater Distanzierung oder aggressiver Ablehnung eine intensive erotische Bindung verbirgt. Auch WILLENBERG (1986) beschreibt, wie ein zunächst noch als schwach erlebter Vater im Laufe der Behandlung als stark und bewunderswert geschildert wird – ein Vater, dem sich die Patientin unterwerfen wollte. Daß hier mehr als nur ödipale Erotik abgewehrt wird, liegt schon aufgrund des massiven Abwehrgeschehens, das offensichtlich von den meisten Therapeuten mitgetragen wird, nahe. MESTER (1981) vermutet die Abwehr des inzestuösen Durchbruchs. ENGEL und STIENEN (1988) beschreiben bindende und brutale Väter, was sowohl die große Abhängigkeit der Magersüchtigen als auch ihre Angst vor einer Auslieferung an starke Impulsivität verdeutlicht. Besondere Brisanz hat die Analyse Willenbergs (1986), der in der abgewehrten ödipalen Bindung eine homoerotische Beziehung sieht, in der das später magersüchtige Mädchen als »Quasi-Sohn« an den Vater inzestuös gebunden ist. Mit der Geschlechtsreife des Mädchens wäre diese zentrale Beziehung gefährdet. Einen Hinweis, daß es sich um sehr bedrohliche, weil impulsive und grenzüberschreitende Introjekte handelt, die der Therapeut, vor allem der männliche, in seiner Gegenübertragung verarbeiten müßte, finden wir auch in den wenigen Arbeiten zum sexuellen Mißbrauch bei eßgestörten Frauen. Die berichteten Zahlen (zwischen einem Drittel und zwei Drittel der eßgestörten Patientinnen in den untersuchten Gruppen von Hall et al 1989; Oppenheimer et al 1985; Sloan u. Leichner 1986) sind so unglaublich hoch, daß ich als Therapeutin mir die Frage stellen muß, ob ich hier nicht ein traumatisches Geschehen verleugnet habe, wie es die Mutter sexuell mißbrauchter Töchter gewohnheitsmäßig tut. Ich habe nämlich trotz einiger Hinweise in meinen Behandlungen diesen Aspekt bislang weitgehend vernachlässigt. Gerade der eklatante Widerspruch zwischen der weitgehend noch ausstehenden Untersuchung sexuellen Mißbrauchs bei anorexiekranken Frauen und den alarmierenden Ergebnissen dort, wo eingehender nachgeforscht wird, sollte uns für die »Abwehr der Wahrnehmung« (Sohni u. Gestefeld 1992) als typisches Phänomen im Umgang mit sexuellen Übergriffen sensibilisieren. Selbst wenn die Frage des Ausmaßes sexueller Grenzverletzungen an dieser Stelle nicht eingehender verfolgt wird, verdichtet sich doch in den zugänglichen Vater-Tochter-Beziehungen ein Bild von bedrohlicher Impulsivität und Grenzüberschreitung in sexueller und aggressiver Hinsicht. Dies ließe erwarten, daß die Gegenübertragung des männlichen Therapeuten – und wir müßten in einem besonderen Ausmaß mit einer geschlechtsspezifischen Gegenübertragung rechnen, wie ja auch das Krankheitsbild so geschlechtsspezifisch ist – von extremen Spannungen geprägt ist. Spannungen, die unausweichlich aus dem Druck entstehen, den gewalttätige und inzestuöse Impulse im Therapeuten erzeugen. Gerade der Mangel an Erörterung einer solchen Gegenübertragung und auch die Vernachlässigung der Frage der Geschlechtsspezifität der Gegenübertragung weist auf eine etablierte Abwehr hin. Immerhin ist schon kritisch aufgefallen (BECKER 1980), daß selbst Kenner des Krankheitsbildes, auch wenn sie auf ödipale Aspekte der Psychodynamik hinweisen, in konkreten Behandlungsberichten vor diesen regressiv ausweichen. Kommt nicht hier der Delegation eines Teils der Behandlung, nämlich der des Körpers, eine wichtige Bedeutung in dem Abwehrgeschehen zu? Dieses Arrangement ließe sich nun folgendermaßen skizzieren.

Das delegierte Auffüttern – Bewältigungsversuch einer bedrohlichen Gegenübertragung?

Der Körper wird dissoziiert. In der Regel ist seine Behandlung an einen anderen Therapeuten delegiert, häufig sogar an eine andere Einrichtung. Nicht selten wird die Psychotherapie, das heißt der sprachliche Zugang, für die Zeit der Körperbehandlung unterbrochen.

Am Körper wird gehandelt. Die sprachlich-symbolische Ebene der Beziehung wird verlassen, wie es zwar bei jeder medizinischen Intervention der Fall wäre; hier betrifft es aber den Kern der anorektischen Persönlichkeit, ihre symbolisch dargestellte Form von Individualität. Diese Form der Behandlung hat, wenn sie gegen den Willen der Patientin vorgenommen werden muß, einen unterwerfenden, die Körpergrenzen überschreitenden, wenn nicht gar invasiven Charakter.

Die Körperbehandlung ist einer Norm unterworfen. Diese Norm ist dem anorektischen Lebensgefühl, das sich vom Ideal des Fastens und der Magerkeit herleitet, diametral entgegengesetzt. Ziel ist das Normalgewicht, was die Entwicklung weiblicher Attribute inclusive der Menstruation beinhaltet. An Stelle der eigenwilligen Nahrungsauswahl und der ungewöhnlichen und oft geheimen Formen der Nahrungszufuhr soll das öffentliche Essen normaler Nahrungsmittel treten. Eine primärprozeßhafte Besetzung der Nahrung und der Einsatz entsprechender Abwehrmechanismen wird damit erschwert. Mit anderen Worten: Die anorektische Frau wird einer Norm unterworfen, die weit über das therapeutisch Nachvollziehbare im Somatischen wie im Intrapsychischen hinausgeht.

Es ist zu erkennen, daß der Körper als dissoziiertes Teilobjekt wie ein narzißtisches Selbstobjekt des Therapeuten behandelt wird. Die intrapsychische Dynamik der Patientin, in der ein mächtig erlebtes Objekt sie oder genauer gesagt ihren Körper in grenzüberschreitender Weise unterwirft und ihn seinen Vorstellungen gemäß gestalten möchte, ist in einem therapeutischen Arrangement inszeniert. Allerdings ist die Wucht der zu vermutenden Impulse beim Therapeuten gemildert durch die Delegation an einen weniger involvierten, organmedizinisch orientierten Mittherapeuten. Dadurch, daß das eingesetzte Reglement nun ein medizinisch begründetes, rational kontrolliertes ist, ist für eine gewisse Steuerung der Impulse gesorgt. Im günstigsten Fall wird dies ein Umweg sein, über den die Auseinandersetzung mit den bedrohlichen und übergreifenden Objekten ermöglicht wird. Von den integrativen Fähigkeiten des Psychotherapeuten, diesen abgespaltenen und agierten Teil der Behandlung im Erleben der Patientin lebendig zu halten, wird eine therapeutische Chance der Magersüchtigen abhängen. Dies setzt allerdings voraus, daß sie die Behandlung ihres Körpers nicht erneut so traumatisch erlebt, daß sich die Entfremdung noch vergrößert, weil das Erleben zu stark dissoziiert wird. Zu befürchten ist, daß diese Entwicklung aber unbemerkt häufig stattfindet. Die größere therapeutische Chance läge im Einbezug der somatischen und psychischen Aspekte der Körperbehandlung in die Psychotherapie. Wenn dem starken Druck spannungsreicher Gegenübertragungsimpulse nicht auf andere, zum Beispiel regressive Weise ausgewichen wird, werden nun neue, wenn auch schwierige Facetten der Gegenübertragung in der Anorexietherapie beschreibbar. Deren integrationsfördernde Bearbeitung stünde dann an.

Literatur

Becker, H. (1980): Die Vater-Tochter-Beziehung in der Familiendynamik bei Anorexia-nervosa-Patientinnen. Nervenarzt 51: 568-572.

Blos, P. (1973): Adoleszenz. Eine psychoanalytische Interpretation. Klett-Verlag, Stuttgart.

Bonenberger, R.; Klosinski, G. (1988): Zur Elternpersönlichkeit, Familiensituation und Familiendynamik bei Anorexia-nervosa-Patientinnen unter besonderer Berücksichtigung der Vater-Tochter-Beziehung (Eine Retrospektivstudie). Zeitschrift für Kinder- u. Jugendpsychiatrie 16: 186-195.

Boothe, B. (1991): Grenzen psychotherapeutischer Wirksamkeit bei Magersucht. Zeitschrift für Psychosomatische Medizin und Psychoanalyse 37: 249-258.

Bruch, H. (1982): Der goldene Käfig. Fischer Verlag, Frankfurt a. M.

Buchholz, M. B. (1991): Die Regression der Triade. Zur Bedeutung des Vaters bei der Magersucht. Forum der Psychoanalyse 7: 47-61.

Crisp, A. H. (1977): Anorexia Nervosa. Diagnosis and Outcome of Anorexia Nervosa: The St. George's Views. Proceedings of the royal Society of Medicine, 7: 464-474.

Engel, K.; Höhne, D. (1989): Prävalenz anorektischer Verhaltensweisen in einer Normalpopulation (Eine epidemiologische Untersuchung und ihre Schlußfolgerungen für die Ätiologie und Behandlung der Anorexia nervosa): Zeitschrift für Psychosomatische Medizin und Psychoanalyse 35: 117-129.

Engel, K.; Meyer, A.-E. (1991): Therapie schwer erkrankter Anorexie-Patienten. Zeitschrift für Psychosomatische Medizin und Psychoanalyse 37: 220-248.

Engel, K.; Stienen, M. (1988): Father Types of Anorexia nervosa Patients: The »Bonding«, the »Brutal«, the »Week« and the »Absent« Father. Psychotherapy Psychosomatic 49: 145-152.

Frahm, H. (1966): Beschreibung und Ergebnisse einer somatisch orientierten Behandlung von Kranken mit Anorexia nervosa (I). Medizinische Welt 38: 2004-2011.

Gries, F. A.; Heigl-Evers, A.; Toeller, M. (1987): Anorexia nervosa. In: Siegenthaler, W.; Kaufmann, W.; Hornbostel, H.; Waller, H.-D. (Hg.), Lehrbuch der inneren Medizin. Georg Thieme Verlag, Stuttgart/New York.

Hall, R. C. W.; Till, L.; Beresford, Th. P.; Wooley, B.; Hall, A. K. (1989): Sexual Abuse in Patients with Anorexia Nervosa and Bulimia. Psychosomatics 30: 73-79.

Mester, H. (1981): Anorexia nervosa. Springer, Berlin/Heidelberg.

Oppenheimer, R.; Howell, K.; Palmer, R. L.; Chaloner, D. A. (1985): Adverse sexual experience in childhood and clinical eating disorders: a preliminary description. Journal of Psychiatric Research 19: 357-361.

Petzold, E. (1979): Familienkonfrontationstherapie bei Anorexia nervosa. Vandenhoeck u. Ruprecht, Göttingen.

Selvini-Palazzoli, M. (1984): Magersucht. Klett-Cotta, Stuttgart.

Sloan, G.; Leichner, P. (1986): Is there a Relationship betwenn Sexual Abuse or Incest and Eating Disorders? Canadian Journal of Psychiatry 31: 656-660.

Sohni, H.; Gestefeld, M. (1992): Konfrontation mit sexuellem Mißbrauch – Supervision als Arbeitsgrundlage. Beiträge zur analytischen Kinder- und Jugendlichenpsychotherapie 73: 49–65.

Sours, J. (1974): The anorexia nervosa syndrome. International Journal of Psycho-Analysis 55: 567-576.

Sperling, E.; Massing, A. (1970): Der familiäre Hintergrund der Anorexia nervosa und die sich daraus ergebenden therapeutischen Schwierigkeiten. Zeitschrift für Psychosomatische Medizin und Psychoanalyse 16: 130-141.

Sprince, M. P. (1988): Experiencing and Recovering Transitional Space in the Analytic Treatment of Anorexia Nervosa and Bulimia. In: Schwartz, H. J. (Hg.), Bulimia. Psychoanalytic Treatment and Theory. Madison, Connecticut.

Willenberger, H. (1986): Die Bedeutung des Vaters für die Psychogenese der Magersucht. Materialien zur Psychoanalyse 12: 237-277.

Günter Reich

Eßstörungen bei Männern als Lösungsversuch familiär tradierter Identitätskonflikte

Diskussion einer psychoanalytisch-systemischen Familienbehandlung bei einem Patienten mit Bulimarexie

Im folgenden möchte ich eine psychoanalytisch-systemische Familientherapie eines zunächst an einer Anorexie, dann an einer Bulimie erkrankten Patienten in ihrem Verlauf darstellen und diskutieren. In einem Abstand von jeweils vier Wochen fanden 12 Gespräche statt. Die einzelnen Behandlungsabschnitte werden aus psychoanalytischer Perspektive kommentiert. Dabei werden neben Fragen der Behandlungstechnik Probleme der Entstehung von Eßstörungen bei Männern, der Entwicklung der Geschlechtsidentität sowie mögliche Unterschiede und Gemeinsamkeiten der Familiendynamik bei restriktiven Anorexien und bei Bulimien diskutiert. Ein komplexes Problem wirft viele Fragen auf, für die es keine einfachen Antworten gibt, insbesondere wenn nicht nur eine Person sondern mehrere mit einer gemeinsamen Vergangenheit, Gegenwart und Zukunft in Behandlung sind. So ist dieser Beitrag als Anregung zur weiteren psychoanalytisch-systemischen Forschung zu sehen.

Auftakt

Familie M. wird von der Mutter zur Therapie angemeldet. Indexpatient ist der 22jährige Student Thomas, der sich zu der Zeit in stationärer psychiatrischer Behandlung befindet. Anmeldungsgründe sind abwechselnde Phasen von Magersucht und Freßattacken, Depressionen und Suizidversuche. Die Kernfamilie besteht aus insgesamt sechs Personen: der Mutter, Hausfrau,

45 Jahre alt; dem Vater, angestellter Architekt, 52 Jahre alt; zwei Schwestern des Indexpatienten, Marion und Irene, 24 und 20 Jahre alt, Studentinnen, und dem damals 8jährigen Frank, Grundschüler. Die Großeltern sind verstorben. Zur ersten Sitzung erscheinen Thomas, Irene, seine jüngere Schwester, und die Eltern. Die ältere Schwester Marion ist noch im Urlaub, der jüngere Bruder auf Klassenfahrt.

Die Mutter beginnt: »Ich möchte die ganze Geschichte nicht noch einmal aufrollen. 22 Jahre haben wir gut zusammengelebt. Es war alles normal. Nach dem 4. Semester (vor ca. einem Jahr, G.R.) fing alles an, erst mit Magenbeschwerden, Verdauungsbeschwerden und chronischer Verstopfung. Thomas hat wohl die Zwischenprüfung nicht verkraftet«.

Dieser hat damals sein Studium praktisch nicht mehr aufgenommen, ist zu den Eltern zurückgezogen, um es eventuell in deren Wohnort fortsetzen zu können. Appetitlosigkeit und Grübeleien stellten sich ein, schließlich wurde er an einem Totensonntag, bei 1,87 m Größe auf 45 kg abgemagert, in ein Allgemeinkrankenhaus eingeliefert. Die Mutter: »Wir haben dann erst gewußt, daß es Magersucht ist. Daß das psychisch ist, das hat uns sehr belastet. Vorher dachten wir, es wäre vielleicht Krebs.«

Während des nächsten halben Jahres kam es zu abwechselnden Hunger- und Freßphasen mit starken Gewichtschwankungen (über 30 kg). Thomas unternahm insgesamt 5 Suizidversuche, wurde mehrfach in psychiatrische Kliniken eingewiesen, wo er die Behandlung jeweils abbrach, wenn Leistungen von ihm verlangt wurden. Er provozierte dann das Personal solange, bis es ihn wütend loswerden wollte. Die Eltern weigern sich jetzt, ihn wieder Zuhause aufzunehmen, weil sie »seinen Terror nicht mehr ertragen können«. Thomas und auch Irene beschreiben eine kalte, fordernde Atmosphäre im Elternhaus, eine Verächtlichkeit vor allem des Vaters Thomas gegenüber. Es kommt zu heftigen Anklagen und Gegenanklagen insbesondere zwischen Thomas und den Eltern.

Auch ich erlebe hier die Eltern als hart, fordernd und überaus distanziert, dabei unter einem starken Druck stehend, während der Indexpatient in einen verzweifelten Kampf verstrickt scheint. In den stationären Behandlungen reinszenierte sich anscheinend der familiäre Konflikt. Die Vorbehandler kamen hier in eine

Eltern-Übertragung Thomas gegenüber, ohne daß dies bearbeitbar wurde. Bisher hatten die Eltern alle Behandlungen in Gang gesetzt, auch die Familientherapie. Sie standen und stehen gleichsam auf der Seite der Veränderung des Patienten, das heißt der Rückkehr zum »status quo ante«, als die Familie noch »heil« erschien. Demgegenüber beharrt Thomas auf seiner Symptomatik. Dies erscheint uns als ein Akt der Selbstbehauptung, der ihn zwar schädigt, ihn aber anders sein läßt, als die Eltern es wollen. Zudem wurde (und wird) diese Familie von einem unerbittlichen Über-Ich gedrückt, wie in den weiteren Gesprächen noch deutlicher werden sollte. Eine Krebserkrankung des Patienten oder eine andere körperliche Erkrankung hätte die Eltern von Schuldzuweisungen entlastet. (Weitere Determinanten dieses aggressiven Wunsches werden im Laufe der Behandlung deutlich). Diese wären ein »Schicksalschlag« gewesen, für den niemand etwas gekonnt hätte. Bei einer seelischen Erkrankung aber fragen sich Eltern häufig automatisch: »Was haben wir falsch gemacht?«.Sie fühlen sich schuldig und müssen dies abwehren. Eine gängige Form der Abwehr gegen das Über-Ich ist die Identifikation mit dem Aggressor in Verbindung mit der Wendung vom Passiven ins Aktive (vgl. WURMSER 1987): Wer sich angeklagt fühlt, wird selbst zum Ankläger. Der Spieß wird umgedreht. Auch der Wunsch der Eltern nach dem »status quo ante« ist unter anderem so zu verstehen: Ein Therapieerfolg hätte sie entlastet. Ein abgemagerter suizidaler Sohn ist eine Anklage. Die Vorbehandler wiesen wie die Eltern Thomas die Schuld am Scheitern der Therapieversuche zu. Dieser beharrt auf seiner Anklage durch seine Symptomatik. Dieser Kontext ist zentral für die ganze Behandlung (zu den therapeutischen Problemen bei Familien mit Über-Ich-Übertragungen s. auch MASSING, REICH, SPERLING 1992; REICH 1990; SCHÖLL u. REICH 1989). Um nicht auch in die Eltern-Position zu kommen, bemühe ich mich zunächst um ein Bündnis mit Thomas, indem ich zum Abschluß betone: »Ich habe sehr deutlich gespürt, daß Sie alle in einer sehr schwierigen Lage sind«. Dabei richte ich den Blick hauptsächlich auf den Indexpatienten.

Junge Männer kommen eher selten wegen einer Eßstörung in Behandlung. Schätzungsweise 1% der Frauen und 0,1% der Männer erkranken während der Adoleszenz an Magersucht. Andere Untersucher sprechen von 20 bis 30 erkrankten Frauen auf einen erkrankten Mann (vgl. hierzu KÖHLE u. SIMONS 1990). Für die ehemalige BRD wurde eine Erkrankungshäufigkeit an Bulimie von 2 bis 4% der Frauen zwischen 18 und 35 Jahren geschätzt, wobei die Gruppe der 20-30jährigen am häufigsten erkrankt. Der Frauenanteil liegt hier bei 94 bis 96% (vgl. FEIEREIS 1990). FICHTER und HOFFMANN (1989) geben den Anteil bulimischer Männer mit 3% bis 12,8% der Erkrankungsfälle an.

Jungen erkranken an Anorexie in der Regel früher als Mädchen (vgl. z.B. MESTER 1981). Zur Erstmanifestation einer Bulimie hingegen scheint es bei Männern einige Jahre später zu kommen als bei Frauen. Männer mit Bulimie sind vor einer Behandlung zudem länger erkrankt. Die Schwelle zum Aufsuchen einer Therapie scheint hier höher zu sein (vgl. FICHTER u. HOFFMANN 1989). Zudem mögen ähnlich wie bei der männlichen Anorexie leichtere Fälle übersehen werden, weil beide Krankheiten eher Frauen zugeordnet werden (vgl. z.B. MESTER 1981). Das Erkrankungsalter von Thomas ist also eher für eine Bulimie als für eine Anorexie typisch.

Wie sind diese Unterschiede zu verstehen? Männer sind zwar denselben sozialhistorischen Hintergrundsvariablen ausgesetzt, die auch bei Frauen zu einer Zunahme von Figur- bzw. Gewichtproblemen führen: dem zunehmenden Schlankheitsideal, der damit einhergehenden Ablehnung von Übergewichtigen und dem Streben nach Fitness und Jugendlichkeit, die jeweils Leisungsfähigkeit und Wohlbefinden anzeigen sollen (vgl. HABERMAS 1990; WESTENHÖFER 1992). Allerdings erscheint der Druck geringer als bei Frauen. Deren Aussehen wird immer noch stärker beachtet. Bei Jungen beginnt die Adoleszenz mit ihren Unsicherheiten des Köpergefühls und der sexuellen Identität später; ihr Ich ist dann unter Umständen weiter entwickelt. Die körperlichen Veränderungen sind bei ihnen nicht so sichtbar wie bei Mädchen. Bei prekärem Autonomiegefühl kann der rasche, sichtbare und unaufhaltsame Gestaltwandel bedrohlicher wirken als bei sicherem Autonomiegefühl. Mädchen und Frauen reagieren anscheinend bei seelischen Belastungen generell stärker mit Appetitverlust als Jungen und Männer. Rezeptivität und Passivität sind für das Selbstkonzept von Frauen ungleich wichtiger als für Männer. Zudem stehen letztere in der Regel nicht in dem Konflikt, beruflich kompetent und zugleich mütterlich sein zu müssen. All dies läßt Frauen nach wie vor vulnerabler für Eßstörungen bleiben (vgl. hierzu MESTER 1981).

Allerdings treffen die genannten Faktoren auf viele Menschen zu, die nicht alle an Eßstörungen erkranken. So sind sie als notwendige, nicht aber als hinreichende Bedingungen hierfür anzusehen. Über die Entwicklung einer Eßstörung entscheidet auf diesem Hintergrund die Lebensgeschichte des Individuums.

Männer und Frauen gehen zudem verschieden mit der Eßstörung um: Männer mit Bulimie scheinen in ihrem öffentlichen Eßverhalten weniger diszipliniert und restriktiv zu sein als Frauen mit Bulimie. Männliche Anorexiekranke neigen stärker als anorektische Frauen zur Gewichtskontrolle durch sportliche Betätigung (vgl. FICHTER u. HOFFMANN 1989). Männer fallen hierdurch weniger auf als Frauen. Dies trägt sicherlich auch zu den geringeren Inzidenz- bzw. Prävalenzraten von Eßstörungen bei ihnen bei. Nach diesem Exkurs zurück zu unserer Familie.

Der Kontext der Familiengeschichte

»Männer haben es eben besser und brauchen weniger dafür zu tun.«

Zum nächsten wie zu den weiteren Gesprächen erscheinen alle Familienmitglieder. Die Atmosphäre bleibt in den folgenden zwei Sitzungen durch offene und unterschwellige Schuldzuweisungen sehr angespannt. Die Eltern auf der einen, Thomas, Marion und Irene auf der anderen Seite, Frank hier sehr zurückhaltend, versuchen, mich in die Position eines »Familienrichters« zu bringen, der über Recht und Unrecht befindet. Das Arbeitsbündnis ist noch sehr labil. Durch zirkuläre und direkte Fragen exploriere ich den familiären Entwicklungsprozeß bis zu Thomas` Erkrankung. Deutungen und Kommentare vermeide ich in dieser Phase, da sie ohne schlüssige Hypothese über die gesamte Dynamik nur einseitig interpunktierend und damit parteiisch hätten sein können. Es wird folgendes deutlich:

Die recht energisch und temperamentvoll wirkende Frau M. stammt aus einer Familie, die ein Lebensmittelgeschäft besaß. Sie hätte gern Mittlere Reife und eine entsprechende Ausbildung gemacht, mußte aber verzichten, um im Betrieb mitzuhelfen. Dort sei sie, so die Töchter, »Mädchen für alles gewesen«. Die Frage an die Töchter, ob die Mutter gern verzichtet habe, beantwortet Irene: »Nein, aber nach außen wird sie es nicht gezeigt haben«. Marion schließt sich dieser an: Nur manchmal sei spürbar, daß die Mutter etwas anderes gewollt habe, traurig und sogar verbittert über die ihr vorenthaltenen Chancen sei. Sie habe zugunsten ihrer Brüder zurückgestanden. Der eine bekleide nun im Finanzamt eine gute Position, der andere erbte den florierenden Betrieb, den er inzwischen zu einem Supermarkt ausgebaut hat. Sie blieb auch nach ihrer Lehre als Verkäuferin bis zur Heirat im Elternhaus. Die mütterliche Familie sei äußerst arbeitsam gewesen, insbesondere die als verzichtsbereit, streng und fordernd beschriebene Großmutter (Mutter der Mutter): »Die konnte toll arbeiten. Bei ihr war alles hunderprozentig.« Der wegen eines Unfalls gehbehinderte Vater der Mutter war häufig krank. So mußte seine Frau den Betrieb führen und die Kinder erziehen: »Sie hatte alles in der Hand«. Frau M. scheint sehr mit ihrer Mutter, bzw. deren Über-Ich identifiziert. So rebelliert sie nicht gegen das unausgesprochene Gesetz: »Männer haben es eben besser, brauchen weniger dafür zu tun«. Dabei blitzen Neid, Konkurrenzgefühle und Verachtung merklich in ihrem Tonfall durch.

»...als ob man jemanden beerdigen muß.«

Der Vater, Herr M., ist das mittlere von drei Kindern eines Malermeisters und einer Hausfrau. Während seine ältere Schwester schon früh geheiratet hatte, nach Dänemark gezogen war und nur noch sporadischen Kontakt zur Familie hielt , habe die besondere Liebe und Zuwendung seiner Eltern dem jüngeren Bruder gegolten, der aus dem Krieg mit einer schweren Darmerkrankung heimkam, die gesamte Fürsorge der Eltern auf sich zog, unter Depressionen litt und sich nach der Trennung von einer Freundin schließlich umbrachte. Die Mutter von Herrn M. überwand diesen Verlust nie. Er selbst, so berichten die Kinder, sei derjenige gewesen, auf den sich die Eltern verlassen konnten, der für Haus und Garten sorgte, dem Bruder und dem Vater mit Rat und Tat zur Seite stand, wenn dieser mit seinem Malerbetrieb in Schwierigkeiten kam. Dies wurde mit der Zeit immer häufiger der Fall, weil der Vater von Herrn M. trank, seine Arbeit vernachlässigte, Streit mit Mitarbeitern und Kunden bekam und sich schließlich in die roten Zahlen wirtschaftete. »Papa war der Stützpfeiler seiner Familie«, kommentieren die Kinder. Dies allerdings wurde ihm schlecht gedankt. Er mußte sich im Gegenteil immer häufiger die Beschimpfungen seines Vaters anhören, der zudem auch mit seiner Mutter zunehmend häufiger in Streit geriet. Schließlich drohte der Vater, ihn zu enterben. Seine Mutter habe sich »aus allem herausgehalten«, sei »in Gedanken immer beim Bruder« gewesen. Die Konflikte in der Ursprungsfamilie prägten auch die ersten Jahre der Kernfamilie M., da Herr und Frau M. auf dem Grundstück seiner Eltern gebaut hatten. Frau M.: »Wir bekamen alles mit.« Herr M. betont immer wieder, daß er für seine Eltern alles gern getan habe, insbesondere für seine Mutter, an der er noch heute hänge. Er habe ihren Tod eigentlich noch nicht überwunden. Er pflegt weiterhin den von ihr geerbten Garten sorgfältigst. Bei dieser Schilderung weint er. Später hat er dann nacheinander in zwei Baubetrieben gearbeitet, die pleite gingen. In beiden war er mit der Abwicklung des Konkurses beschäftigt, im letzten fast allein, da der Chef verstorben war. »Ich tat es der Besitzerin zuliebe. Sie wäre sonst ganz auf sich allein gestellt gewesen.« Er beschreibt dann die niederdrückende Stimmung in dieser Zeit, seine Erschöpfung danach. »Es war, wie wenn man jemanden beerdigen muß. Ich mußte diese Arbeit machen.« Ein halbes Jahr war er anschließend krankgeschrieben. Sein Diabetes, der nach dem Niedergang der ersten Firma, in der er arbeitete, diagnostiziert worden war, hatte sich sehr verschlechtert. Beeindruckend berichten die Kinder davon, wie sie ihren Vater stundenlang im Sessel sitzen und vor sich hinstarren sehen konnten.

Beide Eltern fühlten sich also ihren Ursprungsfamilien gegenüber in tiefer Loyalität. In Identifikation mit dem familiären Über-Ich, das bei beiden Leistung, Verzicht, Zurückstellen eigener Interessen zugunsten der Geschwister, der *männlichen Geschwister*, und des *Vaters* forderte. Eigene Wünsche nach Anerkennung, Enttäuschung, entsprechende orale und narzißtische Wut, Neid sowie phallische Rivalität wurden durch Verleugnung, altruistische Abtretung, Idealisierung und Reaktionsbildung abgewehrt. Das perfektionistische Über-Ich und Ich-Ideal forderte zugleich die Verachtung von Schwäche und Versagen, was allerdings nicht gegen die Personen der Herkunftsfamilien gerichtet werden durfte, sondern gegen das Ich bzw. gegen andere Personen gewendet wurde. Das beschriebene Muster erscheint als *ein* entscheidender familiendynamischer Faktor für die Entwicklung der Bulimarexie von Thomas, wie es sich im weiteren Behandlungsverlauf noch darstellte.

»Uhr ohne Zeiger« – erstarrte Beziehungsmuster

Die beschriebene tiefe Ambivalenz der Eltern gegenüber den Großeltern verhinderte auch die Trauer um die Verstorbenen. Unvollendete Trauerprozesse frieren die emotionalen Valenzen des Subjekts für die Entwicklung neuer Beziehungen ein. Die unaufgelöste Beziehungssituation bleibt weiterhin hochbesetzt, die libidinösen und aggressiven Triebenergien hierauf fixiert. Dies führt zu einer »Erstarrung des Ichs« und zu zwanghaften Wiederholungen (BOSZORMENYI-NAGY u. SPARK 1981; FREUD 1916; PAUL u. PAUL 1977). Herr M. begibt sich in seinem Berufsleben immer wieder in Situationen, die der in seiner Ursprungsfamilie gleichen, in seiner zweiten Firma auch der Beziehung zu seiner Mutter. Die nicht überwundenen unbewußten Konflikte führen zu immer neuen Lösungsversuchen mit denselben Mitteln, die ihn schädigen. Immer wieder »beerdigt« er Bruder und Vater – aber er wird den »Schatten des Objekts, der auf sein Ich gefallen ist« (nach FREUD 1914) nicht los. Der intrafamiliäre Wiederholungszwang läßt die Zeit gerinnen, wie wir es vor allem von depressiven Familien kennen (vgl. MASSING, REICH, SPERLING 1992). Dies setzt sich ebenfalls in der Symptomatik von Thomas fort.

Diese gemeinsamen unbewußten Konflikte, die Über-Ich- und Abwehrstruktur bestimmten auch die Partnerwahl des Ehepaares M., geben beiden Partnern ein Gefühl des Vertrautseins miteinander. Dies ist ein ubiquitäres Muster: Es finden sich in aller Regel Paare zusammen, deren Familien ähnliche Grundkonflikte aufweisen, auch wenn sich die Verarbeitungsmuster unterscheiden oder gar komplementär sind (vgl. hierzu Reich 1991). Frau M. empfand auf der bewußten Ebene folgende Einstellung ihres Mannes als besonders attraktiv: »Schwierigkeiten sind dazu da, um überwunden zu werden.« Über-Ich- und Abwehrstruktur sind zudem durch eine starke Einbindung beider Eltern in die evangelische Kirche fest untermauert.

Während Frau M. sich nach der Heirat neben Haushalt und Kindern immer wieder um ihre Ursprungsfamilie kümmerte, im Geschäft aushalf, setzte sich Herr M. aufopferungsvoll und ohne entsprechend Entlohnung für »seine« Firmen ein. Frau und Familie mußten hier immer wieder zurückstehen. Beide Eltern zogen und ziehen sich bei Schwierigkeiten eher auf sich selbst zurück. Der Vater arbeite oft im Garten, vergesse über der Arbeit häufig, sich das zur Regulierung seines Diabetes notwendige Insulin zu spritzen oder rechtzeitig zu essen.

»Eher ein Mädchen«

Die Enttäuschung über das Verhalten ihres Mannes und die Angst von Frau M. wurden und werden vor allem für Thomas spürbar, der für sie oft Gesprächspartner und Trost gewesen sei. Von dessen Geburt an seien beide eng verbunden gewesen. Der Vater habe kaum Kontakt zu ihm bekommen. Alle Familienmitglieder schätzen die Beziehung Vater-Thomas so ein, daß beide innerlich am weitesten von allen voneinander entfernt waren und sind. Eindrücklich schildert Marion wie verächtlich der Vater oft mit Thomas umgegangen sei. Der Vater dazu: »Er war nie wie ein richtiger Junge, eher wie ein Mädchen, weich und empfindlich. Auch im Kindergarten konnte er sich nicht durchsetzen, weinte bei Streitereien oft. Er hat eigentlich nie getobt und Fußball gespielt, hing immer an meiner Frau und sie hing an ihm.« Enttäuschung und Verbitterung sind ihm deutlich anzumerken.

Allerdings wird in dieser Sitzung wie in den folgenden auch eine kühle Distanz von Frau M. zu Thomas spürbar, als sei auch ihr seine ständige Nähe lästig gewesen. Dies bestätigt sie: »Manchmal war es mir auch zuviel, wenn er immer kam. Er brauchte doch zuviel Aufmerksamkeit. Seit er jetzt wieder zuhause ist, folgte er mir manchmal wie ein Schatten. Er war mir lästig. Er muß doch einsehen, daß er nicht mein Partner ist.«

Szenisch bedeutsam erscheint in diesem Kontext Thomas' Rückkehr ins Elternhaus zwischen der ersten und zweiten Sitzung. Er hat inzwischen erheblich zugenommen, so daß er wie ein (großes) Kind wirkt, das seinen Babyspeck noch nicht verloren hat.

Zur Psychognese männlicher Anorexie und Bulimie – die zentrale Rolle der Väter

In der Literatur wird für Jungen, die eine Anroexie entwickeln, eine »narzißtische«, das heißt Selbstwertstörung angenommen. In enger Abhängigkeit von der Mutter bleiben sie »weiblich« identifiziert. Dies kollidiert mit den an sie gerichteten Männlichkeitsanforderungen (vgl. hierzu Bruch 1971; Mester 1981; Schauenburg 1985). In ihren insgesamt oberflächlich normal funktionierenden Ursprungsfamilien wird jedes selbstinitiierte Verhalten entmutigt (Bruch 1971). Die Mutter kontrolliert den Sohn, stülpt ihm ihre Konzepte der Bedürfnisse und Wünsche über und mißachtet dessen Hinweise. Es erscheint den späteren Patienten dann schwer, ohne beständige Ermunterung selbst initiativ zu werden. Sie sind von der eigenen Ineffektivität und Inkompetenz überzeugt. Interessant erscheint für die Dynamik der Familie M. eine Vermutung von Falstein et al. (1956), daß die Mütter ihre Söhne insgeheim ablehnen und sie mit einem verstorbenen Geschwister oder Elternteil identifizieren, denen gegenüber sie selbst eine Ambivalenz entwickelt haben. Dies ist vermutlich auch bei Frau M. der Fall, die für ihre Brüder verzichten mußte. Ihre Mutter mußte für den Vater arbeiten. Die Männer sind schwach und zugleich privilegiert. Daher darf Thomas für sie kein kompetenter Mann werden; er muß schwach bleiben. Aber wenn er schwach ist, beneidet und verachtet sie ihn gleichzeitig. Das ist die Beziehungsfalle – für beide.

Mütter von männlichen Anorexiekranken stellen ihre Männer ausdrücklich in Frage, werten sie ab oder stellen sie als abschreckendes Beispiel hin (vgl. MESTER 1981). Mütter bulimischer Männer sollen stärker in die Beziehung zu ihren Söhnen als zu ihrem Ehemann verwickelt sein, diesem sehr kritisch, manchmal sogar herabsetzend und feindselig gegenüberstehen und zugleich dazu neigen, negative Affekte eher auf männliche Kinder zu projizieren (SCHNEIDER 1991).

Die Bedeutung der *Väter* für die Entwicklung von Eßstörungen auch beim weiblichen Geschlecht wird zunehmend erkannt und beschrieben (BUCHHOLZ 1991; REICH 1992; SELVINI-PALAZZOLI u. VIARIO 1988; WILLENBERG 1989). MESTER (1981) sieht in der bei den von ihm untersuchten Patienten immer gestörten Vater-Sohn-Beziehung den hauptsächlichen pathogenetischen Faktor für die Entstehung der männlichen Anorexie. Für SCHNEIDER (1991) ist die männliche Bulimie eine Störung der sexuellen Kern-Identität.

Die männliche Identität der Väter anorektischer Patienten soll ebenfalls schwach ausgebildet sein. Ihre Ehefrauen sind von ihnen enttäuscht. Die Väter lehnen die Söhne wegen der Nähe zur Mutter und ihrer »Weiblichkeit« ab und können ihnen keine positiven Identifikationsmöglichkeiten bieten (MESTER 1981; ZIOLKO 1971; s. auch den von SCHAUENBURG 1985 analysierten Fall). Bei bulimischen Patienten erscheinen die Väter entweder als emotional oder physisch »abwesend«, oder aber als physisch eindringend oder sogar mißhandelnd (SCHNEIDER 1991). Ersteres traf sicherlich auf Herrn M. zu. Zugleich übertrug er präödipal und ödipal motivierten Neid und Rivalitätsgefühle gegenüber seinem Bruder, wahrscheinlich auch gegenüber seinem Vater, auf Thomas: Wieder wurde ein (jüngerer) Schwacher von einer »Mutter« ihm vorgezogen, hatte eine engere Beziehung zu dieser.

Die zunehmende Beachtung des Einflusses der Väter auf die Entwicklung von Eßstörungen reflektiert die Bedeutung, die die moderne psychoanalytische Entwicklungspsychologie den Vätern von Geburt an für die Entwicklung der Identität beider Geschlechter beimißt. Inzwischen ist überzeugend nachgewiesen, daß Väter zu Säuglingen von Geburt an eine intensive Beziehung entwickeln können, die sich im wesentlichen nicht von der Mutter-Kind-Beziehung unterscheiden läßt. Säuglinge entwickeln zu derselben Zeit (im 7. bis 8. Lebensmonat) eine ähnliche Bindung an den Vater wie an die Mutter. Auch psychophysiologische Reaktionen auf das Schreien von Babys und die Kommunikationsformen im Eingehen auf Säuglinge unterscheiden sich nicht (vgl. PAPOUSEK 1987). Die von LICHTENBERG (1989, 1990) zusammengetragenen Befunde belegen zudem, daß Säuglinge bereits in den ersten Lebenswochen auf einer physiologisch-behavioralen Ebene unterschiedliche Beziehungen zu unterschiedlichen Interaktionspartnern aufnehmen. Bereits bei vier Wochen alten Babys ist an der Bewegung der Zehen zu unterscheiden, ob sie mit Mutter, Vater oder einem unbelebten Objekt interagieren. Die bisher formulierten Theorien von Symbiose und Differenzierung erweisen sich aufgrund der Befundlage als hinfällig (vgl. LICHTENBERG 1987, 1989, 1990; STERN 1985). Auch das Konzept der »frühen Triangulierung« (ABELIN 1975) muß neu überdacht werden, da Säuglinge anscheinend bereits kurz nach der Geburt auf der ihnen zur Verfügung stehenden Interaktions- und »Repräsentanzen«-Ebene (affektiv-behavioral) zu Mehrpersonen-«Beziehungen« in der Lage sind. Sie werden hierdurch in ihrer Entwicklung bereichert. Die Geschlechtsidentität bildet sich ebenfalls bereits vor der ödipalen Phase in wesentlichen Grundzügen heraus (vgl. z.B. BLOS 1990; LICHTENBERG 1990).

Die frühe Psychoanalyse kannte durchaus die Bedeutung der *präödipalen Vater-Beziehung* für die Entwicklung des Jungen. »Wir kennen aus ihr (der Vorgeschichte des Ödipuskomplexes, G.R.) eine Identifizierung mit dem Vater zärtlicher Natur« (FREUD GW XIV, S. 21; vgl. auch GW XIII S.115). Der »Vater der Frühzeit« wird idealisiert. Grundlage hierfür ist die Aufgabe des »primären Narzißmus« und die Besetzung des Vaters mit narzißtischer Libido. Dies geschieht in Verbindung mit der kindlichen Abhängigkeit: »Wir wissen schon, der schreckende Eindruck der kindlichen Hilflosigkeit hat das Bedürfnis nach Schutz – Schutz durch Liebe – erweckt, dem der Vater abgeholfen hat.« (GW XIV, S. 352). »Die Objektidealiserung ist die Voraussetzung für das Sicherheits- und Geborgenheitsgefühl des Kindes, und zwar im physischen wie im emotionalen Sinn. Durch ihre Verinnerlichung wird das infantile Ich-Ideal etabliert« (Blos 1990, S. 67).[1] »Dieses bildet sich sich, noch bevor andere Züge und Forderungen des Vaters durch die Kastrationsdrohung als begrenzender Teil des Über-Ichs internalisiert werden.[2] Ein unzerstörbarer Rest dieses frühen Vertrauens zum Vater (wird) in die Arena des triadischen Kampfes hineingetragen, d.h. in die eigentliche ödipale Phase«. (Blos 1990, S. 67)

Die erotisiert homosexuelle Beziehung zwischen Vater und Sohn erscheint als zentral für die männliche Identitätsbildung: »Der kleine Junge wirbt aktiv und ausdauernd um Beifall, Anerkennung und Bestätigung des Vaters; dadurch knüpft er tiefreichende, beständige libidinöse Bande. Wir haben guten Grund zu behaupten, daß diese Zeichen der Anerkennung und Bestätigung vom Sohn in den ersten Lebensjahren empfangen werden, allein durch das allgemeine, nicht unbedingt verbalisierte Verhalten und die teilnahmsvolle Gegenwart des Vaters. Sie flößen dem Jungen ein bestimmtes Maß an Selbstbeherrschung und Selbstbehauptung ein, gleichermaßen aus Gleichheit oder gemeinsamer Männlichkeit gewonnen. Die Welt draußen wird nicht nur handhabbar und besiegbar, sondern auch, bei allen Anzeichen des Bedrohlichen und Verwirrenden, unendlich anziehend. Am Ende der Adoleszenz tritt der heranwachsende Sohn in ein neues Stadium ein. Nun wird die Bestätigung des Vaters, daß der Sohn zum Mann geworden ist, zum dringenden Gebot. Er wird dem ungeduldigen Pochen des Jugendlichen auf Privlegien und Rechte Erwachsener sozusagen seinen Segen erteilen« (Blos 1990, S. 23f.).

---

1 Zustimmung zu dieser These ebenso wie zu der von Blos impliziert nicht notwendig eine Zustimmung zum Axiom des primären Narzißmus. Frühe Vater-Bindung, Idealisierung und Bildung des Ich-Ideals nach diesem Vorbild sind auch ohne eine solche Hypothese denkbar und zudem anscheinend empirisch gut belegbar.

2 »Das Über-Ich verdankt seine besondere Stellung im Ich oder zum Ich einem Moment, das von zwei Seiten her eingeschätzt werden soll, erstens, daß es die erste Identifzierung ist, als das Ich noch schwach war, und zweitens, daß es das Erbe des Ödipuskomplexes ist, also die großartigsten Objekte ins Ich einführte.« (GW XIII S. 277)

Jessica Benjamin (1990) greift denselben Faden aus feministischer Sicht wieder auf, wenn sie von der Bedeutung einer ungestörten präödipalen »identifikatorischen Liebe« zum Vater als Bedingung für die Entwicklung weiblichen und männlichen Subjekt-Seins spricht. Diese gewährt Schutz und unterstützt die »Verliebtheit in die Welt«. »Die identifikatorische Liebe zum Vater, also der Wunsch von ihm als ähnlich anerkannt zu werden, ist der erotische Motor, der die Ablösung vorantreibt. Der Junge ist in sein Ideal verliebt, und durch sein Ideal beginnt er sich als Subjekt seines Begehrens zu sehen.... In dieser identifizierenden, homoerotischen Bindung des männlichen Kindes an den Vater sehe ich den Prototyp der idealisierten Liebe: nämlich einer Liebe, bei der die Person im anderen ein Idealbild ihrer selbst zu finden versucht.« (Benjamin 1990, S. 105)

Die Vater-Sohn-Beziehung entwickelt sich im *Kontext dreier Generationen*: Väter können ihren eigenen »Vaterhunger« durch eine intensive zärtliche Beziehung zu ihrem Sohn von klein auf stillen (Blos 1990). Herr M., der selbst »Vater« für seine Eltern und seinen Bruder sein mußte, gleichzeitig in tiefe Rivalität verstrickt war, kann dagegen lange Zeit nur Enttäuschung, Neid, Verachtung, Abweisung und den Wunsch nach Vernichtung eines Gegners wiederholen. Er kann keinen »Segen« geben, war doch seine eigene Vaterbeziehung durch eine tiefe Ambivalenz und die Verleugnung seines »Hungers« vergiftet. So scheint die »identifikatorische Liebe« durch die intrafamiliäre Übertragung und durch die Position von Thomas im Konflikt zwischen Mutter und Vater »erstickt«. Die Wünsche nach einer erotisiert-homosexuellen Beziehung zwischen Vater und Sohn bleiben ungestillt.

So gab es für Thomas keine präödipale Dyade mit dem Vater. Die Auflösung des ödipalen Konfliktes gelang nicht, die ödipale und adoleszente Ablösung stagnierte. Dies hat Auswirkungen auf die Über-Ich-Bildung in allen drei Funktionen (Gewissen, Ich-Ideal, Selbstbeobachtung). Das Über-Ich, der Affektregulator (Jacobson) des Patienten, scheint unerbittlich Leistung und Verzicht zu fordern. Das Ideal der Perfektion und der Abtretung eigener Interessen und Wünsche drückte den Patienten unbarmherzig nieder, wogegen er sich zunehmend verzweifelt auflehnte, dann aber immer wieder in Selbstverurteilung und Selbstverachtung zurückfiel.

Thomas selbst entwickelte sich zwar, wie aus der Literatur über männliche anorektische Patienten bekannt, zu einem guten, ordentlichen Schüler ohne Leistungsprobleme. Kontakte zu Mädchen und jungen Frauen vermied er weitgehend; sexuelle Beziehungen hat er bis zum Behandlungsbeginn noch nicht gehabt. Er ging mit einigen Freunden häufiger Essen, aber nicht in Diskotheken. Wir vermuten hier zunächst abgewehrte homosexuelle Beziehungsmuster. Aufgrund der neueren Diskussion des hiermit angesprochenen komplexen Problemes ist unsere damalige Hypothese allerdings nicht aufrechtzuerhalten, zumal wir sie im Behandlungsverlauf nicht weitergehend verifizieren können. Während einige Autoren die Familienkonstellation bei männlichen Anorektikern als der bei homosexueller Entwicklung ähnlich sehen, liegt für SCHNEIDER (1991), wie bereits erwähnt, das Problem der männlichen Bulimie nicht in der homosexuellen Objektwahl sondern in der *sexuellen Kern-Identität*. Er bestreitet hiermit zugleich, daß Schwierigkeiten in der Autonomie-Entwicklung, wie sie viele Autor(inn)en für Eßstörungen bei Frauen als dynamische Ursache ansehen, der Hauptgrund für diese Entwicklung ist.[3]

Die Entwicklung dieser Kern-Identität ist kein biologischer sondern ein psychischer Vorgang (STOLLER 1968, 1975). STOLLER (1968) und auch GREENSON (1968) gehen davon aus, daß sich Jungen als Folge ihrer ersten und innigen Begegnung mit der Mutter und deren Körper zunächst mit dieser identifizieren. Sie müssen dann eine »Desidentifizierung« (GREENSON) vornehmen, um eine männliche Identität entwickeln zu können. Dieses Postulat einer »femininen Phase« des Jungen vor der Entwicklung der männlichen Identität wird zunehmend bestritten. IRENE FAST (1991) stellt dem ihre These von der »Differenzierung der

---

3 Aufgrund meiner Beobachtungen halte ich das Zusammenfassen der seelischen Problematik Eßgestörter unter dem Begriff »Autonomie« für zu vereinfacht etikettierend und z.T. irreführend. Vielfach geht es nicht um »Autonomie« sondern um Integrität, Wahrung der Grenzen gegen Penetration, Schamkonflikte und deren Abwehr (vgl. hierzu REICH 1992, insbesondere WURMSER 1987, 1990).

Geschlechter« gegenüber: In der ersten Phase der Entwicklung wird der Geschlechtsunterschied noch nicht erkannt. Diese sei »weder männlich noch weiblich«. »Selbstrepräsentanzen, die die Grundlage *sowohl* für die Männlichkeit *als auch* für die Weiblichkeit bilden, werden im Laufe dieser Phase entwickelt. Sie sind noch nicht in sexuellen und geschlechtlichen Kategorien organisiert. Diese Organisation ist eine Entwicklungsleistung.« (FAST 1991, S. 51, kursiv im Original). Die zwischen dem zweiten und dritten Lebensjahr beginnende Differenzierung der Geschlechtsunterschiede führt unter anderem zu einer Neukategorisierung von Eigenschaften und Personen und zu einer Neukodierung bisheriger Erfahrungen entlang der Geschlechterdifferenz. Auch wenn einige Kinder bereits vorher Körperorgane geschlechtsbezogen identifizieren, haben sie hierfür noch keine Definition unter der Kategorie »Geschlechtsunterschied« entwickelt. Mangelhafte Differenzierung beeinträchtigt nicht nur die Männer sondern gleichermaßen die Frauen in ihrer Entwicklung. Die These von der Desidentifizierung von (GREENSON) oder einer Zurückweisung der Identifzierung mit (KESTENBERG) der Mutter ist aufgrund dieser mit der Befundlage offensichtlich gut zu vereinbarenden These von FAST zurückzuweisen. »Eine Skala an Identifizierungen mit der Mutter, die auch ihre nährenden und fürsorgenden Funktionen betreffen, sind Bestandteil seines männlichen Selbstgefühls. In der Tat ist es auch denkbar, daß »Desidentifizierung« oder »Zurückweisung« eine unzureichende Männlichkeitsentwicklung signalisieren, eine Organisation, die ausschließlich phallisch ist und die reale Fortpflanzungsfähigkeit des Mannes sowie seine Möglichkeiten, ein Kind zu versorgen, verleugnet.« (FAST 1991, S. 63) In der ödipalen Phase formt sich die vorher begonnene Differenzierung durch das Interesse am Geschlechtsunterschied weiter aus, so daß es zu eindeutigen Kategorisierungen kommt.[4] Zur Klärung der vielen hiermit

4 Kritisch anzumerken ist hier, daß FAST, wie übrigens auch BENJAMIN (1990), der körperlichen Entwicklung bzw. den biologischen Veränderungen überhaupt keine Rolle in der Entwicklung des Identitätsgefühls bzw. der Subjektivität mehr zugestehen wollen. Bei FAST scheinen die angesprochenen Prozesse weitgehend durch die kognitive Entwicklung determiniert, als ob es kein Wechselspiel zwischen körperlichen Verände-

verbundenen Fragen sind allerdings weitere Grundlagenforschungen durch Direktbeobachtungen von Kindern nötig.

Auf *empirisch-quantitativer* Ebene sind Fichter und Hoffmann (1989) Fragen der sexuellen Entwicklung und Identität männlicher Bulimiekranker in einer interessanten Vergleichsstudie zwischen diesen sowie homosexuellen und heterosexuellen Männern nachgegangen. Während keiner der heterosexuellen Männer angab, daß er als Kind lieber mit Puppen spielte, war dies bei 23,6 % der bulimischen Männer der Fall. Mehr homosexuelle (10,5%) und bulimische Männer (5,9%) als die heterosexuellen Männer hatten als Kind den Wunsch, ein Mädchen zu sein. »In der Gruppe der Homosexuellen und der Bulimiker wurden die Mütter als »aktiver« beschrieben als die Väter, die Väter der Bulimiker (und auch der Homosexuellen) wurden eher als »fern« und »zurückgezogen« erlebt als in der Kontrollgruppe« (Fichter u. Hoffmann 1989, S. 83). Aus der dort zitierten weiteren Literatur ergeben sich Anhaltspunkte für erhöhte Homosexualitätsraten bei Bulimiekranken und, was noch bedeutsamer ist, für eine generelle Unsicherheit im sexuellen Verhalten, sexuelle Inaktivität und sexuelle Isolierung (vgl. auch Herzog et al. 1984). Im Vergleich zu bulimischen Patientinnen haben Patienten extrem wenig sexuelle Erfahrungen. Auch Patienten mit Anorexia nervosa zeigten im FPI große Ähnlichkeiten mit dem Persönlichkeitsprofil der Mutter; ausgeprägte Ängste gegenüber sexuellen, auch gegenüber homosexuellen Kontakten (vgl. Fichter und Hoffmann 1989). Wie von männlichen Anorexiekranken berichtet (Ziolko 1971; Mester 1981), scheint die Angst vor und die *Abwehr von Sexualität überhaupt* das Problem zu sein und nicht so sehr die Homosexualtät, was die These von Schneider (1991) stützt. Allerdings scheint es für homosexuelle Männer eine erhöhtes Risiko zu geben, eine Bulimie zu entwickeln, was

---

rungsprozessen und Interessen des Kindes gibt, wie sie z.B. Lichtenberg (1990) sehr anschaulich für das beginnende zweite Lebensjahr in Hinblick auf genitale und Unterleibssensationen beschreibt, die er in (engen) Zusammenhang mit der Entwicklung des Selbstgefühls bringt. Indem die beiden Autorinnen einen Gegensatz zwischen dem Körperlichen und den seelischen-geistigen Prozessen bzw. eine Losgelöstheit beider voneinander postulieren, fallen sie weit hinter den Ansatz der Psychoanalyse zurück.

dem gesellschaftlichen Druck zu einem schlanken, »fitten« Körperbild Rechnung trägt (vgl. FICHTER u. HOFFMANN 1989).

Nach diesem ausführlichen Exkurs möchte ich mich wieder der Familie M. zuwenden. Die in der Studie von FICHTER und HOFFMANN berichtete Neigung zu »weiblichen« bzw. zum Vermeiden »männlicher« Beschäftigungen in der Kindheit männlicher Bulimiekranker finden wir, wie bereits erwähnt, auch in der Entwicklung von Thomas. Ob wir nun der Desidentifizierungs- oder der Differenzierungsthese den Vorrang geben, so können wir doch vermuten, daß Thomas aufgrund der intrafamilären Konflikte wenig Gelegenheit zu einer breiten Identifizierung mit seiner Mutter in ihren nährenden und fürsorglichen Qualitäten hatte. Wir können hier vorwiegend Identifikationen mit dem Aggressor annehmen. Der Vater beschnitt aufgrund seiner negativen Übertragungen auf Thomas die frühe Differenzierung. Zudem sind wegen der starken ödipalen Verstrickung des Patienten tiefe Schuldgefühle und Kastrationsängste zu vermuten, die eine weitere Differenzierung und Entfaltung männlicher Identität als gefährlich erscheinen ließen. So ist Thomas' Verhalten als regressive Abwehr männlichen Selbst-Erlebens und der hiermit verbundenen Identitätsängste zu sehen. Die intensiven, oral getönten Beziehungen zu gleichaltrigen Jungen stellen zudem den Versuch einer Stabilisierung dieses fragilen Identitätsgefühles dar.

Die Geschwister

Auch die Entwicklung der Geschwister war keineswegs ungestört. Die beiden Schwestern stabilisierten sich zwar bei Konflikten gegenseitig, bildeten und bilden oft eine Front gegen Einmischungsversuche der Mutter in ihre Angelegenheiten. Sie setzten sich mit Beginn der Adoleszenz mit den religiösen Vorstellungen der Eltern so auseinander, daß die Mutter froh war, als endlich Ruhe einkehrte, und von ihren Forderungen nach weiterer enger Bindung der Kinder an die Kirche abließ. Marion, die ältere, kannte und kennt massive Selbstwertprobleme, fühlt sich als Frau unzulänglich und berichtet von einer anorektischen

Phase vom 15. bis zum 17. Lebensjahr, während der auch die Mensis ausblieb. Irene schildert Gefühle der Leere und Resignation, die bei ihr zu verstärktem Essen führten und führen.

Bei Frank, dem jüngsten, fällt uns während der Gespräche auf, daß die ganze Familie oft über das lacht, was er zu sagen hat. Er grimmassiert häufig, wenn er angesprochen wird, aber auch spontan. Dieses Symptom hatte sich nach dem dritten Suizidversuch von Thomas entwickelt. In der Familie hat er die Position eines »Clowns«, sorgt durch Herumkaspern, aber auch durch kleinere Unfälle, für Entspannung der aggressiv aufgeladenen Atmosphäre. Im Gespräch wird nun allerdings deutlich, wieviele Sorgen er sich insbesondere um Thomas machte und macht.

Die auslösende Situation

Im Verlauf des vierten Gespräches beschreibt die Familie die auslösende Situation von Thomas' Erkrankung präziser. Diese begann unmittelbar nach dem Tod der Großmutter mütterlicherseits, die an plötzlichem Herzversagen verstarb. Thomas hatte für diese Zeit nach einer bestandenen Zwischenprüfung einen Urlaub mit einem Freund gebucht. Eigentlich fühlte er sich verpflichtet, zu Hause zu bleiben, fuhr dann aber doch. Schon im Urlaub litt er unter Appetitlosigkeit, konnte die Situation nicht genießen, war bedrückt. Waren die anderen um ihn herum fröhlich und ausgelassen, fühlte er sich plötzlich tieftraurig und einsam. Er kehrte anschließend nicht mehr an seinen Studienort sondern nach Hause zurück und begann zu hungern. In der weiteren Exploration wird deutlich, daß die anderen Familienmitglieder, auch Mutter und Vater, kaum um die Großmutter trauerten. Die Mutter habe, so die Töchter, den Tod »schnell und gut verkraftet«, mit dem Vater nicht darüber gesprochen. Beide arbeiteten sehr viel, um zu vergessen.

Therapeut (an Thomas): »Welches Gefühl kann man denn in der Familie am ehesten äußern?« Thomas: »Ärger«. Therapeut an Irene: »Welches Gefühl kann man am wenigsten äußern?« Irene: »Trauer.« Trauer scheint, wie es oben bereits deutlich wurde, das am stärksten abgewehrte Gefühl zu sein.

In der skizzierten Situation verdichteten sich mehrere wesentliche Konflikte von Thomas. Sie brachte ihn in einen tiefen Loyalitätskonflikt zwischen den unterschiedlichen Forderungen des Über-Ichs (Verzicht; Ehrerbietung gegenüber der Großmutter, Unterstützung der Mutter in einer Lebenskrise versus Loyalität dem Freund und seinen eigenen Wünschen gegenüber). Sie brachte ihm zudem Konflikte auf der Ebene des Ichs (Trauer und Einsamkeit wegen des Verlustes einer dominanten und haltgebenden Figur versus Verfolgen eigener Interessen unabhängig von der Familie), zwischen Es und Über-Ich sowie Ich und Es (Wunsch nach Regression; aufkommende sexuelle Wünsche).

Zusätzlich wurden, so vermuten wir, weiterreichende und tiefergehende Konflikte aktualisiert: Thomas hatte (und hat) nicht nur nicht den »Segen« des Vaters, wenn er diesen als Akademiker (Vater hat eine Fachhochschulausbildung) vom Status her übertreffen wird und wenn er es sich besser gehen läßt als dieser, sondern mußte (und muß) dessen Neid und den der Mutter fürchten. Als er krank nach Hause zurückkehrte, konnte man ihn nicht mehr wegen seines Erfolges oder Genusses beneiden, ihn verurteilen oder mit ihm rivalisieren. Er war kein Konkurrent mehr auf dieser Ebene. Das erneute Aufleben des unlösbar erscheinenden ödipalen Konfliktes, dessen Überwindung in der Adoleszenz ja zur Trennung von *beiden* Eltern führt, versuchte er durch das Hungern und damit die Rückkehr auf ein Stadium vor der räumlichen Ablösung vom Elternhaus und damit der Reaktivierung dieses Konfliktes regressiv zu lösen. Darüber hinaus war die Symptomentwicklung eine Möglichkeit, die eigene Identität zu behaupten, ohne im beschriebenen Sinne schuldig zu werden. Denn mit dem Hungern und der Depression repräsentierte er durch das Leistungs- und Verzichtsideal abgewehrte Affekte. Er rebellierte hiermit (und später in anderer Weise mit den Freßanfällen) gegen die steinernen familären Werte des Durchhaltens und der Leistungsfähigkeit.

Eine Deutung der familiären Dynamik

Unseren Eindruck aus der bisherigen Exploration fassen wir, soweit sie uns zu der Zeit deutbar erscheint, am Ende der vierten Sitzung für die Familie zusammen und senden sie darüber hinaus jedem Mitglied einzeln schriftlicher Form zu:

»Wir sind beeindruckt, wie Sie alle, jeder auf seine Weise, um die Familie bemüht sind.

Sie, Frau M., bemerkten schon als Kind, wie sehr Ihre Eltern für den Familienbetrieb arbeiteten und Ihre Hilfe benötigten. Damals entschlossen Sie sich, diese durch aufopfernde Mitarbeit zu unterstützen und eigene Wünsche nicht mehr offen zu zeigen. Sie verzichteten auf weitergehende Berufspläne.

Auch Sie Herr M. spürten schon früh die Belastungen Ihrer Eltern, besonders Ihrer Mutter durch die Krankheit Ihres Bruders. Damals entschlossen Sie sich, der Familie eine zuverlässige Stütze zu werden. Dies setzen Sie heute im Beruf, auch durch Arbeit im von Ihrer Mutter geerbten Garten fort, wobei Sie keine Rücksicht auf Ihre Gesundheit nehmen wollten.

Um Ihren gemeinsamen Leitsatz »Schwierigkeiten sind dazu da, um überwunden zu werden« treu zu bleiben, bemühen Sie sich, Gefühle der Schwäche, der Trauer, der Lebensunlust sich selbst und anderen nicht zu zeigen. Die ganze Familie hat sich lange bemüht, diesem Prinzip treu zu bleiben.

Thomas und auch Frank schlagen nun offen eine andere Richtung ein. Vor allem Thomas hat schon früh die inneren Lasten der Eltern, vor allem der Mutter mitgetragen, ihr Gefühle der Trauer und Hoffnungslosigkeit abgenommen. Aus Sorge um die Eltern verzichtet er weitgehend auf Freundschaften, Freude am Leben, sexuelle Beziehungen und seine weitere berufliche Entwicklung. Als er nach dem Tod der Großmutter merkte, wie sehr die belastete Mutter ihn brauchte, bekam er Verdauungsprobleme, hungerte, bekam Freßanfälle, versuchte mehrfach, sich umzubringen, nahm sein Studium nicht mehr auf. Es gelang ihm, sich mehrmals in psychiatrische Kliniken einweisen zu lassen und die Behandlungen dort abzubrechen. Was möchte er damit zeigen? Er möchte der Familie zeigen, was alle im Inneren schon wissen, daß es Probleme gibt, die durch den Willen nicht zu bewältigen sind, daß es neben Gefühlen der Stärke auch Gefühle der Schwäche gibt, neben der Leistungsfähigkeit auch Versagen, neben dem Durchhaltevermögen auch Trauer, Einsamkeit und Verzweiflung.

Als Frank bemerkte, daß sein Bruder mit seinen Bemühungen nicht weiterkam, begann er, ihn zu unterstützen: Er verzieht seinen Mund, ohne es zu beabsichtigen und kontrollieren zu können. Er tut etwas, was er nicht mit seinem Willlen lenken kann. Wenn die Spannungen allerdings zu stark werden, spielt er den Clown, um alle von ihren Sorgen abzulenken.

Marion und Irene haben sich entschlossen, zwischen den beiden Parteien zu vermitteln. Auch sie spüren Gefühle der Trauer und der Ohnmacht deutlich, bemühen sich aber, diese aus der Familie fernzuhalten, indem sie sich gegenseitig unterstützen und für längere Zeit aus der Familie weggehen.

Jede(r) von Ihnen sollte bis zur nächsten Sitzung am .... seine Bemühungen so fortführen, wie sie/er meint, daß es die Familie braucht.«

Während der Vater bei dieser Intervention weint, die Kinder nachdenklich wirken, springt die Mutter anschließend empört auf: »Ich erhebe Einspruch. Die Krankheit von Thomas hat mit dem Tod meiner Mutter nichts zu tun.« Anscheinend hat sie sich angeklagt gefühlt.

Wir haben die Indikation für und die Wirkung von solchen systemischen Interventionen in psychoanalytisch orientierten Familientherapien an anderer Stelle ausführlich diskutiert (vgl. MASSING, REICH, SPERLING 1992; REICH 1990; SCHÖLL und REICH 1989). Sie erscheinen uns nur sinnvoll, wenn eine plausible, valide Hypothese über die familiäre Dynamik vorhanden ist und diese gleichzeitig absolut ernst genommen werden kann. Die Toleranzgrenze der Familie sollte zwar etwas, aber nicht zu stark, überschritten werden. Die Deutung soll die bisherigen Erlebens- und Deutungsmuster nur soweit desintegrieren, daß das Ich wieder eine neue Integration finden kann.

Das weitere Durcharbeiten

In der nächsten Sitzung geht nur Thomas kurz zustimmend auf den Brief ein. Er verdient sich inzwischen in einem selbstgesuchten Job Geld und hat wieder Kontakt zu Studienkollegen und Schulfreunden aufgenommen. Gleichzeitig nimmt er ab. Er erscheint nicht mehr wie ein aufgedunsener Junge, sondern wie ein attraktiver junger Mann. In der nun folgenden Phase läßt er immer wieder sein Gewicht schwanken. Hiermit verändert er sein Aussehen. Es ist, als ob er seine Gestalt in magischer Weise verwandeln zu können glaubt und diese Macht unbewußt oder sogar vorbewußt genießt. Das Grimmassieren von Frank tritt nicht mehr auf.

In den folgenden fünf Sitzungen geht es um den familiären Umgang mit den anderen Krankheiten, zunächst um den Diabetes des Vaters. Dieser spritzt oft sein Insulin nicht rechtzeitig und ißt nicht regelmäßig zu den vorgesehenen Zeiten. Insbesondere Frau M. versetzt er hierdurch in Angst um sein Leben. Zudem überfordert er sich beruflich weiterhin. Hierdurch trägt er erheblich zur depressiv-gereizten Grundstimmung der Familie bei. Ärger wird zwar deutlich, offene Auseinandersetzungen, die zu einer Klärung führen könnten, werden allerdings vermieden. Wegen der Krankheiten schont man sich. Thomas: »Ich sehe es immer als stillen Vorwurf an mich an, wenn es meinem Vater schlechter geht. Ich verursache zuviel Aufregung.« Hier wird der von SELVINI-PALAZZOLI für »Anorexie-Familien« beschriebene Mechanismus der »Symmetrie durch Opfer-Eskalation« deutlich: Niemand darf offen seine Interessen durchsetzen. Jedes Familienmitglied versucht dies, indem es leidet, zum Opfer wird. So konkurrieren alle miteinander und halten sich durch Leiden in Schach (Wem geht es am schlechtesten? Wer braucht am meisten Zuwendung? Wer hat wem wieder etwas zugefügt?). Dies ist die vom Über-Ich gestattete Form der Auseinandersetzung.

Auch die Mutter war mehrfach bedrohlich krank. Bei der Geburt Irenes kam es zu einer Uterus-Ruptur und anderen Komplikationen. Frau M. wäre fast verstorben. Später ängstigte sich die gesamte Familie, Gewebegranulationen an den damals entstandenen Narben könnten ein Carzinom sein. Dies bestätigte sich nicht. Allen Familienmitgliedern erscheint der damals 15jährige Thomas am stärksten belastet. In dieser Phase der Behandlung reagiert insbesondere Herr M. sichtlich traurig. Marion und Irene beginnen vorsichtig, sich mit der Position der Frauen in der Familie auseinanderzusetzen. Sie fühlen sich privilegiert; denn sie werden die ersten Akademikerinnen in der Familie sein. Dabei ist ihnen unbehaglich zumute. Gleichzeitig ist es für beide unvorstellbar, das auf sich zu nehmen, was ihre Mutter zu tragen hatte.

Thomas nimmt während dieser Zeit in seinem ehemaligen Studienort sein Studium wieder auf; er bereitet sich nun auf die Zwischenprüfung in seinem zweiten Fach vor. Die Eltern reagieren hierauf mit Besorgnis, die deutlichen Widerstandscharakter hat. Sie fürchten Rückfälle. Thomas »liefert« einige in sehr provokativer Form. Zum Beispiel ißt er bei einem Besuch zu Hause zwei Stunden lang in kleinen Häppchen zu Abend, was den Vater in Rage bringt. Er setzt der Sache die Krone auf, indem er anschließend vor dessen Augen rasch eine Flasche Wein leert. So versucht er, der Depotenzierung durch die Eltern zu begegnen. Er läßt sich aber von dem eingeschlagenen Weg nicht mehr abbringen, auch wenn er in seinem Eßverhalten und damit in seinem Gewicht und Aussehen Schwankungen zeigt. Die Mutter versucht kurzzeitig, aus Frank einen neuen Patienten zu machen. Sie wirft unvermutet die Frage auf, ob nicht doch noch Nachwirkungen einer Meningitis in dessen vierten Lebensjahr zu bemerken und in Zukunft zu befürchten seien. In der Exploration der möglichen Folgen, die die einzelnen Familienmitglieder hier befürchten und was diese mit sich bringen könnten, stellt sich heraus, daß fast ausschließlich Frau M. Angst hat, »emotionale Labiltät« fürchtet. Frank könnte in ähnliche Schwierigkeiten geraten wie Thomas, vielleicht sogar schon mit dem Schulabschluß. So würde immer ein Kind die Eltern, insbesondere die Mutter, beschäftigen. Um den damaligen Sachverhalt zu entmystifizieren hole ich bei den damals beteiligten Ärzten konkrete Informationen über die Erkrankung ein und bespreche diese mit der Familie. Zumindest dem äußeren Anschein nach sind alle beruhigt. Bei der Mutter bezweifeln wir dies allerdings wegen ihres starken Bedürfnisses nach »schwachen Männern«.

Beendigung

Thomas betont in den folgenden Gesprächen, daß er seltener und dann weniger stark bedrückt sei, wieder Lust am Arbeiten und an Kontakt mit Kommilitonen, Eßanfälle und das Bedürfnis zu hungern aber nicht mehr habe. Daß sowohl die Eltern und Frank als auch die Schwestern zu den Gesprächen von weither anreisen, sei anscheinend doch nicht mehr notwendig; ihn belaste dieser Aufwand. Die anderen nicken zustimmend. So signalisiert die gesamte Familie, daß sie ein weiteres Bearbeiten der Probleme im Moment nicht wünscht. Wir akzeptieren diese Abwehr und fragen abschließend nach der Häufigkeit der Kontakte der Familienmitglieder miteinander: »Wieviel Prozent des Telefongeldes werden für die einzelnen Familienmitglieder verwendet, was schätzen Sie? Wieviel waren es vor 6 Monaten? Worüber reden die einzelnen Familienmitglieder jetzt miteinander? Was war vor einem halben Jahr hauptsächlich Thema?« Thomas schirmt sich sehr von den Eltern ab, ruft am seltensten zu Hause an. Er möchte in Ruhe studieren, hat hier auch einige Erfolge aufzuweisen. Thomas war früher in 90-99% der Telefonzeit zwischen Eltern und Schwestern »Thema«, »verbrauchte« einen ebenso großen Anteil des Telefonbudgets der Familie; jetzt sind es nur noch 20-30%. Wenn er jetzt Kontakt zur Familie sucht, dann zu seinen Schwestern. Nach dieser Sitzung ruft Marion zu einem vereinbarten Zeitpunkt im Auftrage aller an, daß die Familie keine weiteren Termine mehr benötigt.

Bei einem Anruf meinerseits nach drei Jahren schildert die anwesende Mutter, daß Thomas im Studium gut zurechtkomme, bald Examen machen werde, auch tragende Kontakte zu Kommilitonen aufgebaut habe. Sein Eßverhalten habe er »im Griff«. Extreme Hunger- und Freßphasen, Suizidversuche oder schwerere depressive Verstimmungen seien nicht mehr aufgetreten. Er mache sich unter anderem wegen der zu erwartenden Konkurrenz mit anderen Sorgen um seinen Berufseinstieg. Diese Problematik hatten wir durchaus erwartet. Über eventuelle Beziehungen zu Frauen vermag die Mutter nichts Genaues zu sagen. Dies bleibt also unklar. Irene und Frank kommen gut zurecht; Marion habe nach bestandenem Examen eine passable Stelle gefunden. Der Diabetes ihres Mannes sei allerdings weiterhin stark schwankend. Sie selbst betreue seit einiger Zeit ältere Gemeindemitglieder. Dies sei eine gute Abwechslung.

Diese Auskünfte ersetzen natürlich keine Katamnese, geben aber Hinweise. Auch wenn bei weitem nicht alle vermuteten und auch nicht alle belegbaren familiären Konflikte bearbeitet wurden, kam es durch die fokussierte Behandlung einiger zentraler Linien zu deutlichen, zumindest im genannten Zeitraum relativ stabilen positiven Veränderungen. Inwieweit dies Einfluß auf die bei Thomas vermutetete sexuelle Identitätsproblematik hatte, können wird leider nicht sagen. Eventuell steht der sich verschlechternde Diabetes des Vaters mit der insgesamt positiven Entwicklung im Zusammenhang. LaGrone zum Beispiel machte die Beobachtung, daß ein Vater während der Besserung seines an Anorexie erkrankten Sohnes selbst 10 kg an Gewicht verlor (zit. nach Schauenburg 1985). Die Übertragung seiner Konflikte aus seiner Herkunftsfamilie wurde gleichsam unterbrochen, *sein* Muster aber nicht zureichend bearbeitet. Behandlungen gehen immer nur so weit, wie unsere Patienten möchten. In der Familientherapie sind Interessen und Aufträge und damit auch Widerstand und Abwehr der verschiedenen Mitglieder unterschiedlich. Das Behandlungsergebnis ist somit immer ein interpersoneller Kompromiß. Eine weitere intensive Einzelbehandlung von Thomas war wegen der Entfernung und fehlender Gelegenheiten an seinem Studienort nicht möglich.

Unterschiede und Ähnlichkeiten in Entstehung und Dynamik von Anorexie und Bulimie

Die geschilderte Behandlung ist ein weiterer Beleg dafür, daß Anorexie und Bulimie in ihrer vielfältigen Ausgestaltung nur als Resultat mehrpersonaler Konflikte und deren mehrschichtiger intrapsychischer Verarbeitung zu verstehen sind, daß hierbei zudem das Zusammenwirken präödipaler, ödipaler und adoleszenter Faktoren zu analysieren ist (vgl. Reich 1992; Selvini-Palazzoli 1982; Willenberg 1989). Sie sind nicht »von einem Punkt aus« zu »kurieren«, wie es insbesondere die Flut der populären Publikationen nahelegt, die alles auf das »Narzißmus«-Problem reduzieren möchte. Dies gilt auch für objektbeziehungstheoretische Deutungen, die die Vielschichtigkeit der Konflikte, der Affekte und deren jeweilige Abwehr nicht in Rechnung stellen, sondern Essen, Erbrechen und Hungern in linearer Weise »symbolisch« als Mutter- oder Vater- »Repräsentanz« deuten (vgl. hierzu die Kritik von DIEBEL-BRAUNE 1990 und von SCHWARTZ 1986).

Besonders der Einfluß des Vaters auf die Entstehung von Eßstörungen wird weiter zu erforschen sein und hierbei wiederum die Rolle der dyadischen Beziehung, der »identifikatorischen Liebe« zwischen Vater und Sohn beziehungsweise zwischen Vater und Tochter. Uns als Psychoanalytikerinnen und Psychoanalytikern stellt sich die Aufgabe, die Ergebnisse der neueren Säuglings- und Kleinkindforschung in unsere Theoriebildung zu integrieren. Rekonstruktionen dürfen nicht in offenkundigem Gegensatz zu der empirischen Forschung stehen, wie es noch vielfach der Fall ist. Sie müssen, wie es ROBERT WAELDER bereits 1936 forderte, extra-systematisch gestützt sein, auf etwas, was *nicht* Deutung ist. Auch unhaltbare Theorien können konsistent sein und scheinbar alles erklären. Da die Dinge hier sehr im Fluß sind, sollten wir auf eindeutige Festlegungen verzichten, mit unseren Hypothesen flirten, aber sie nicht heiraten.

Ob sich die psychischen Konflikte bei männlichen und weiblichen Eßgestörten ähneln (MINTZ 1983), muß offen bleiben. Ich habe Zweifel, es sei denn, wir führen die komplexen Störungen auf einige allgemeine Formeln geringster Spezifität, etwa von den »Autonomie-« oder »Nähe-Distanz-Konflikten« (bei welcher seelischen Störung und wo im »Normalbereich« finden wir sie nicht?), zurück. Anorexie, Bulimie und Adipositas sind keine nosologischen Einheiten. Sie können Lösungs- und Regulierungsversuche für unterschiedliche Konflikte und Affekte darstellen.

Eine Reihe von Beobachtungen spricht dafür, daß sich Familien von Patientinnen mit restriktiven Anorexien von Familien normalgewichtiger Frauen mit Bulimie und denen von Patientinnen mit wechselnder Symptomatik in wesentlichen Aspekten unterscheiden, in denen sich die letztgenannten eher ähnlich sind. So finden wir in Familien mit anorektischen Patientinnen ein stärkeres Harmoniestreben als in Familien bulimischer Patientinnen, wo wir eher offene Konflikte (JOHNSON u. CONNORS 1987; REICH 1992) und offene Impulshandlungen finden (GARNER et al. 1985; IGOIN-APFELBAUM 1985; JOHNSON u. CONNORS 1987; MASSING, REICH, SPERLING 1992; REICH 1992). Diese Impulshandlungen stehen einem Selbstkontrolle und Stärke fordernden Über-Ich gegenüber (MASSING, REICH, SPERLING 1992; REICH 1992; SCHWARTZ, BARRETT, SABA 1985). Während anorektische Patientinnen eher im Familienverband verbleiben, kommt es bei bulimischen Patientinnen oft zu einer forcierten Autonomie-Entwicklung (HABERMAS 1990; HABERMAS u. MÜLLER 1986). Die Anorexie ist von Anfang an eine offene Anklage an die Familie (SELVINI-PALAZZOLI 1982). Bulimien entwickeln sich in der Regel zunächst heimlich (HABERMAS u. MÜLLER 1986; SCHWARTZ, BARRETT, SABA 1985). Zudem scheint die Beziehung zum Vater sehr eng zu sein. Dieser wird idealisert. Gleichzeitig besteht eine reaktive Distanz (REICH 1992; SCHWARTZ, BARRETT, SABA 1985). HABERMAS und MÜLLER (1986) nennen weitere Unterschiede im Körperideal (subjektives Idealgewicht weit unter dem normalen Bereich versus Idealgewicht im normalen Bereich), in der Sexualität (Ideal der Askese versus Ideal konventioneller Weiblichkeit) und in der sozialen Orientierung (Abgrenzung von und Machtausübung über andere versus Orientierung an anderen, um zu gefallen).

In welchem Maße die bisher gefundenen Unterschiede für die Entwicklung einer Bulimie oder einer Anorexie bedeutsam sind, muß offenbleiben. Es handelt sich um Faktoren, deren Vorhandensein die Wahrscheinlichkeit für eine bestimmte Entwicklung jeweils erhöht. Die Konfliktkausalität fromuliert Annäherungen, nicht Determinismen (vgl. WURMSER 1989). Auch nicht jeder mit dem Polio-Erreger Befallene bekommt Kinderlähmung. Er kann auch eine andere Krankheit bekommen, wenn er in entsprechenden Situationen mit einem entsprechenden Erreger in Berührung kommt und eine »passende« Konstitution mitbringt. Dennoch wäre es Unsinn zu sagen, der Polio-Erreger sei für die Entwicklung der Polio unbedeutend. Er ist eine hierzu notwendige aber noch keine hinreichende Bedingung.

Wie sich die beschriebenen Faktoren bei männlichen anorektischen und bulimischen Patienten jeweils darstellen, bedarf über das Problem der sexuellen Identität hinaus, das auch bei weiblichen Eßstörungen in aller Regel *ein* zentraler Faktor ist, weiterer Klärung an größeren Stichproben. Die hier dargestellte ausführliche Diskussion eines Behandlungsverlaufes mag *ein* Mosaikstein hierzu sein.

Literatur

ABELIN, E. L. (1975): Some further observations and comments on the earliest role of the father. Int. J. PsA. 56:293.

BENJAMIN, J. (1990): Die Fesseln der Liebe. Psychoanalyse, Feminismus und das Problem der Macht. Stroemfeld/Roter Stern, Basel, Frankfurt.

BLOS, P. (1990): Sohn und Vater. Diesseits und jenseits des Ödipuskomplexes. Klett Cotta, Stuttgart.

BOSZORMENYI-NAGY, I. ; SPARK, G. (1981): Unsichtbare Bindungen. Klett-Cotta, Stuttgart.

BRUCH, H. (1971): Anorexia Nervosa in the Male. Psychosom. Med. 1:31-47.

BUCHHOLZ, M. B. (1991): Die Regression der Triade. Forum Psychoanal.:47-61.

DIEBEL-BRAUNE, E. (1991): Einige kritische Überlegungen zum Stand der psychoanalytischen Bulimie-Diskussion. Z.psychosom. Med.:292-304.

FALSTEIN, E. J.; FEINSTEIN, S. C.; JUDAS, J. (1956): Anorexia nervosa in the male child. Am. J. Orthopsychiatry 26: 751–772.

FAST, I. (1990): Von der Einheit zur Differenz. Springer, Berlin.

FEIEREIS, H. (1990): Bulimia Nervosa. In: v. ÜEXKÜLL, T.; ADLER, R.; HERRMANN, J.-M.; KÖHLE, K.; SCHONECKE, O. W.; WESIACK, W. (Hrsg.): Psychosomatische Medizin. Urban & Schwarzenberg, München. 4. Auflage

FICHTER, M. (1989): Bulimia Nervosa. Grundlagen und Behandlung. Enke, Stuttgart.

FICHTER, M. M. ; HOFFMANN, R. (1989): Bulimia beim Mann. In: FICHTER, M. (Hrsg.): Bulimia nervosa. Grundlagen und Behandlung. Enke, Stuttgart.

FREUD, S. (1914): Zur Einführung des Narzißmus. Gesammelte Werke Bd. X. Fischer, Frankfurt a.M.

FREUD, S. (1916): Trauer und Melancholie. Gesammelte Werke Bd. X. Fischer, Frankfurt a.M.

FREUD, S. (1921): Massenpsychologie und Ich-Analyse. Gesammelte Werke Bd. XIII. Fischer, Frankfurt a.M.

FREUD, S. (1923): Das Ich und das Es. Gesammelte Werke Bd. XIII. Fischer, Frankfurt a. M.

FREUD, S. (1925): Einige psychische Folgen des anatomischen Geschlechtsunterschiedes.Gesammelte Werke Bd. XIV. Fischer, Frankfurt a.M.

FREUD, S. (1927): Die Zukunft einer Illusion.: Gesammelte Werke XIV. Fischer, Frankfurt a.M.

GARNER, D. M.; GARFINKEL, P. E.; O'SHAUGHNESSY, M. (1985): The Validity of the Distinction Between Bulimia With and Without Anorexia Nervosa. Am. J. Psychiat. 5: 581-587.

GREENSON, R.R. (1967): Disidentifying from mother: Its special importance for the boy. International Journal of Psycho-Analysis 49: 370–374.
HABERMAS, T. (1990): Heißhunger. Historische Entstehungsbedingungen der Bulimia Nervosa. Fischer, Frankfurt a.M.
HABERMAS, T.; MÜLLER, M. (1986): Das Bulimie-Syndrom: Krankheitsbild, Dynamik und Therapie. Der Nervenarzt 57: 322-331
HERZOG, D. B. et al. (1984): Sexual Conflict and Eating Disorder in 27 Males. Am. J. Psychiat. 8: 989-990
IGOIN-APFELBAUM, L. (1985): Characteristics of Familiy Background in Bulimia. Psychother. Psychosom. 43: 161-167
JOHNSON, C.; CONNORS, M. E. (1987): The Etiology and Treatment of Bulimia Nervosa. A Biopsychosocial Perspective. Basic Books, New York.
KÖHLE, K.; SIMONS, C. (1990): Anorexia Nervosa. In: v. UEXKÜLL, T.; ADLER, R.; HERRMANN, J.M.; KÖHLE, K.; SCHONECKE, O.W.; WESIACK, W. (Hrsg.): Psychosomatische Medizin. Urban & Schwarzenberg, München, 4. Aufl.
LICHTENBERG, J. D. (1987): Die Bedeutung der Säuglingsbeobachtung für die klinische Arbeit mit Erwachsenen. Z. Psychoanal. Theor. Prax. II: 123-147.
LICHTENBERG, J. D. (1989): Psychoanalysis and Motivation. The Analytic Press, Hillsdale.
LICHTENBERG, J. D. (1990): Psychoanalyse und Säuglingsforschung. Springer, Berlin.
MASSING, A.; REICH, G.; SPERLING, E. (1992): Die Mehrgenerationen-Familientherapie. Vandenhoeck & Ruprecht, Göttingen.
MESTER, H. (1981): Die Anorexia Nervosa. Springer, Berlin.
MINTZ, I. (1983): Anorexie Nervosa and Bulimia in Males. In: WILSON, C. PH. (Ed.): Fear of Being Fat. The Treatment of Anorexiea Nervosa and Bulimia. Jason Aronson, New York.
PAPOUSEK, M. (1987): Die Rolle des Vaters in der frühen Kindheit. Kind und Umwelt 54:29-49.
PAUL, N. L.; PAUL, B. B. (1977): Puzzle einer Ehe. Klett Cotta, Stuttgart.
REICH, G. (1990): Psychoanalytische und systemische Familientherapie – Integrative Aspekte und Differenzen in Theorie und Praxis. In: MASSING, A. (Hrsg.): Psychoanalytische Wege der Familientherapie. Springer, Berlin.
REICH, G. (1991): Partnerwahl und Ehekrisen. Eine familiendynamische Studie. Asanger, Heidelberg, 3. Auflage.
REICH, G. (1992): Identitätskonflikte bulimischer Patientinnen. Klinische Beobachtungen zur inter- und intrapersonellen Dynamik. Forum Psychoanal. 8: 121-133.
SCHAUENBURG, H. (1985): Magersucht beim weiblichen und männlichen

Geschlecht. Eine vergleichende Untersuchung der Interaktion in zwei Patientenfamilien. Diss. Med., Göttingen.

SCHNEIDER, J. A. (1991): Gender Identity Issues in Male Bulimia Nervosa. In: JOHNSON, C. L. (Ed.): Psychodynamic Treatment of Anorexia Nervosa and Bulimia. The Guilford Press, New York.

SCHÖLL, I.; REICH, G. (1989): Psychoanalytisch-systemische Familientherapie bei Anorexie. System Familie 2: 101-109.

SCHWARTZ, H. J. (1988): Bulimia: Psychoanalytic Treatment and Theory. International Universities Press, Madison.

SCHWARTZ, R. C.; BARRETT, M. J.; SABA, G. (1985): Family Therapy for Bulimia. In: GARNER, D. M.; GARFINKEL, P. E. (Eds.): Handbook of Psychotherapy for Anorexia Nervosa & Bulimia. The Guilford Press, New York.

SELVINI-PALAZZOLI, M. (1982): Magersucht. Klett Cotta, Stuttgart.

SELVINI-PALAZZOLI, M.; VIARIO, M. (1988): The Anorectic Process in the Family: A Six-Stage-Modell as a Guide for Individual Therapy. Fam. Proc.:129-148.

STERN, D. N. (1985): The interpersonal world of the infant. A view from psychoanalysis and developmental psychology. Basic Books, New York.

STOLLER, R. (1968): Sex and Gender. Science House, New York.

STOLLER, R. (1975): Sex and Gender. Jason Arsonson, New York.

WAELDER, R. (1936): Zur Frage der Genese der psychischen Konflikte im frühen Kindesalter. Bemerkungen zu einer gleichnamigen Arbeit von Joan Riviere. In: WAELDER, R. (Hrsg.): Ansichten der Psychoanalyse. Eine Bestandsaufnahme. Klett-Cotta, Stuttgart, 1980

WESTENHÖFER, J. (1992): Gezügeltes Essen und Störbarkeit des Eßverhaltens. Hogrefe, Göttingen.

WILLENBERG, H. (1989): »Mit Leib und Seel' und Mund und Händen.« Der Umgang mit der Nahrung, dem Körper und seinen Funktionen bei Patienten mit Bulimia Nervosa. In: HIRSCH, M. (Hrsg.): Der eigene Körper als Objekt. Zur Psychodynamik selbstdestruktiven Körperagierens. Springer, Berlin.

WURMSER, L. (1986): Die schwere Last von tausend unbarmherzigen Augen. Forum Psychoanal. 2: 111-133.

WURMSER, L. (1987): Flucht vor dem Gewissen. Analyse von Über-Ich und Abwehr bei schweren Neurosen. Springer, Berlin.

WURMSER, L. (1989): Die zerbrochene Wirklichkeit. Psychoanalyse als das Studium von Konflikt und Komplementarität. Springer, Berlin.

WURMSER, L. (1990): Die Maske der Scham. Die Psychoanalyse von Schamaffekten und Schamkonflikten. Springer, Berlin.

ZIOLKO, H. U. (1971): Zur Psychotherapie eines männlichen Jugendlichen mit Anorexia Nervosa. Z.f. Klin. Psych. Psychoth. 1:28-33.

Gerhard Schneider

Sich öffnen – sich verschließen: Zur Dialektik von Grundregel und anorektischem Widerstand im psychoanalytischen Prozeß

Wie der Titel des vorliegenden Bandes besagt, ist die Anorexie in prototypischer Weise ein sowohl öffentliches wie höchst privates Krankheitsbild, eine Krankheit zwischen Intimität und Öffentlichkeit. Den einen Pol der Reflexion dieses Verhältnisses markiert die mentalitätshistorisch-soziologische Perspektive, die die öffentliche Bühne der Krankheit zum Thema macht, Kultur und Gesellschaft als Hintergrund und darüber hinaus auch als Bedingungsrahmen der Anorexie (vgl. v. Braun in diesem Band). Den anderen Pol markiert die behandlungsorientierte psychoanalytische Perspektive, wobei viele kasuistische Beispiele belegen, daß in die Intimität des psychoanalytischen Behandlungsraums die Öffentlichkeit einzudringen droht, nämlich in Form agierender Familienangehöriger, insbesondere der Mütter. Ich möchte im nachfolgenden Beitrag aber nicht auf dieses behandlungstechnisch wichtige Thema des Spannungsfeldes zwischen Familienöffentlichkeit und dyadischer Behandlungssituation eingehen, sondern möchte den Kreis noch enger ziehen und die Frage nach dem Verhältnis von Öffentlichkeit und Intimität innerhalb der psychoanalytischen Behandlung selbst, also in der (Übertragungs-)Beziehung zwischen Analytiker oder Analytikerin und Patientin zum Thema machen.[1] Was dabei die Behandlung betrifft, so kommt es mir primär auf die durch die Grundregel geprägte psychoanalytische Einstellung als solche an, so daß ich im folgenden unter ›psychoanalytischer Behandlung‹ neben hochfrequenten Analysen stricto sensu auch psychoanalytisch orientierte Therapien einbeziehe.

1 Der sprachlichen Einfachheit halber verwende ich im folgenden hinsichtlich des/der Behandelnden nur die Bezeichnung ›Analytiker‹.

Den Begriff ›Intimität‹ in bezug auf die analytische Behandlungssituation zu verwenden, ist unmittelbar einleuchtend – was aber soll hier der Begriff ›Öffentlichkeit‹ positiv überhaupt zu suchen haben? Nun, wie öffentlich die analytische Situation für die Patientin ist, wird schlagartig deutlich, wenn man an die analytische *Grundregel* des freien Assoziierens denkt, die Aufforderung, daß sie alles sagen solle, was ihr gerade durch den Kopf gehe, ohne sich davon zum Beispiel durch Peinlichkeitsgefühle oder selbstkritische Einwendungen abhalten zu lassen (vgl. FREUD 1913, S. 468). Der Grundregel gemäß wird also in der psychoanalytischen Behandlung idealiter uneingeschränkte Offenheit angestrebt: Der analytische Raum ist ein solcher, in dem sich vereinbarungsgemäß die Patientin öffnen kann und soll, und in diesem Sinne kann und soll sie Inneres dem anwesenden Analytiker gegenüber öffentlich machen – Intimität ist demgegenüber *kein* Regulativ der psychoanalytischen Behandlungssituation nach innen.

Bei einer genuin analytischen Behandlungseinstellung kann die in der Grundregel angelegte Aufforderung zur Offenheit nicht prinzipiell eingeschränkt werden, wie FREUD festhält: »Es ist sehr merkwürdig, daß die ganze Aufgabe (gemeint ist die Behandlung, G. S.) unmöglich wird, sowie man die Reserve an einer einzigen Stelle gestattet hat«; denn: »Die psychoanalytische Behandlung muß sich über alle Rücksichten hinaussetzen, weil die Neurose und ihre Widerstände rücksichtslos sind« (FREUD 1913, S. 469). In diesem Zusammenhang gibt FREUD ein Beispiel für das Scheitern einer Behandlung, das direkt auf ein zentrales strukturelles Problem der analytischen Behandlung anorektischer Patientinnen hinführt. Er schreibt: »Ich behandelte einmal einen hohen Funktionär, der durch seinen Diensteid genötigt war, gewisse Dinge als Staatsgeheimnisse vor der Mitteilung zu bewahren, und scheiterte bei ihm an dieser Einschränkung« (FREUD 1913, S. 469), eine kasuistische Bemerkung, die später GREENSON replizierte: Die Behandlung von Soldaten im Zweiten Weltkrieg scheiterte, solange sie aufgrund dienstlicher Verpflichtungen zur Geheimhaltung einen prinzipiell aus der Analyse auszuklammernden Bereich beanspruchten (GREENSON 1981, S. 141).

Nun ist es etwas ganz Charakteristisches für Frauen mit Anorexie, *Geheimnisse* und Heimlichkeiten zu haben, man denke zum Beispiel an die Heimlichkeiten um das Essen und Nichtessen, an das Hintergehen oder das Lügen. Nur gibt es hier keine identifizierbare äußere Instanz, die eine entsprechende Verpflichtung erlassen hätte und die demzufolge wie bei GREENSON auch um eine Entpflichtung angegangen werden könnte. Es handelt sich vielmehr sozusagen um Staatsgeheimnisse innerer Art, die wie jene von absoluter Schutzwürdigkeit sind. Der Vergleich verweist auf die enorme psychische Bedeutung der anorektischen Geheimnisse, die in der Tat noch weit über die entsprechende Funktion der Staatsgeheimnisse hinausgeht; denn gesetzt den Fall, diese würden alle bekannt, dann wäre der Staat zwar schwer geschädigt, aber nicht in seiner Existenz in Frage gestellt – um eine psychische existentielle Infragestellung und phantasierte Vernichtungsdrohung geht es aber im Fall der Anorexiekranken. Letzteres läßt sich an der Figur des *Rumpelstilzchens* verdeutlichen, mit dem sich eine meiner Patientinnen, was sie lange für sich behalten hatte, identifizierte: Einmal erkannt, bei seinem Namen genannt, zerreißt sich Rumpelstilzchen vor Wut und Zorn.

Um die besondere Bedeutung der anorektischen Geheimnisse zu verstehen, ist es notwendig, zwischen dem *Inhalt* von Geheimnissen und der psychischen *Funktion* des *Geheimnissehabens* zu unterscheiden, wie dies im Rahmen der Psychoanalyse meines Wissens zum ersten Male von GROSS (1951, S. 38) gemacht worden ist. Es wird dann deutlich, daß die Inhalte als solche, auch wenn unsere Neugier darauf gelenkt wird, eigentlich von sekundärer Bedeutung sind. Primär ist vielmehr die Funktion: Ein Geheimnis haben oder besitzen, heißt, es gehört mir allein, niemand anderes als ich weiß davon, ich muß es nicht hergeben, nicht teilen. Indem ich ein Geheimnis habe, etwas, das einzig und allein mir gehört ist, konstituiere ich mich als abgegrenzt und individuiert und zugleich als nicht leer in meinem Selbst gegenüber anderen. Dieses selbst-konstitutive Moment ist in der unauflöslichen Verknüpfung zwischen dem Geheimnis und seinem/seiner Besitzer/in angesprochen, wie sie etwa in der Redewendung ›ein Geheimnis mit ins Grab nehmen‹ deutlich wird: »The secret is ... more closely identified with its owner than other possessions; it perishes with him and thus is analogous to such corporal ›possessions‹ of man as his head, his heart or his hands« (GROSS 1951, S. 37).

Im Falle einer gesicherten Selbst-Konstitution kann das Geheimnissehaben als solches in den Hintergrund treten. Stattdessen gibt es das selbstverständliche Etwas-für-sich-behalten-können, über das man wegen seiner Selbstverständlichkeit sozusagen kein Wort zu verlieren braucht. Demgegenüber ist für Frauen mit Anorexie das abgegrenzte Selbstsein in der Bezugnahme auf andere gefährdet, und demzufolge ist das extensive und strikt verteidigte Geheimnissehaben für die Selbst-Stabilität von zentraler Bedeutung. Pointiert formuliert: Weil es ihnen strukturell nicht selbstverständlich ist, Geheimnisse haben zu können und zu dürfen, müssen sie diese konkretistisch um so intensiver verteidigen. Dabei geht es nicht um die Inhalte als solche, sondern um die Funktion der Selbst-Definition, Definition im Wortsinne der Abgrenzung und Eingrenzung verstanden. Solcherart hat das Geheimnissehaben und Sichvorenthalten für die Anorexiekranke psychisch eine existentielle Funktion, wie es in dem momentanen Entsetzen der erwähnten Patientin in einer übertragungsintensiv-offenen Phase manifest wird: »Jetzt habe ich mich nicht mehr vorenthalten, jetzt habe ich alles verloren«.

Über das Gesagte läßt sich noch einen Schritt hinausgehen. Nicht nur ist für die Anorexiekranke das Geheimnissehaben zentral, sie wird mehr noch quasi als sie selbst zu einem Geheimnis, unzugänglich und außerhalb unserer alltäglich-lebensweltlichen Normalordnung. Und auf diese Weise wird auch die Krankheit ›Anorexie‹, mit einem Ausdruck von SCHEPANK (1991), zu einem »Faszinosum«, wovon etwa das bisherige Forschungsinteresse an dieser zahlenmäßig vergleichsweise kleinen Gruppe von Kranken zeugt (vgl. das Sonderheft der Zeitschrift für Psychosomatische Medizin und Psychoanalyse 1991, 37(3), zum Thema ›Anorexie‹). Einer der Gründe mag sein, daß wir in unserer entzauberten Welt (MAX WEBER) Geheimnissen nicht mehr allzu häufig begegnen, und es nimmt in dieser Perspektive auch nicht wunder, daß 100 Jahre später die (Frauen-)Erkrankung Anorexie die Hysterie als Statthalterin des Unerkannt-Fremden abgelöst hat.

Der Faszination durch die Anorexie einerseits scheint sich jedoch andererseits, was die psychoanalytische Behandlung anorektischer Patientinnen betrifft, eine resignative Haltung beizugesellen. Denn nach dem bisher Gesagten, zum einen der Unaufgebbarkeit des psychoanalytischen Offenheitsprinzips, wie es in der Grundregel zum Ausdruck kommt, zum anderen der zentralen psychischen Bedeutung für die Anorexiekranke, Geheimnisse zu haben und haben zu dürfen, scheint sich eine *Unmöglichkeitsthese* aufzudrängen: Die psychoanalytische Behandlung anorektischer Patientinnen ist unmöglich, da die in ihr geforderte prinzipielle Offenheit einen fundamentalen Angriff auf die anorektische Identität beinhaltet, der die Patientinnen in ihrem Selbst zu zerstören droht.

Ich werde im letzten Teil meiner Ausführungen auf diese These zurückkommen und hoffe dann zeigen zu können, daß die Unmöglichkeit virtueller und nicht substantieller Art ist, daß es nämlich im Rahmen der anorektischen Dynamik auch eine auf Öffnung hinzielende Tendenz gibt, die sich, eine entsprechend gewährende Haltung des Analytikers vorausgesetzt, einen ihr eigenen Lösungsweg aus dem narzißtischen Gefängnis heraus zu bahnen vermag. Um das zu begründen, muß ich allerdings zunächst in Grundzügen mein Verständnis der Anorexie darstellen.

Anorexie als Entwurf einer Identität der Wunschlosigkeit

Polarisierend läßt sich in einer im weiten Sinne psychoanalytischen Perspektive ein theoretischer Zugang zur Anorexie entweder im Rahmen des Defizitmodells oder im Rahmen des Konfliktmodells gewinnen. Die wohl bekannteste Vertreterin des *Defizitmodells* ist HILDE BRUCH, die die anorektische Symptomatik als Manifestation von Defiziten im Selbst-, Identitäts- und Autonomiegefühl versteht, wobei diese Defizite über forcierte Unabhängigkeitsbestrebungen gegenüber elementaren Bedürfnissen der Nahrungsaufnahme abgewehrt werden (BRUCH 1982, S. 1532). Ihr therapeutisches Vorgehen ist empathie- und interaktionszentriert und beinhaltet die definitive Abkehr von einer prinzipiell auf die Deutung des Unbewußten gerichteten Einstellung, die sie als re-traumatisierend beschreibt (BRUCH 1982, S. 1535 ff.).

Im Gegensatz dazu orientiert sich mein Zugang am genuin psychoanalytischen *Konfliktmodell*, in dem unbewußte, in ihrer Genese infantile Konflikte als konstitutiv für die Erkrankung angesehen werden, so daß letztlich deren Bewußtmachung und Durcharbeitung im Übertragungsgeschehen zentral sind.[2] Dabei wurde in der traditionellen triebtheoretischen Auffassung der unaufgelöste Ödipuskomplex mit einer Verschiebung vom Bereich der genitalen Sexualität auf den der Oralität (orale Schwängerungsphantasien) als zentral angesehen (z.B. WALLER, KAUFMANN u. DEUTSCH 1940). Im Vergleich damit wird später die orale Phase in ihrer eigenständigen Bedeutsamkeit (orale Ambivalenz) in den Mittelpunkt gerückt (z.B. THOMÄ 1961). Zudem wird die triebtheoretische um die objektbeziehungstheoretische Perspektive erweitert, es werden die (Teil-)Objekt- und Selbstrepräsentanzen, die eingesetzten frühen Abwehrmechanismen und der Separations-Individuationsprozeß untersucht (z.B. BORIS 1984a, b; HOGAN 1985a, b; MUSHATT 1982-83; SPERLING 1985; WILSON 1985b).

Die nachfolgenden Überlegungen stützen sich auf eigene klinische Erfahrungen und, was die klinisch-psychoanalytischen Arbeiten angeht, die mir für das Verständnis und die Organisation dieser Erfahrungen wichtig waren, auf BORIS (1984a, b), dem ich allerdings in seiner Hervorhebung des frühen Neides (envy) als zentral nicht folge. Mein Ausgangspunkt ist der folgende: Ich verstehe die Anorexie primär nicht als Symptomneurose oder sonstwie als (psychosomatische) Erkrankung auf einer symptomatischen Ebene, sondern als *Identitätsversuch* und *-entwurf*, den wir zunächst ohne das Einverständnis der Patientinnen von außen her als ›krank‹ definieren. Wenn ich, ausdrücklich in einer

2 Das heißt natürlich nicht, daß es hier keine supportiven und überhaupt erst Bedeutung schaffenden Interventionen geben würde/sollte, nur wird man nicht bei ihnen verbleiben und sie als *prinzipiell* ausreichend betrachten – sie sind zwar notwendig, aber nicht hinreichend. In therapeutischer Hinsicht formuliert KILLINGMO (1989) eine mögliche Verbindung beider Perspektiven.

nicht-medizinischen, vielmehr philosophisch-anthropologischen Perspektive, in bezug auf diesen Identitätsentwurf von ›Krankheit‹ spreche, dann in dem Sinne, daß es sich um eine ›Erkrankung am Leben‹, um ein ›Kranksein am Leben‹ handelt, um einen Versuch, der inhärent im Niemandsland zum Tod hin seine Heimat hat, lebend und im Leben etwas eigentlich vom Leben nicht Ablösbares loszuwerden, das Begehren nämlich.

Was heißt das? Physio-psychisches Lebendigsein in seinen unendlich vielen Facetten beinhaltet ein Gerichtet-sein-auf-etwas, und das jeweils andere, auf das ich gerichtet bin im Blicken, Greifen, Lieben, Handeln, ist etwas, das ich in der einen oder anderen Form in mich aufnehmen, mir aneignen möchte. Das lebendige Gerichtet-sein-auf-etwas ist also ein Begehren dieses jeweiligen Etwas, das ich nicht habe oder bin und das ich in der einen oder anderen Form haben oder sein möchte. Das andere, das ich nicht schon habe oder bin und das ich möchte, macht mir also jeweils einen Mangel in mir präsent, der sich psychisch als Wunsch manifestiert, über die Aneignung des anderen den Mangel aufzuheben, was im Gelingen zu einer Befriedigung im weitesten Sinne führt, die nur Raum schafft für den nächsten Wunsch. Lebendigsein in dieser Begehrensdynamik von Mangel-Wunsch-Befriedigung beinhaltet zugleich eine ganz elementare Abhängigkeit, ein Angewiesen-Sein auf anderes und andere; denn nicht wir allein aus uns heraus können ja unseren Mangel aufheben – Hunger und Liebe sind dafür die drängendsten Beispiele. Lebenspraktisch wird diese elementare Abhängigkeitsstruktur im allgemeinen als ganz selbstverständlich hingenommen, das heißt von Ausnahmesituationen wie Verliebtheit, Trennung, Tod, Unglück abgesehen, wird sie nicht als problematisch oder gefährlich wahrgenommen, sie fällt eigentlich gar nicht auf.

Das ist bei Patientinnen mit einer anorektischen Dynamik völlig anders. Sie erleben sich im Gegenteil permanent von dieser mit dem Lebendigsein verbundenen Objekt-Abhängigkeit elementar, tödlich bedroht und versuchen sich davor zu schützen, indem sie diese ›Krankheit des Lebens‹ loszuwerden trachten. Anders formuliert hat der anorektische Identitätsentwurf mit seinem asketischen Ideal zum Ziel, Mangel, Wunsch, Begehren und die mit ihnen gegebene Objekt-Abhängigkeit zu negieren und zu überwinden – und ist darin nahe am Tod: »*The anorectic will not be found wanting, in both senses of that word*« (BORIS 1984a, S. 318). In beiden Bedeutungen des Wortes ›wanting‹: Das heißt, zum einen will die Anorexiekranke ohne einen Wunsch wahrgenommen werden, und zum anderen sollen die anderen sie als solche erkennen, der es an nichts mangelt. Gegen die als übermächtig-gefährlich erlebte Abhängigkeit wird das Ideal einer allmächtigen narzißtischen Autonomie und Autarkie gesetzt: Ganz und gar aus sich selbst heraus zu sein und sich selbst zu genügen. Mit diesem *narzißtischen Ideal* identifiziert sich die Anorexiekranke. Im Kampf um seine Verwirklichung fühlt sie sich als sie selbst und stark, das heißt, sie gewinnt ihr Selbst- und Selbstwertgefühl aus ihrem Kampf um ihre negativ-absagende Identität.

Auf die damit angegebene Grundstruktur lassen sich einige Merkmale der Anorexie beziehen, die ich im nachfolgenden skizzieren will.

1. Für die Anorexiekranke ist ihre negative, absagende Identität das positiv Seinsollende und sie Starkmachende, und demzufolge verfolgt sie sich mit wütendem Haß, wenn sie in ihren Augen schwach wird, indem sie sich ›wunschgemäß‹ gehen läßt und dies gar anderen zeigt. In ihrem *Selbsthaß* wird ihre inhärente masochistisch-selbstbestrafende Seite manifest, im bulimischen Erbrechen verbunden mit dem Abwehrversuch des Ungeschehenmachens.
2. Nach dem Atmen markiert das Essen unsere größte physische Abhängigkeit – es ist also sozusagen, noch vor jeder psychogenetischen Hypothese, das ideale ›Schlachtfeld‹ für den heroischen Versuch der Nicht-Abhängigkeitserklärung. Nichtessen zu können ist zudem eine das Anderssein besonders hervorhebende Leistung, zu der ›Normalmenschen‹ nicht in der Lage sind. Es eignet sich somit in besonderer Weise zur Selbstkonstitution über Abgrenzung, verbunden mit narzißtischen Gefühlen der Einzigartigkeit oder des Besondersseins, von Stolz und Triumph. Zugleich belegt die Anorexiekranke mit dieser Leistung vor sich ihre Phantasien einer *omnipotenten Selbst-* und *Objektkontrolle*, die der Abwehr ihrer Nichtigkeits- und Ohnmachtsgefühle dienen.
3. Liebe und Sexualität implizieren in ganz elementarer Weise den Wunsch nach einem anderen. Sie müssen von der Anorexiekranken also in vergleichbarer Weise wie das Essen, wie es in der psychodynamischen Hypothese einer unbewußten *Identifizierung* der Bereiche der *Oralität* und *Genitalität* zum Ausdruck kommt, als zutiefst abhängigkeitsdrohend gemieden werden.

4. Auf ein für die anorektische Identitätsdynamik wesentliches Moment weist die Rolle des *Hungers* hin. In ihrem narzißtischen Universum, in dem sie die Königin ist, allerdings wie das zaubermächtige Rumpelstilzchen allein und unerkannt sein muß (vgl. SEIDLER 1990), ist für die Betroffene an die Stelle der Menschen ihr eigenes Geschöpf getreten, der Hunger. Wie wir wissen, pflegt sie zu ihm ein freundschaftliches Verhältnis. Er ist ein Freund, der in ihrem Erleben so gänzlich anders als die Menschen ist, nämlich durch und durch verläßlich, und der sie in dieser Hinsicht nie enttäuschen wird, das heißt, der Hunger fungiert als selbstgeschaffener Objektersatz und verweist auf ein tiefreichendes Gefühl der Objekt-Unzuverlässigkeit.
   Damit wird zugleich die *Bedrohung durch Abhängigkeit* verstehbarer: Gesetzt den Fall, es gibt oder gab Zustände von Mangel und die ihnen entsprechenden Wünsche – Hunger und Geliebt-werden-Wollen zum Beispiel –, deren Erfüllung durch einen konkreten anderen mit imperativem Drang ersehnt und gesucht wird oder wurde. Angenommen, dieser konkrete andere erweist sich im Erleben der Anorexiekranken darin als nicht verläßlich; dann ist es für sie tatsächlich so, daß das für sie in diesen Zuständen ›psychisch Lebensnotwendige‹ nicht sicher zur Verfügung stehen wird. Dementsprechend ist es tatsächlich ein gar nicht abwegiger, sondern ein konsequenter und im Wortsinne radikaler Lösungsversuch, die durch Mangel und Wunsch überhaupt erst entstehende Bedrohung durch den Versuch, eine mangel- und wunschlose Identität zu verwirklichen, bereits in der Wurzel zu bekämpfen. Damit nämlich können idealiter Abhängigkeit und die aufgrund der erlebten Objekt-Unzuverlässigkeit mit ihr verbundenen basalen Ohnmachts- und Hilflosigkeitsgefühle vermieden werden.

Zum Schicksal des anorektischen Wunsches

Wenn Wunschlosigkeit das Ziel der anorektischen Identität ist, dann ist in einer psychoanalytischen Perspektive, die auf das Unbewußte zielt, nach der Dialektik dieser Identität oder nach dem Schicksal des Wunsches/Wünschens zu fragen. Eine umfassende faktische Wunsch-losigkeit kann im Leben nicht erreicht werden, sie ist dem Tod vorbehalten. Wir wissen aber, wie sehr Anorexiekranke zur (Ver-)Leugnung in der Lage sind, zum Beispiel im Hinblick auf ihren körperlichen Zustand. In ihrer *Selbstbeziehung* entspricht dieser (Ver-)Leugnung eine Spaltung in dem Sinne, daß die Wunsch- und Lebensseite zwar vorhanden ist und auch wahrgenommen, aber umgedeutet und nicht als ihr selbst zugehörig anerkannt wird. Es handelt sich um ein aktiv nicht gewolltes und damit sozusagen nicht zur Kenntnis genommenes Wissen um sich selbst. Zwei Beispiele mögen dies verdeutlichen. So erzählte mir eine Patientin nach langer Behandlungszeit, daß sie in der intensiven Phase ihrer anorektischen Entwicklung (etwa mit 18 Jahren) nach einer längeren bulimischen Vorphase sich gesagt habe: »Ich bin gar nicht anorektisch«, weil sie sehr wohl merkte, wie sie schöne Kleider liebte, haben wollte und sie sich zum Teil auch erlaubte. Eine andere Patientin fand sich auf Fotos »dünn«, zur selben Zeit, wenn sie sich im Spiegel sah, was sehr viel mehr Nähe bedeutete, dagegen aber »dick«.

In bezug auf diesen Teil der Wunschabwehr durch *vertikale Spaltung* (KOHUT) in der Selbstbeziehung möchte ich von ›gewußter Selbstverheimlichung‹ sprechen. Es handelt sich dabei im Laufe der Zeit um eine effektive (Selbst-)Täuschung, die wir von außen mit dem Begriff der ›An-orexie‹, des Appetitmangels oder der Appetitlosigkeit, der dem von der Anorexiekranken gewünschten Fremdeindruck entspricht, tradieren; denn es ist ja nicht so, daß der Appetit tatsächlich verschwunden ist – er wird verheimlicht, gegen ihn wird gekämpft, er wird anderswo untergebracht.

Damit ist der zweite Modus der Wunschabwehr und des Wunschverbleibs angesprochen. Das Wünschen wird zu externalisieren versucht, es wird über *projektiv identifikatorische Prozesse* in den anderen zu induzieren und unterzubringen versucht. Bei den anderen liegt plötzlich das Begehren der Anorexiekranken. Etwa bei der Mutter, die drängt, daß die Patientin ißt, bei den Eltern, die sie zur Therapie schicken, oder vielleicht später auch bei uns, den Therapeuten, wenn wir Impulse verspüren, sie zu diesem oder jenem veranlassen oder drängen zu wollen. Jetzt ist es die Patientin, die das Begehren, den Wunsch der anderen nicht erfüllt, indem sie ihn offen oder verdeckt sabotiert. BORIS resümiert diese projektive Identitätsdynamik wie folgt: «(1) I do not want. (2) She, he, it wants. And (3) they shall not have what they want.« (BORIS 1984a, S. 317).

Analog zur Identitätsdynamik allgemein lassen sich eine Reihe von Merkmalen der Anorexie auf die skizzierte Wunsch-Abwehr-Dynamik beziehen.

1. In ihr wurzelt meines Erachtens die herausgestellte besondere Bedeutung des Geheimnissehabens. Kern des anorektischen Identitätsentwurfs nach innen wie nach außen ist die Wunschlosigkeit. Nun ist genau dieser Kern durch die Nicht-Eliminierbarkeit des Wünschens dauernd bedroht. Denn weder ist nach innen das Wünschen wirklich unbewußt geworden, noch ist es nach außen vollständig externalisiert. Der dem entsprechende Umgang zum Schutz der Identität ist das Verheimlichen, sowohl sich selbst gegenüber (durch vertikale Spaltung), wie den anderen gegenüber, denen kein Zugang und keine Einsicht gewährt wird. In diesem Sinne kann man das Geheimhalten nach einem Ausdruck von Erikson (1970, S. 234ff.) als fundamentalen *anorektischen Identitätswiderstand* bezeichnen, durch den sich die Anorexiekranke in ihrer bewußten Identität schützt, die sie mit aller Kraft eigenständig zu erleben trachtet (Thomä u. Kächele 1986, S. 138).
2. Ich habe von den elementaren *Ohnmachts-* und *Hilflosigkeitsgefühlen* der Anorexiekranken gesprochen. Auch diese werden projektiv identifikatorisch untergebracht. Wie beschrieben wollen die anderen etwas von der Patientin und erleben dabei ihre Ohnmacht, diesen ihren Wunsch zu verwirklichen. In der Tat scheint mir hier das possessive Pronomen ›ihre‹ doppeldeutig zu sein: Die anderen erleben nicht einfach nur ihre eigene Ohnmacht der in ihrer Verweigerung mächtigen Patientin gegenüber, sondern sie erleben auch, gleichsam von der Patientin in Besitz genommen, deren primäres Ohnmachts- und Hilflosigkeitsgefühl. Das heißt, es wird ein frühes Drama wieder aufgeführt, aber jetzt mit vertauschten Rollen: Das der ohnmächtigen Abhängigkeit des Kindes von einem primären Bezugsobjekt, das über genau das verfügte, was das Begehren des Kindes hätte befriedigen können, das aber, aus welchen Gründen auch immer, dies nicht so leistete, wie es der Intensität des Wunsches gemäß hätte sein sollen.
3. Die damit angesprochene *Umkehrung der früheren Position* beinhaltet auch, daß nicht mehr die Anorexiekranke von den anderen abhängig ist, vielmehr befinden sich diese in einer Abhängigkeitsposition ihr gegenüber. Es haben nicht mehr die anderen die Kontrolle über sie, vielmehr kontrolliert sie die anderen. Darüber hinaus kommen auf diese Weise die Rache-, Haß- und sadistischen Impulse sowie Phantasien der Erkrankten zum Tragen.
4. Schließlich zeigen sich in der projektiven Interaktionsdynamik die *narzißtische Beziehungsgestaltung* und der *Nähe-Distanz-Konflikt* der Anorexiekranken. Die anderen werden zum Beispiel nicht wirklich personal in ihrer Sorge erlebt. Sie werden einerseits zwar über das In-Sorge-Versetzen gebunden, andererseits aber zugleich auf Distanz gehalten.

Zur Psychogenese der anorektischen Identität

Auf dem Hintergrund der vorangehenden Überlegungen zur Struktur und Dialektik der anorektischen Identität nehme ich an, daß das zumindest im Sinne einer spezifischen notwendigen Bedingung zentrale *prädisponierende unbewußte Interaktionserfahrungsschema* wie folgt aussieht. Ursprüngliche, elementare Abhängigkeitssituationen werden als extrem unlustvoll, bedrohlich und potentiell vernichtend erlebt, weil das primäre Objekt, das auf das in ihnen aktuelle Begehren antworten und den Wunsch befriedigen soll, als unzuverlässig und zutiefst nicht tragendvertrauenswürdig erfahren wird, so daß mit der Mangel- und Abhängigkeitsposition eine tiefreichende Objektverlustangst und eine dem korrespondierende (Selbst-)Vernichtungsangst verbunden ist. Unter den heute gegebenen familiären Bedingungen wird das ›problematische‹ primäre Objekt in der Regel die *Mutter* sein, wobei die angesprochene *emotional-interaktionelle ›Passungsstörung‹* nicht nur auf die Mutter, zum Beispiel wenn sie der Tochter gegenüber uneingestanden hochambivalent ist oder wenn sie auf deren Begehren nicht antworten kann, weil sie diese zur Ausfüllung eines eigenen Mangels braucht, zurückgehen kann, sondern auch auf die Tochter, etwa bei einer konstitutionell oder reaktiv bedingten Verstärkung ihrer oral-aggressiven Gier. In letzterer Hinsicht könnte das Konzept der ›good enough mother‹ (WINNICOTT) durchaus um das des ›good enough child‹ ergänzt werden.

Zwei allgemeine Anmerkungen sind zu diesem Ansatz eines psychogenetischen Rekonstruktionsversuchs zu machen. Zum einen gibt es in der kindlichen Entwicklung eine ganze Reihe entsprechend *störempfindlicher Knotenpunkte*, wie etwa die orale Phase und die (frühe) Wiederannäherungsphase, und vermutlich werden mehrere einander bestätigende Erfahrungen emotional ähnlich irritierend-angstbetonter Art gemacht werden müssen, damit sich eine prädisponierende unbewußte Interaktionserwartung aufbaut und stabilisiert. Demzufolge kann dasselbe anorektische Thema der ›Wunschabsage‹ hinsichtlich seiner jeweiligen konkreten Ätiologie durchaus unterschiedlich sein und unterschiedliche dynamische Akzente haben (z.B. mehr ödipale gegenüber mehr zwanghaft-depressiven Anteilen). Zum anderen bedeutet die Hervorhebung der Mutter-Tochter-Beziehung nicht, daß damit die psychische Bedeutung des *Vaters* als gering einzuschätzen sei. Ganz im Gegenteil bekommt der Vater gerade wegen der problematischen Beziehung zur Mutter eine besondere Wichtigkeit als zunächst unkontaminierter Dritter, so daß die konkrete Gestalt der Beziehung zu ihm, und damit insbesondere auch die ödipale Situation als Hintergrund für die spätere anorektische Entwicklung, ebenfalls wesentlich sind.

Prototyp und möglicherweise auch notwendiger Bestandteil in der Entwicklung einer anorektischen Prädisposition ist eine Passungsstörung im direkten Zusammenhang mit der Nahrungsabgabe/-aufnahme in der *oralen Phase*. Dabei wird die – wie auch immer bedingte – Passungsstörung mit der oben beschriebenen Bedeutung nicht allein den triebhaften Prozeß des Wollens-Gebens-Nehmens rein als solchen betreffen, sondern zugleich die damit verschränkte symbiotisch-fusionäre Qualität der Mutter-Tochter-Dyade/Union. Triebbefriedigung und narzißtische Momente der Entgrenzung und des Wiedereintauchens in den Ungeschiedenheitszustand des primären Narzißmus gehen ja zumindest in der oral-libidinösen Phase unablösbar eng zusammen. Mangel und Vernichtungs-/Objektverlustängste auf dieser Stufe betreffen also nicht allein den oralen Triebaspekt des Versorgt-Werdens als solchen; diese Angst zeigt sich später in der Nahrungshortung der Anorexiekranken. Sie beinhalten zugleich auch Selbstverlust- und Selbstfragmentierungsängste, da in der Einheit mit dem Primärobjekt dieses Teil des Proto-Selbst wird, und so ein unvermitteltes Auseinanderbrechen oder auch die Verweigerung dieser narzißtisch benötigten und ersehnten Einheit zu einem Zustand der Desorganisation führt, in dem das Proto-Selbst momentan zerstört wird. Diese symbiotisch-fusionäre Dynamik wird in der anorektischen Identität etwa in den fortwährenden Eßprozeduren oder orgiastisch-genitalisiert in bulimischen Freßdurchbrüchen präsent.

Konkret bezogen auf die oral-symbiotische Dynamik läßt sich der anorektische Identitätsentwurf also dahingehend interpretieren, daß in ihm orale und symbiotische Wünsche abgewehrt werden, die gefürchtet werden, weil sich auf sie einzulassen und ihre mögliche Befriedigung durch einen anderen zuzulassen aufgrund früher Objekt- und Selbstverlustängste in einer psychisch existenzgefährdenden Weise Objektabhängigkeit bedeutet. Dagegen richtet sich die anorektische Identität als narzißtisches, omnipotent kontrolliertes Ersatzuniversum, aus dem die genannten Wünsche projektiv hinaus auf die anderen verlagert werden.

Die hier nicht zu untersuchende *weitere Kindheitsentwicklung* der Anorexiekranken kann produktiv wie zuvor unter der Perspektive der Verschränkung von Triebentwicklung und Objektbeziehungen beschrieben werden, und zwar speziell im Hinblick auf die Perpetuierung und Stabilisierung von Objekt- und Selbstverlustängsten, die mit Wunsch- und darunter später insbesondere Autonomie- und Weltaneignungsimpulsen verbunden werden. So können zum Beispiel im Separations-Individuationsprozeß in der *Wiederannäherungsphase* die Autonomieimpulse der Tochter für diese psychisch gefährlich werden, wenn die Rückkehrmöglichkeiten zur Mutter emotional als nicht gesichert erlebt werden; sei es etwa, daß die Mutter das Unabhängigerwerden der Tochter nicht erträgt oder daß sie sich in deren Erleben gänzlich von ihr ab- und einem neugeborenen Geschwister zuwendet (vgl. MUSHATT 1982-83).

Es ist anzunehmen, daß wegen der emotional instabilen Mutter-Tochter-Beziehung für die Tochter der *Vater* – wie vielleicht auch Geschwister als Muttersatz – als Bezugsobjekt besonders wichtig wird. Demzufolge kann auch die *positive ödipale Konfliktsituation* besonders valent werden (vgl. HOGAN 1985a; SPERLING 1985). Schließlich ist die *Pubertät* mit ihren vielfältigen Entwicklungsanforderungen, und zwar insbesondere denen der Autonomie und Ablösung von der Familie sowie der Integration der genital-sexuellen Impulse im Aufbau einer neuen, nach-kindlichen Identität als Frau, als anstoßgebende Schwellensituation für den Versuch des Aufbaus einer anorektischen Identität vor dem Hintergrund einer entsprechenden kindlichen Vorgeschichte theoretisch gut verstehbar (vgl. BOOTHE 1991; SPERLING 1985).

Die vorangehenden genetischen Überlegungen können im Hinblick auf einige Aspekte noch vertieft werden.

1. Was die Beziehung zur Mutter betrifft, so habe ich oben auf aggressive und destruktive Anteile auf seiten der Anorexiekranken hingewiesen (Rache, Haß, sadistische Impulse). Dieses Bild ist jetzt um libidinöse und vor allem symbiotisch-fusionäre Anteile zu erweitern, wobei entsprechende Wünsche hoch angstbesetzt sind und innerhalb der anorektischen Identitätsformation noch besonders stark abgewehrt werden. Insgesamt entsteht so das Bild einer *hochambivalenten Tochter-Mutter-Beziehung*, die sich in dem intensiven *Nähe-Distanz-Konflikt* manifestiert.
2. Aus der oralen (oder oralisierbaren) Grundsituation heraus wird die besondere Bedeutung des Essens auch genetisch klar. Zudem bekommt die *Nahrung* unbewußt die symbolische Bedeutung ›*Mutter*‹, worin sich im Sinne der oralen Ambivalenz von libidinöser Aufnahme des Essens und dessen Zerstörung im Akt des Essens und Verdauens die ambivalente Mutterbeziehung spiegelt (Thomä 1961). Überdies wird so die psychische *Problematik der Nahrungsaufnahme* manifest; denn mit der Einverleibung (!) der Nahrung ist in elementarer Weise ein Fusionsprozeß, der des körperlichen Einswerdens mit dem Essen und unbewußt also mit der Mutter verbunden. Das sucht ja die Anorexiekranke in ihrem Kampf auf jeden Fall zu vermeiden, daß das frühe omnipotente, nicht kontrollierbare Primärobjekt Gewalt über sie gewinnt und sie auslöscht, indem es sich mit ihr vermischt. Boris thematisiert das mit dem Verweis auf mangelnde Selbst-Objekt-Grenzen und dem Nicht-zur-Verfügung-stehen eines Übergangsraumes, so daß ein ›in me‹ zu einem ›of me‹ wird (Boris 1984a, S. 319f.).
3. Mit dem Verweis auf die orale Phase rücken hierher gehörige introjektiv-projektive Prozesse und korrespondierende unbewußte Phantasien ins Blickfeld, die um *Zerstörung* und *Zerstörtwerden* kreisen und mit entsprechenden (Teil-)Objektrepräsentanzen verbunden sind (vgl. Hogan 1985b).
4. Das unbewußte Wiederaufleben oraler Themen in der genitalen Sexualität ist offenkundig (z.B. im Akt des Aufnehmens). Zusammen mit der oben erwähnten speziellen Aufladung des Ödipus-Komplexes ist somit eine ›Oralisierung der Genitalität‹ mit entsprechenden Phantasien zu erwarten. Diese ›klassische‹ *ödipale Perspektive* auf die Anorexie ist auch heute noch bedeutsam, wenn auch nicht mehr im Ödipuskomplex der Kern der Anorexie gesehen werden kann: »From the psychoanalytic point of view, anorexia nervosa can be considered a specific pathological outcome of unresolved oedipal conflicts in a female whose preoedipal relationship with her mother has predisposed her to this particular reaction under certain precipitating circumstances.« (Sperling 1985, S. 76).

Eine charakteristische Problematik der ödipalen Situation für die Anorexiekranke ist, daß sie aufgrund der gestörten Beziehung der Eltern untereinander nur schwer oder überhaupt nicht ein Bild der Eltern als Paar entwickeln kann. Hinzukommt, daß der Vater die Tochter häufiger als Ersatz für die Mutter betrachtet und insofern die Beziehung zu ihr übermäßig intensiviert beziehungsweise erotisiert (Hogan 1985a, S. 125). Dies führt zu einer Grenzgefährdung im Zusammenhang mit den ödipalen inzestuösen Wünschen und erschwert die nach außen orientierte Abwendung vom Vater, insbesondere da die Mutter nicht als Identifikationsobjekt zur Verfügung steht, so daß im Grunde der ödipale Grundkonflikt ungelöst bleibt. Seinen konkreten Ausdruck findet das im unweiblichen Erscheinungsbild der Betroffenen: »The anorexia nervosa also served to defeminize the girl and to make her unattractive to her father and to men.« (Sperling 1985, S. 62).

5. In *differentialätiologischer Sicht* ist zu fragen, warum unter den geschilderten Bedingungen keine manifest depressive Entwicklung resultiert. Anscheinend gelingt es den später anorektischen kleinen Mädchen, eine solche Entwicklung durch eine vielleicht charakteristische kontradepressive aktive und vorschnelle Entwicklung abzuwehren. Indem sie sich teils im Sinne einer Identifikation mit dem Aggressor anpassen, werden die Objektverlustängste gemildert, und indem sie ausgesprochen leistungsorientiert werden, härten sie sich gleichsam gegen das Schwach- und Bedürftigsein ab. In dieser Hinsicht ist zu fragen, ob sich möglicherweise von einer speziellen ›kindlichen anorektischen Vor-Identität‹ sprechen läßt.
6. Manche der genannten Aspekte lassen sich durch die Erforschung der *Herkunftsfamilie* der Anorexiekranken weiter absichern. Das gilt zum Beispiel für die Ambivalenz der Mütter ihren später anorektischen Töchtern gegenüber (Sperling 1985, S. 75), ebenso für ein gestörtes Verhältnis der Eltern, oft verbunden mit einer Abwertung des Vaters durch die Mutter, und die Intensivierung des Vater-Tochter-Verhältnisses (Hogan 1985a, S. 124f.) sowie den autonomiebeschränkenden und den Ausdruck von Emotionen unterdrückenden Erziehungsstil der Eltern (Bruch 1982, S. 1533f.; vgl. insg. Wilson 1985c).

Zwei-Phasen-Modell zur psychoanalytischen Behandlung von anorexiekranken Frauen

Auf dem Hintergrund der theoretischen Überlegungen zur anorektischen Identität komme ich auf die Frage zurück, ob die psychoanalytische oder psychoanalytisch orientierte Behandlung von Patientinnen mit Anorexie nicht eigentlich unmöglich ist. Ich stelle dazu noch einmal kurz die wichtigsten Argumente für diese *Unmöglichkeitsthese* zusammen: Die Anorexie ist eine Form negativer Identität, die einen narzißtischen Lösungsversuch für frühe intensive Abhängigkeitskonflikte oral-symbiotischer Art, die mit ausgeprägten Objekt- und Selbstverlustängsten verbunden sind, darstellt mit dem Ziel, Mangel, Wunsch und Begehren aus der eigenen Existenz zu eliminieren. Sie werden abgespalten und externalisiert, wobei sie sich selbst und dem anderen gegenüber geheim zu halten sind. Dieses Geheimhalten fungiert als anorektischer Identitätswiderstand zum Schutz der um das asketische Ideal zentrierten anorektischen Identität, mit der sich die Patientin als ihrer Leistung identifiziert. Demzufolge greift der prinzipiell auf Bewußtmachung und Offenheit angelegte Ansatz der Psychoanalyse als solcher immanent die anorektische Identität in ihren Grundfesten an und scheint demzufolge die Patientin zu überfordern und psychisch existentiell zu gefährden.

Ich will zeigen, daß das nicht notwendig der Fall sein muß, wobei ich mich in der Reflexion meiner Behandlungserfahrungen eng auf meine theoretischen Überlegungen beziehen kann. Ich gehe dazu von zwei *therapeutischen Prämissen* aus. Zum einen begegne ich der anorektischen Patientin als behandelnder Psychoanalytiker in einer therapeutischen Grundeinstellung, in der der anorektische Identitätsentwurf der Wunschlosigkeit verstanden und auch qua Praxis im hegelschen Sinne (gut) aufgehoben ist: Ich will nichts von ihr, ich brauche sie nicht für mich, ich kann sie gewähren, sie selbst sein lassen und ihren Weg finden lassen. Wer weiß, ob sie mich in dieser spezifischen Hinsicht nicht sogar insgeheim zunächst als einen ihresgleichen wahrnimmt (vgl. Boris 1984b, S. 436). Das heißt natürlich nicht, daß ich diese Position quasi in ruhiger Kontemplation wie selbstverständlich als mein Eigen hätte. Ganz im Gegenteil wird sie durch die oben geschilderte projektiv-identifikatorische Dynamik intensiv in Frage gestellt und muß entsprechend über die Analyse der Gegenübertragung behauptet oder auch wieder erarbeitet werden. Zum anderen, und hierin liegt zunächst mein spezifisches Anderssein, will und kann ich im obigen Sinne leben, das heißt, bin ich nicht-anorektisch. So kann ich auch konkret aufnehmen, daß das Lebenwollen in meiner Patientin im allgemeinen nicht wirklich verneint ist. Ich repräsentiere in meinem Lebendigsein ihre abgespaltene Wunschseite, und sie kann sie sich demzufolge über mich wieder aneignen. Den ersten verdeckt-geheimen Schritt auf diesem Weg tut sie, indem sie überhaupt zu mir in Behandlung kommt.

Schematisierend möchte ich in dem analytischen Prozeß einer Anorexiepatientin *zwei Phasen* unterscheiden: Eine erste vorbereitende mit einer Art Probequalität, die den Boden bereitet für eine zweite quasi traditionell analytische. Dabei sind die Phasen nicht notwendig zeitlich strikt getrennt, vielmehr wird es in der ersten durchaus Elemente der zweiten geben, und umgekehrt ist in der zweiten in Form eines Widerstands eine partielle Regression auf das Verhalten der ersten Phase möglich. Den wesentlichen Unterschied der beiden Phasen sehe ich nicht in einer prinzipiell veränderten Einstellung des Analytikers, sondern in einer Veränderung der Haltung der Anorexiekranken und ihrer Nutzung des analytischen Raumes. Sie nutzt den analytischen Raum in der ersten in einer Weise, die es ihr ermöglicht, sich in der zweiten Phase auf eine analytische Behandlung im engeren Sinne einzulassen. Theoretisch läßt sich diese Zwei-Phasen-These, die auf dem Eindruck einiger Behandlungen beruht, aus der dargestellten Struktur der anorektischen Identität heraus begründen.

Die *erste Phase* sehe ich als dominiert durch den anorektischen Identitätswiderstand des Geheimhaltens oder des Sichvorenthaltens, entsprechend ihrer bewußten asketischen Selbstdefinition. Dieser Widerstand ist sinnvollerweise nicht zu deuten, weil die Patientin keinen Abstand dazu und zu sich selbst hat, sie selbst *ist* dieser Widerstand. Die ganze übliche analytische Arbeit ist eigentlich virtuell, nicht sinnlos, aber sie setzt zunächst nicht etwas Tieferes, das heißt hier, die anorektische Identität Betreffendes in Gang, auch wenn sich bereits Veränderungen zeigen sollten. Denn was geschieht, passiert unter dem wachsamen Auge des asketischen Ideals, das überhaupt nicht in Frage gestellt wird, vollzieht sich abgespalten. Das ist sozusagen der geheime und quasi selbstverständliche Vorbehalt der Patientin: »Mach du ruhig, und ich spiele auch durchaus mit, aber *anders* werde ich nicht.« In dieser Hinsicht sind Wirkungen solche eines probeweisen partiellen Sich-Identifizierens mit der abgespaltenen Lebensseite, das insofern unter Kontrolle der dominierenden anorektischen Identität der Patientin bleibt, als es wieder zurückgenommen werden kann.

Der Virtualität der analytischen Arbeit in dieser Phase entspricht meines Erachtens eine Interventionsstrategie, die BORIS vorschlägt, »... to talk to the air. One confides one's ruminations as if to an interested colleague, or as one does, when one reads aloud a snippet from the morning newspaper. The idea is: this may interest you. One's words should represent musings and not be directed at some purpose.« (BORIS 1984b, S. 438).

Im Vergleich zum Aufnehmen-von-Etwas scheint mir über längere Zeit die wesentliche therapeutische Funktion der Analyse in dieser Phase die zu sein, daß die Patientin es überhaupt mit mir, der ich in ihrer unbewußten Phantasie ein allmächtiges oder zumindest nicht beherrschbares Objekt bin oder zu sein drohe, als aushaltbar in dem Sinne erfährt, daß sie mir gegenüber ohne Unterwerfung oder völlige innere Distanzierung als sie selbst da zu sein vermag. Natürlich werde ich dabei daraufhin getestet, ob ich wirklich zuverlässig und Raum gewährend bin oder ob ich mich nicht doch, wie sie vermutet, als unzuverlässig und als solcher entpuppe, der ihr seine Vorstellungen aufzwängen will (vgl. BOOTHE 1991, S. 254ff.).

Im angegebenen Sinn der Probeveränderungen würde ich auch von einer kontrollierten und reservierten ›Probeübertragung‹ sprechen, in die gemäß der geschilderten oralen Grundsituation zwei Momente eingehen. Das eine wurde bereits implizit angesprochen: Der Analytiker als Nahrungslieferant über die unbewußte Gleichsetzung von Essen und Mitteilung. Im Sinne des Probierens werden Deutungen oft quasi verkostet, ein Geschmack bleibt, sie mögen auch eingelagert werden, aber zunächst isoliert und ohne Infragestellung der Primäridentität, so wie man anprobierte Kleider durchaus auch zurücklegen kann und nicht kaufen muß. Hier ist das Sprechen des Analytikers in seiner semantischen Funktion gemeint. Daneben ist seine asemantische Qualität von großer Bedeutung, zum Beispiel der Klang der Stimme. So hörte die erstgenannte Patientin in einem Abschnitt dieser Phase eine Zeitlang am liebsten mein »hmm«, eine Art Fühllaut, während das bedeutungshafte Sprechen als bitter trennend erlebt und zurückgewiesen wurde. Dies verweist auf das zweite Moment der oral-symbiotischen Grundsituation, das einfache Halten, das einfache bergend-tragende Dasein. In bezug darauf können Vertrauen und Zuverlässigkeit ausprobiert werden.

Insgesamt sind damit die beiden meines Erachtens wesentlichen Entwicklungsaspekte der ersten Phase angesprochen: Zum einen der probeweise Aufbau einer gewissen Beziehungssicherheit, zum anderen die probeweise, letztlich noch unverbindliche Übernahme von Interpretationen, mit denen lebenspraktische Veränderungen korrespondieren können. Die strukturelle Bedeutung dieses Prozesses sehe ich darin, daß so, wenn auch im Schatten der dominierenden und letztlich noch verpflichtenden anorektischen Identität und in einer fragmentiert-isolierten Weise, Inseln sich bilden und ausweiten, auf denen das Wünschehaben zugelassen und bejaht wird. Hierhin können zum Beispiel die Verbesserung des Eßverhaltens und der (erste) Aufbau von lebendigen Beziehungen gehören.

Wie oben angedeutet handelt es sich bei diesem Prozeß um die introjektive Wiederaneignung eines Teils des abgespaltenen Lebenwollens, das heißt, die Patientin identifiziert sich sozusagen unter dem wachsamen Auge ihrer anorektischen Primäridentität ein Stück weit mit ihrer Wunschseite, wohlgemerkt unter Vorbehalt. Dieser Prozeß ist bei einem guten Verlauf der Behandlung aber dialektisch in dem Sinne, daß irgendwann die Quantität in Qualität umzuschlagen ›droht‹, daß die anorektische Primäridentität selbst auf dem Spiel zu stehen beginnt.

Damit beginnt dann die *zweite Phase*, die analytische Arbeit im engeren Sinne, was sich daran zeigt, daß der anorektische Identitätswiderstand ich-dyston und der Deutung zugänglich wird, so daß allmählich die dadurch versiegelten frühen, zum Beispiel oral-symbiotischen Konflikte und die korrespondierenden sehr heftigen Affekte auch in der Übertragung zugänglicher werden. Das hört sich nach ›business as usual‹ an, und im Vergleich zur Arbeit der ersten Phase ist das prinzipiell auch richtig. Meiner Erfahrung nach ist es aber ein sehr schmerzhafter und für die Patientin auch sehr irritierender Weg, zum einen, weil die Affekte so heftig sind, zum anderen und spezifischer noch, weil es durch das Nadelöhr der Aufgabe eines umfassenden Existenzmodus geht, positiv formuliert: um die Integration des objektbezogenen Begehrens und damit der gefürchteten Abhängigkeit, gegen die der grandiose narzißtische Entwurf einer im wahrsten Sinne an-orektischen, begehrungslosen Identität gerichtet war. Ab jetzt geht es also ganz konkret um das, was wir eingangs als Unmöglichkeit bezeichnet haben. Aber jetzt ist es zwar schwer, doch nur noch scheinbar unmöglich; denn durch die vorangehende Arbeit der ersten Phase hat sich ein substantieller Kern einer neuen Identität entwickelt, auf den gebaut werden kann und aus dem heraus die Patientin leben will.

Die vorangehenden therapeutischen Überlegungen lassen sich wie folgt *zusammenfassen*. Ich habe zu zeigen versucht, wie die scheinbare Unmöglichkeit der psychoanalytischen oder psychoanalytisch orientierten Behandlung anorektischer Patientinnen gerade zur Achse der Behandlung wird. In einer ersten Phase geschieht das durch das Beiseitelassen des Geheimnis-Themas; hier entwickelt sich quasi unter dem Schutz der Geheimhaltung eine partielle und probeweise Identifikation mit dem Lebenwollen. In diesem Prozeß kommt es bei gutem Verlauf zu einem Punkt, an dem gleichsam die kritische Masse des wunschhaften Lebenwollens erreicht und der über die anorektische Identität abgewehrte Abhängigkeitskonflikt manifest wird. Damit beginnt eine zweite, im vertrauten Sinne analytische Behandlungsphase mit Angriffen und Haß auf den Analytiker als Verführer und gleichzeitig dem tiefen Wunsch, ihm nahe zu sein; mit einem Widerwillen gegen seine nunmehr substantiell aufgenommenen Deutungen, die gleichzeitig wie/als gutes Essen gewünscht werden. Diese heftige Dynamik und der anorektische Identitätswiderstand können durchgearbeitet werden, wobei die bisherigen Erfahrungen aus der ersten Behandlungsphase mit der Zuverlässigkeit des Analytikers und dem Erleben, daß Abhängigkeit von ihm ohne Vernichtung möglich und auch wieder auflösbar ist, den tragenden Grund für die Übertragungsdynamik bilden. Die scheinbar unlösbare Alternative von ›schwach sein‹ und ›hart sein‹ kann überwunden werden, wie dies die bereits häufiger zitierte Patientin schon sehr früh vorweggenommen hatte: ›Geschmeidig sein‹ verbindet beides in seinen positiven Qualitäten. Zur Analyse in dieser zweiten Phase gehört natürlich auch die Durcharbeitung der Rache und der Trauer gegenüber der Mutter. Erst indem die Patientin sie innerlich los läßt, ist eine Abstandnahme vom Einst im Jetzt möglich und kann eine positive, nicht primär durch Negation definierte Autonomie im Hier und Jetzt entstehen. Gelingt dies, so hat die ehemals anorektische Patientin etwas für sie zunächst unmöglich Scheinendes und in der anorektischen Identität heftig Bekämpftes erreicht: Zum Leben zu kommen und daran nicht zugrunde zu gehen.

Literatur

BOOTHE, B. (1991): Grenzen psychotherapeutischer Wirksamkeit bei magersüchtigen Patientinnen. Zeitschrift für Psychosomatische Medizin und Psychoanalyse 37: 249-258.

BORIS, H. N. (1984a): The Problem of Anorexia Nervosa. International Journal of Psycho-Analysis 65: 315-322.

BORIS, H. N. (1984b): On the Treatment of Anorexia Nervosa. International Journal of Psycho-Analysis 65: 435-442.

BRUCH, H. (1982): Anorexia: Therapy and Theory. The American Jornal of Psychiatry 139: 1531-1538.

ERIKSON, E. H. (1970): Jugend und Krise. Die Psychodynamik im sozialen Wandel. Klett, Stuttgart.

FREUD, S. (1913): Zur Einleitung der Behandlung. G.W. VIII, Fischer, Frankfurt, S. 453-478.

GREENSON, R. R. (1981): Technik und Praxis der Psychoanalyse. Klett-Cotta, Stuttgart.

GROSS, A. (1951): The Secret. Bulletin of the Menninger Clinic 15: 37-44 [orig. Revista Italiana di Psicanalisi, 1934].

HOGAN, CH. C. (1985a): Psychodynamics. In: WILSON, C. PH. (Ed.): Fear of Being Fat. The Treatment of Anorexia Nervosa and Bulimia. Jason Aronson, New York, S. 115-128.

HOGAN, CH. C. (1985b): Object Relations. In: WILSON, C. PH. (Ed.): Fear of Being Fat. The Treatment of Anorexia Nervosa and Bulimia. Jason Aronson, New York, S. 129-149.

KILLINGMO, B. (1989): Conflict and Deficit: Implications for Technique. International Journal of Psycho-Analysis 70: 65-79.

MUSHATT, C. (1982-83): Anorexia Nervosa: A Psychoanalytic Commentary. International Journal of Psychoanalytic Psychotherapy 9: 257-265.

SCHEPANK, H. (1991): Dem Themenheft zum Geleit: Anmerkungen zum

Faszinosum ›Anorexia nervosa‹. Zeitschrift für Psychosomatische Medizin und Psychoanalyse 37: 215-219.

SPERLING, M. (1985): A Reevalution of Classification, Concepts, and Treatment. In: WILSON, C. PH. (Ed.): Fear of Being Fat. The Treatment of Anorexia Nervosa and Bulimia. Jason Aronson, New York, S. 51-82.

SEIDLER, G. H. (1990): Rumpelstilzchen auf der Couch – ein Ensemble von Scham-, Identitäts- und Vaterthematik. Praxis der Kinderpsychologie und Kinderpsychiatrie 39: 261-266.

THOMÄ, H. (1961): Anorexia nervosa. Geschichte, Klinik und Theorien der Pubertätsmagersucht. Huber und Klett, Bern/Stuttgart.

THÖMA, H. u. KÄCHELE, H. (1986): Lehrbuch der psychoanalytischen Therapie. 1: Grundlagen. Springer, Berlin.

WALLER, J. V.; KAUFMANN, M. R.; DEUTSCH, F. (1940): Anorexia Nervosa: A Psychosomatic Entity. Psychosomatic Medicine 2: 3-16.

WILSON, C. PH. (Ed.) (1985a): Fear of Being Fat. The Treatment of Anorexia Nervosa and Bulimia. Jason Aronson, New York.

WILSON, C. PH. (1985b): The Fear of Being Fat in Female Psychology. In: WILSON, C.PH. (Ed.), Fear of Being Fat. The Treatment of Anorexia Nervosa and Bulimia. Jason Aronson, New York, S. 9-28.

WILSON, C. PH. (1985b): The Family Psychological Profile and Its Therapeutic Implications. In: WILSON, C. PH. (Ed.), Fear of Being Fat. The Treatment of Anorexia Nervosa and Bulimia. Jason Aronson, New York, S. 29-47.

Autorinnen und Autoren

Monika Becker-Fischer, Dr. phil., Dipl.-Psych., Psychoanalytikerin (DPV); Studium der Psychologie, Nebenfach Soziologie, Promotion zum Dr. phil. Thema: *Kritik der theoretischen Grundlagen der Verhaltenstherapie* (Campus, 1979); langjährige Tätigkeit an einer psychosomatisch-psychoanalytischen Ambulanz, Ausbildung zur Psychoanalytikerin bei der Deutschen Psychoanalytischen Vereinigung; Psychotherapeutin in eigener Praxis mit Schwerpunkt Psychotraumatologie; Lehrtherapeutin und Dozentin an verschiedenen Aus- und Weiterbildungsinstituten; Mitbegründerin und 1. Vorsitzende des Deutschen Instituts für Psychotraumatologie (DIPT e. V.), das sich der Erforschung, Prävention, Therapie und Rehabilitation von Traumafolgestörungen widmet; in diesem Rahmen u. a. Leiterin des Forschungsprojekts »Sexuelle Übergriffe in Psychotherapie und Psychiatrie« i. A. des Bundesministeriums für Frauen und Jugend.

Brigitte Boothe, Prof. Dr. phil., ist Psychoanalytikerin und Inhaberin des Lehrstuhls für Klinische Psychologie am Psychologischen Institut der Universität Zürich, Abteilung Klinische Psychologie, Psychotherapie und Psychoanalyse (bis 31.1.2013). Sie ist Mitglied im Psychotherapeutischen Zentrums (PZ) am Psychologischen Institut der Universität Zürich und Leiterin des Masterstudienprogrammes *Master of Advanced Studies in Psychoanalytic Psychotherapy* der Universität Zürich (bis Ende 2012). Arbeitsschwerpunkte: Klinische Narrativik und qualitative Methoden, Literatur- und Textanalyse, Lebensrückblick- und Interviewforschung, Kooperations-, Vertrauensbildung und Kreditierung. Buchhinweis: Boothe, B. (2010): *Das Narrativ. Biografisches Erzählen im psychotherapeutischen Prozess.* Stuttgart (Schattauer).

Christina von Braun, Prof. Dr. phil., Kulturtheoretikerin, Autorin und Filmemacherin. Professorin für Kulturwissenschaft an der Humboldt-Universität zu Berlin. Über fünfzig Filmdokumentationen, zahlreiche Bücher und Aufsätze zur Geistes- und Mentalitätsgeschichte. Sprecherin des »Zentrums Jüdische Studien Berlin-Brandenburg«, Vizepräsidentin des Goethe-Instituts. Letzte Publikationen: *Der Preis des Geldes. Eine Kulturgeschichte*. Berlin (Aufbau) 2012; *Nicht ich. Logik Lüge Libido* (1985). 8. Neuaufl. Berlin (Aufbau) 2009; *Das Unbewusste: Krisis und Kapital der Wissenschaft* (hg. zus. m. Dorothea Dornhof und Eva Johach). Bielefeld (transcript) 2009; *Glauben, Wissen und Geschlecht in den drei Religionen des Buches*, Wien (Picus) 2009; *Verschleierte Wirklichkeit. Die Frau, der Islam und der Westen* (zus. m. Bettina Mathes). Berlin (Aufbau) 2007 (Preis für das beste wissenschaftliche Buch im Bereich der Sozial und Geisteswissenschaften des österreichischen Forschungsministeriums 2008); *Stille Post. Eine andere Familiengeschichte*. Berlin (Propyläen) 2007 (nominiert für den Leipziger Buchpreis 2007); *Mythen des Blutes* (hg. zus. m. Christoph Wulf). Frankfurt/M (Campus) 2007.

Michael B. Buchholz, Professor an der International Psychoanalytic University (IPU), Berlin, und Professor am Fachbereich Sozialwissenschaften der Universität Göttingen, Lehranalytiker der DPG und der DGPT. Methodische Veröffentlichungen über Konversations- und Metaphernanalyse; klinische Publikationen zur Psychoanalyse und Familientherapie. Letzte Buchveröffentlichung (zus. mit G. Gödde herausgegeben): *Der Besen mit dem die Hexe fliegt – Wissenschaft und Therapeutik des Unbewussten*, 2 Bände, 2012.

Eva Diebel-Braune, Dr. disc. pol., Dipl.-Psychologin, Psychoanalytikern (DPG) in eigener Praxis (Göttingen), Lehranalytikerin und Supervisorin des Lou Andreas-Salomé Instituts Göttingen, Forschungsarbeit zur Verarbeitung chronischer Krankheiten, zur Psychodynamik von Essstörungen, zur Bedeutung der Adoleszenzentwicklung bei Bulimie-Patientinnen; 1982–1990 Wissenschaftliche Mitarbeiterin der Abteilung für Psychosomatik und Psychotherapie der Universität Göttingen. Arbeitsschwerpunkt: modifizierte analytische Verfahren.

Michael Dümpelmann, Jg. 1948, Dr. med., ist Nervenarzt, Facharzt für Psychotherapeutische Medizin und Psychoanalytiker. Seit 1992 ist er Leiter des Funktionsbereichs III »Klinische Psycho- und Soziotherapie« des Asklepios Fachklinikums Tiefenbrunn. Er ist Lehr- und Kontrollanalytiker am Lou-Andreas-Salomé-Institut für Psychoanalyse und Psychotherapie in Göttingen, Lehrbeauftragter für Psychotherapie und Psychosomatik an der Universität Göttingen und Leiter des Arbeitskreises »Psychotherapie bei Psychosen« Tiefenbrunn (zusammen mit Frau Dipl.-Psych. S. Styllos). Arbeits- und Publikationsschwerpunkte: Depersonalisation, Paranoia, Dysmorphophobie, Diagnostik und Psychotherapie von Psychosen und psychosenahen Krankheitsbildern, Trauma und Psychose, Borderline-Syndrome, Anorexie, chronischer Schmerz.

Hermann Fahrig, Dr. med., Kinderarzt, Psychoanalytiker, Lehranalytiker, von 1975 bis 1993 Leiter des Instituts für Analytische Kinder- und Jugendlichenpsychotherapie Heidelberg e.V.; seit 1995 in eigener Praxis tätig. Veröffentlichungen über Kinderpsychotherapie.

Gottfried Fischer, Prof. Dr. phil. habil., Dipl.-Psych., ist Psychoanalytiker (DPV), psychologischer Psychotherapeut, Leitender Direktor des Instituts für Psychotherapeutische Forschung, Methodenentwicklung und Weiterbildung (IPFMW) in Köln www.aiptw.de sowie Direktor des Instituts für Psychologie und Psychotherapiewissenschaft der Steinbeis-Hochschule Berlin www.ipptw.de. Er zählt zu den Begründern der Psychotraumatologie in Deutschland. Von 1994 bis 2009 war er Direktor des Instituts für Klinische Psychologie und Psychotherapie der Universität zu Köln.

Hildegard Horn, nach Tätigkeit als Gymnasiallehrerin Ausbildung zur analytischen Kinder- und Jugendlichenpsychotherapeutin am Institut für Analytische Kinder- und Jugendlichenpsychotherapie in Heidelberg. Nach Abschluss sowohl in freier Praxis als auch seit 1985 in verschiedenen Funktionen am Institut für analytische Kinder- und Jugendlichenpsychotherapie in Heidelberg tätig.

Günter Reich, Jg. 1952, Prof. Dr. phil., ist Diplompsychologe, Psychologischer Psychotherapeut, Psychoanalytiker (DGPT, DPG), Paar- und Familientherapeut, Kinder- und Jugendlichenpsychotherapeut. Er ist Leiter der Ambulanz für Familientherapie und für Essstörungen und der Psychotherapeutischen Ambulanz für Studierende in der Abteilung für Psychosomatische Medizin und Psychotherapie, Universitätsmedizin Göttingen, Lehranalytiker und Ausbilder in Familien- und Paartherapie sowie Mitglied im Wissenschaftlichen Beirat

Psychotherapie (WBP). Zahlreiche Publikationen zur Psychotherapie, Paar- und Familientherapie sowie zur Psychodynamik, Familiendynamik und Psychotherapie von Essstörungen.

Gerhard Schneider, Dr. phil., Dipl.-Psych., Dipl.-Math., ist niedergelassen in eigener Praxis in Mannheim. Lehranalytiker der DPV und DGPT; von 2006 bis 2012 im Vorstand der Deutschen Psychoanalytischen Vereinigung, von 2008 bis 2010 ihr Vorsitzender. Arbeitsschwerpunkte: personale Identität, Internalisierungsprozesse, Psychoanalytische Haltung und Behandlungstechnik, Psychoanalyse und Kultur, Psychoanalyse von Film und bildender Kunst. Zahlreiche Veröffentlichungen in diesen Bereichen, u. a. *Affirmation und Anderssein. Eine dialektische Konzeption personaler Identität* (1995), *Psychoanalyse und bildende Kunst* (Hg., 1999). Klinische Aufsätze zur atopischen Grundhaltung in der Psychoanalyse, zur aporetischen Grundlegung und Struktur der psychoanalytischen Technik, zur Afokalität sowie zu autistischen Phänomenen bei einer Borderline-Störung; ferner Arbeiten zur Stellung der Psychoanalyse in der »Flüchtigen Moderne« (Bauman), zu Regisseuren (Hitchcock, Buñuel, Polanski, Lynch, Tykwer) bzw. Künstlern (Malewitsch, Steinert) und zu methodologischen Fragen der Film- und Kunstpsychoanalyse.

Günter H. Seidler, Prof. Dr. med., ist Leiter der Sektion Psychotraumatologie im Zentrum für Psychosoziale Medizin der Universitätsklinik-Klinik Heidelberg. Er ist Nervenarzt, Psychoanalytiker und Facharzt für Psychotherapeutische Medizin, außerdem Gruppen-Lehranalytiker, Lehrtherapeut und EMDR-Supervisor. Gegenwärtiger Arbeitsschwerpunkte: Traumatische Trennungen und ihre Therapie, Hysterie und Histrionische Persönlichkeitsstörung, Psychopathie. Wichtigste Buchpublikationen: Seidler, G. H.; Freyberger, H. J. & Maercker, A. (Hg.) (2011): *Handbuch der Psychotraumatologie*. Stuttgart (Klett-Cotta); Seidler, G. H. (2012): *Der Blick des Anderen. Eine Analyse der Scham*. Mit einem Geleitwort von L. Wurmser und einem Vorwort von O. F. Kernberg. 3. Aufl. Stuttgart (Klett-Cotta). Seidler, G. H. (2013): *Psychotraumatologie. Das Lehrbuch*. Stuttgart (Kohlhammer).

Léon Wurmser, Dr. med., ist Psychoanalytiker in privater Praxis in Privatpraxis in Towson, Maryland, sowie Lehranalytiker, der New York

Freudian Society. Er ist träger der Ehrendoktorwürde in Philosophie der Humboldt-Universität zu Berlin und wurde 2005 mit dem JAPA-Preis ausgezeichnet. Letzte Buchpublikationen: *Magische Verwandlung und tragische Verwandlung. Die schwere Neurose – Symptom, Funktion, Persönlichkeit* (1999); *The Power of the Inner Judge: Psychodynamic Treatment of the Severe Neuroses* (2000); *Ideen- und Wertewelt des Judentums. Eine psychoanalytische Sicht* (2001); *Torment Me, But Don't Abandon Me. Psychoanalysis of the Severe Neuroses in a New Key* (2007); *Jealousy and Envy. New Views about Two Powerful Feelings* (mit Heidrun Jarass; 2007); *Scham und der böse Blick. Verstehen der negativen therapeutischen Reaktion* (2011); *Mein Licht in deiner Hand. Betrachtungen eines Analytikers über Religion, Philosophie und Literatur* (2012); *Nothing Good Is Allowed to Stand. An Integrative View of the Negative Therapeutic Reaction* (mit Heidrun Jarass; 2012).